U0241480

脾胃好了，病就少了

张文高　焦明耀／编著

中国纺织出版社有限公司

图书在版编目（CIP）数据

脾胃好了，病就少了 / 张文高，焦明耀编著. --北京：中国纺织出版社有限公司，2021.4

ISBN 978-7-5180-8143-1

Ⅰ.①脾… Ⅱ.①张… ②焦… Ⅲ.①脾胃病—中医疗法 Ⅳ.①R256.3

中国版本图书馆CIP数据核字（2020）第217266号

责任编辑：潘博闻 国 帅 责任校对：高 涵
责任印制：王艳丽

中国纺织出版社有限公司出版发行
地址：北京市朝阳区百子湾东里A407号楼 邮政编码：100124
销售电话：010—67004422 传真：010—87155801
http://www.c-textilep. com
中国纺织出版社天猫旗舰店
官方微博http://weibo. com/2119887771
北京通天印刷有限责任公司印刷 各地新华书店经销
2021年4月第1 版第1次印刷
开本：710×1000 1/16 印张：12
字数：176千字 定价：49.80元

前／言

人从一出生开始，就要从外界摄取食物，通过脾胃的消化转化为营养以供人体吸收利用，维持生命活动。可见，脾胃对人体健康多么重要！

中医认为："百病皆由脾胃衰而生""脾健胃和，五脏乃安"。人体机能活动的物质基础，如气血、津液等都化生自脾胃，脾胃健旺，化源充足，脏腑功能才能正常；脾胃又是气机升降运动的枢纽，脾胃协调可促进和调节机体新陈代谢，保证生命活动的协调平衡。所以，一旦脾胃虚衰或功能异常，健康就是妄谈。

脾胃如此重要，然而在日常生活中，我们却在不经意间伤害着脾胃：

碰到喜欢的美食，大快朵颐，哪怕吃撑了，中场休息后还要继续再战；

一到周末、节假日，就呼朋唤友、胡吃海喝，海鲜、啤酒、烤串……各种肥甘厚味一起上；

加班熬夜，不让脾胃休息，还吃很多夜宵，让脾胃也跟着"加班"；吃饱就睡，睡醒了就吃，这样的生活很爽，但脾胃却累得喘气；

为了身材、为了美丽，节食减肥，穿露脐装，冬季只穿薄薄的打底裤；

……

脾胃是很诚实的器官，当“工作量”超出了它的承受能力，或者是外界邪气伤害了它，它就会给我们发出信号：

脾胃虚弱：面色萎黄、嘴唇脱皮、眼睛干涩、视力变得模糊、身体倦怠无力、腹胀、腹痛、积食、手脚冰凉等；

脾虚湿困：湿疹、长痘痘、大便不成形或便秘、眼袋、手脚浮肿、肥胖等；

胃火过旺：口臭、口腔溃疡、咽喉肿痛、牙痛、便秘等；

脾胃不和：烧心、腹胀、不思饮食等；

……

如果对这些问题不加以重视，任由其发展，不仅会增加发生脾胃病的概率，还会累及心肺肝肾等脏腑，引发其他的后果。所以，要想拥有健康的身体，一定要呵护好脾胃。

那么，怎样做才能养好脾胃呢？脾胃与饮食息息相关，我们就要果断放弃伤害脾胃的饮食方式，养成良好的饮食习惯，吃对、吃好健脾养胃的食物，给脾胃充足的营养支持。我们还可以启动身体里自带的健脾养胃“药库”——经络穴位，每天按一按，动一动，让脾胃也动起来。同时，我们还要让脾胃休息好，脾胃休息好了才会更有力量去消化吸收食物。除此之外，我们还要留意身体发出的信号，及时发现问题，尽早解决问题，防微杜渐，将对脾胃的伤害降到最低。

只有脾胃好了，气血生化有源、水谷精微输布有常，五脏六腑才能得到足够的滋养，身体才能阴阳平衡，保持健康！

张文高
焦明耀
2020年5月

目／录

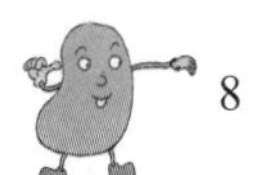

第八章

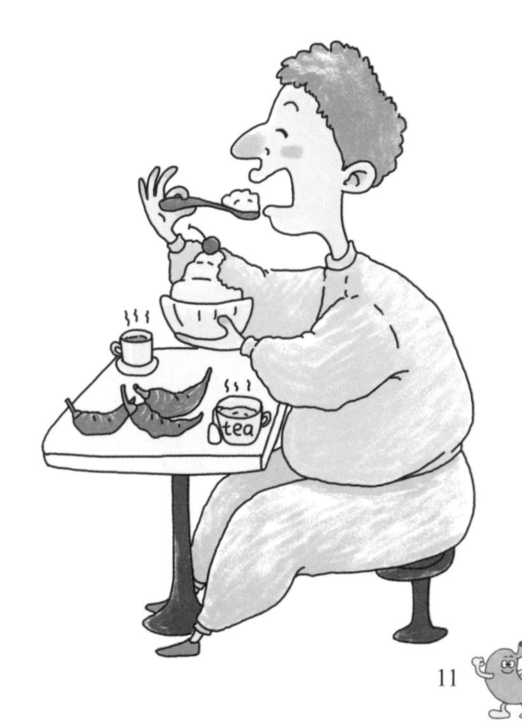

第一章

脾胃是后天之本，脾胃好少生病

《黄帝内经》中说：

“脾胃者，仓廪之官，五味出焉。”

脾胃是人体精微营养的运化之所，

我们日常所需营养，

皆由它们运化而来。

脾胃好，

身体得到的营养就充足，

机体才能正常运行；

脾胃不好，

身体得不到足够的营养，

就容易出问题。

脾胃是身体的轴心，它不好整个人都不好

明代著名医学家提出“养生要以脾胃为先”，并把脾胃称为身体的基础和轴心，其重要性可见一斑。那么，究竟什么是脾胃，它们为什么这么重要呢？

● 脾胃在人体的位置

脾胃被称为身体的轴心，首先跟它们的生理位置有关：

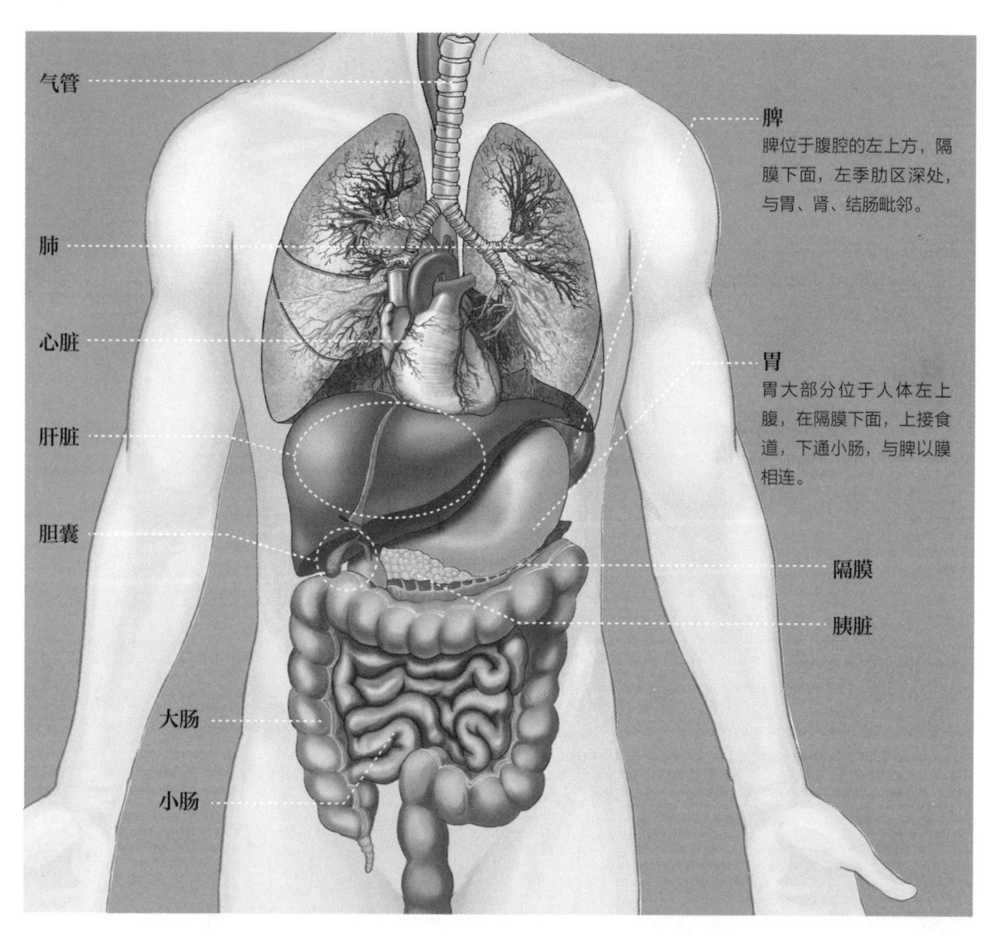

脾胃位于腹部的中心，相当于枢纽，通过隔膜脉络上连心肺、下通大小肠，共同构成人体脏腑的“朋友圈”。中医里所说的脾胃，不单指这两个紧密相连的器官，还包括它们“朋友圈”中的肝、胆、肠、胰等器官的消化功能，它们形成一个整体，成为人体的轴心。

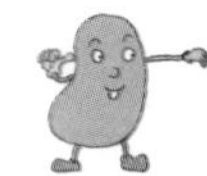

脾胃的重要性

脾胃的轴心“地位”，除了生理位置上的承上启下，跟它们的功能也分不开：

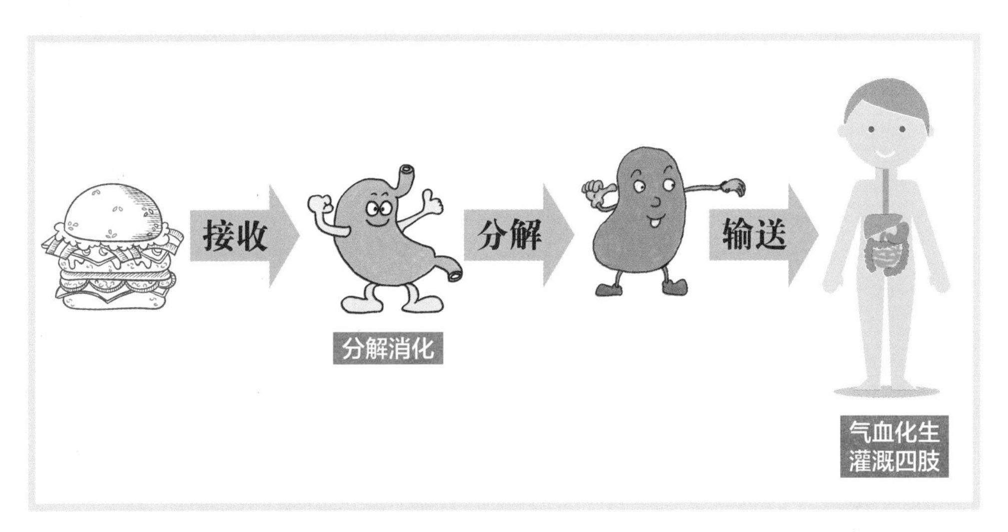

我们吃进去的食物，要进过胃的腐熟、脾的吸收运化，转化成气血，灌溉四肢，才能大脑灵活、肢体有力量、各组织器官活动如常，人体才能正常运转。

脾胃不好，整个人都不好

脾胃负责人体的消化任务，任何一个环节出了问题，都会“摊上大事儿”：

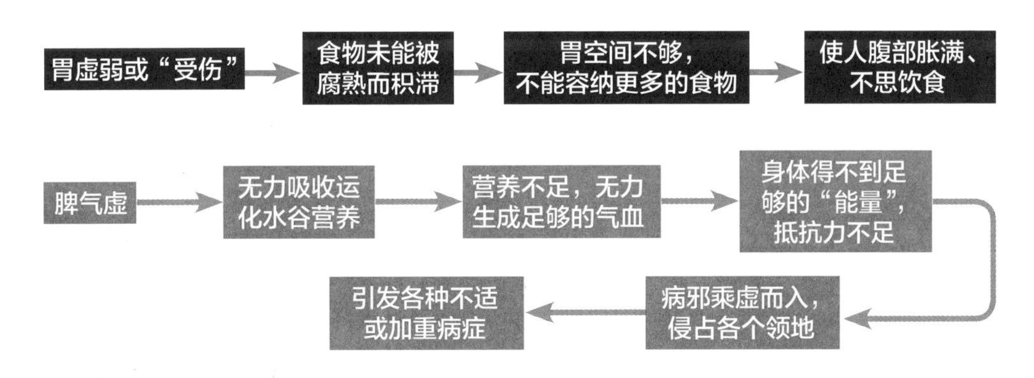

这只是“冰山一角”，脾胃不好还会连累其他脏腑，影响到身体各个器官组织的运行，所以中医里说“百病皆由脾胃衰而生”，因而要想身体康健，养护好脾胃是关键。

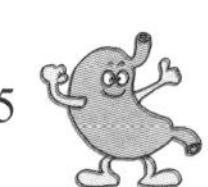

脾是“后天之本”“生化之源”

人从出生开始，就需要从外界摄取食物，通过胃的消化转化为营养，再由脾吸收运化，以供人体利用，维持基本的生命活动，所以脾又被称为“后天之本”“生化之源”。

● 脾主运化：脾是人体的食物“加工厂”

人吃进食物，对其进行消化和营养物质的吸收，需要脾胃、肝胆、大小肠等多个脏腑共同参与，其中脾主运化的功能起主导作用：

脾运化水谷，生成血液

脾最基本的功能就是运化水谷（即水液和谷物等饮食的统称）。“运”即脾脏之气推动饮食由胃传递给小肠，经过胆的帮助进行消化；而“化”则是脾将所吸收的营养物质转化成气血，再将这些气血运达于身体各部，以维持正常的生命活动。

脾运化水湿，代谢水液

脾不仅运输水谷精微，还负责运化水液：脾把人体所需要的水液通过心肺运送到各脏腑组织，以起滋养濡润的作用，同时又负责把代谢产生的废液，及时地传输给肾，由肾气化后通过膀胱排出体外。

运化失调，需及时健脾

脾的运化功能如果出现异常，很容易判断出来。如果一个人没有食欲，或者经常腹痛、胀气、便溏等，那基本可以断定，此人脾运化水谷的功能失调；中医认为“诸湿肿满，皆属于脾”，如果一个人经常发生头重、发晕、全身乏力、水肿等症状，多标志着水液运化失调，也很有可能是脾出了问题。这时，身体最需要的就是健脾，修复脾脏，促进其运化。

科学饮食，促进脾脏运化

在中医看来，人的很多病都是吃出来的，脾胃直接与饮食相联系，如果一日三餐不规律，营养不全面，饮食方法不科学，都会直接影响着脾的运化功能。

因此要选择适当的食物，还要注意饮食的量。《黄帝内经》中说：“饮食自倍，脾胃乃伤。”过度饮食是引起脾胃受伤的根源。保持良好的生活习惯、科学而规律的饮食、平和的情绪，则是让脾保持健康的秘诀。

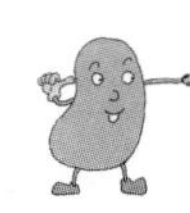

脾生血统血：脾是血液运行的司令官

脾是后天之本，人体所需皆来源于后天，血当然也不例外。脾与血液的关系，主要体现在以下方面：

脾主生血，脾健则血足

中医认为："血者，水谷之精气也。"脾胃运化的水谷精微是血液生成的基础，其经过气化作用可生成血液，所以《景岳全书》中说："血……源源而来，化生于脾。"即脾主生血。

脾气健运，水谷精微源源不断地化生，为血液生成提供足够的原料，人体才血液充足。反之，脾失健运，水谷精微化生不足，"原材料"不够，血液无以生成，则可出现血液亏虚之正，如头晕眼花、脸色苍白等。

脾主统血，出血要从脾找原因

脾统血的"统"，有统摄、控制的意思。脾脏不只有生成气血的功能，更有统辖它的能力。脾将生成的血液运送到四肢百脉并使其沿着所需的路径行进，而不泄漏外溢，这就是中医常说的"脾统血者，则血随脾气流行之义也"。

《金匮翼》中说："脾统血，脾虚则不能摄血，脾化血，脾虚则不能运化，是皆血无所主，因而脱陷妄行。"我们常见的鼻出血、皮下出血、月经量过多等症，有时就是脾不统血所致。所以，对于出血、血虚等症的治疗，常常要考察脾是否健运，因为这些血症多数都根源于脾。

肝脾协作，血液运行顺畅

脾统血，肝藏血，血液的源头就在于脾胃，而生成的血又藏于肝，然后根据机体所需，运送循环。脾健运正常，血液化生就充足，这样肝脏也就有足够的藏血。所以二者之间是息息相关、相辅相成的。相反，如果脾气亏虚，气血生化必定受限制，也会影响肝藏血。肝藏血不足，人就会出现头晕目眩、肢体麻木等症。

温馨提示

生活中，很多人会出现心悸失眠、慵懒少言、少气乏力等症状，一方面是缺乏运动，另一方面是饮食运化失调，导致脾虚，气血不足。如果长期脾虚，还会出现头晕、面白爪淡、女性月经减少，甚至闭经等。这时就要注意调理脾虚。

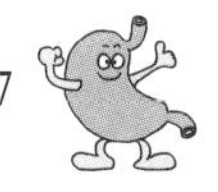

脾主升清：脾是身体营养的运输机

《黄帝内经》中说：“饮入于胃，游溢精气，上输于脾，脾气散精，上归于肺。”意思是脾将水谷精微等营养物质吸收，并上输于心肺。这种运化功能的特点以上升为主，是“脾主升清”的体现。

脾升胃降，维护身体正常运行

脾主升清的生理功能并不是单一的，其与胃主肃降密不可分。脾与胃相依存，脾将饮食物转化为气血，营养全身。与此同时会产生降浊之物，而胃气推动浊气下降，排出体外。它们一升一降，相互支撑，让身体功能得以正常运行。

如果脾气不升，胃气不降，水谷不能腐化，气血无源可化，就会产生眩晕、泄泻等，时间长了，还会出现各种内脏下垂之症。

在西医的病症中，有一类病叫“胃下垂”“子宫下垂”等，从中医来看多是由于“脾气不举”造成的。当脾气不能有效上升，并托举脏腑维持所在的位置，就会出现脏器下陷的表现。所以中医在面对这样的问题时，往往会采用健脾益气之法。

脾四时不停，每一天都要养脾

五脏之中，心、肝、肺、肾都有着自己所主的季节，但是，脾居中央联络、调和脏腑，却没有所主的季节。

《黄帝内经》中，黄帝问岐伯：“为什么脾没有所主的季节呢？”岐伯回答说：“脾属土，在人体中焦，负责水谷精微的转化，需要时时输布全身，所以五脏之中，五脏各有一个时间来主掌，而脾所主的时间却是每月最后的十八天，共七十二天。就如万物生长以土为根本一样，各脏腑以及人体周身由下而上、由头到脚的营养皆需要脾来维持，因此脾脏虽然没有所主的季节，却四时不停。”

所以，养脾要体现在我们每一天的生活中，脾气健运，升清顺畅，整个身体才能协调健康。

脾主四肢：脾好腿脚好，人更有活力

中医认为：“四肢皆禀气于胃，而不得至经，必因于脾，乃得禀也。”四肢是否有活力，与脾胃之气密切相关。

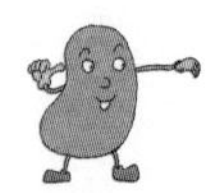

脾气充足，四肢温暖

《黄帝内经》中说："四肢者，诸阳之本也，阳盛则四肢实，实则能登高也。"阳气是四肢得以充分活动的根本，阳气可以让四肢温暖。一个人身体阳气充足，其手与脚常是暖热的，而且也不会出现小腿、膝部发凉的问题。

那么人体阳气是哪里来的呢？脾阳是其中非常重要的一个方面。脾不仅直接将阳气输送给四肢，也通过协助胃消化吸收，以营养物质的形式间接使四肢得到温暖的补给。

脾气充足，四肢有力

中医认为："足受血而能步，掌受血而能握，指受血而能摄。"脾气充足，气血生化有源，四肢得到足够的血液濡养和营养支持，也会变得有力量。

脾气如果虚弱，气血化生不足，人体会启动自我调节机制，把气血分配到大脑、心脏等"核心部门"，而作为身体末端的四肢，分配到的气血可能微乎其微，就容易出现倦怠、无力、冰凉等症状。

脾主肌肉：肌肉力气、身体胖瘦由脾做主

中医认为："脾主身之肌肉。"肌肉所需的营养是通过脾运化而来，只有脾胃受纳、输布、消化、吸收正常有序，肌肉所需要的营养才能有效供给，才会发达丰满、壮实有力。

消瘦的人需要调脾

生活中有的人体形消瘦，总是感觉没有很累、没有力气，这多数是脾胃虚弱在捣乱，因为脾胃虚，食欲就不好，吃饭吃得不好，肌肉得到的营养不够，自然胖不起来。还有些人很瘦，可食欲总是特别好，中医则称为"消谷善饥"，胃很强，可脾气不足，无力运化，营养也就得不到吸收，白白流失了。对于这两种情况，都需要调脾。

胖的人也需要调脾

肥胖的人，往往也存在着脾气不足、运化无力的问题，而且这种胖人有两个特点，一是吃东西很少，吃点就发胖；二是身上的肉软软的，而且总是懒懒的没力气。这类人需要健脾气、祛痰湿，才能从根本上解决肥胖的问题。

还有一种肥胖，是由于脾胃太旺、吃得太多造成的。这种肥胖实际上就是现代医学上说的单纯性肥胖，很多青少年小胖子多是这种情况。对于这种情况，最根本的办法就是控制饮食，少吃肥腻食物，多运动。

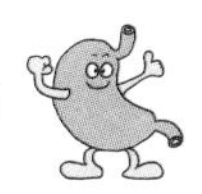

胃是“太仓”“水谷之海”

饮食入口，经过食道，容纳于胃，并经胃进行初步消化变成食糜，所以胃被称为“仓廪之官”“水谷之海”，其有腐熟水谷的生理功能。

● 胃是仓库，主受纳水谷

胃上承食道，下接小肠，是一个中空的弹性囊袋，有接受和容纳食物（水谷）的作用，这个功能即为中医里所说的“胃主受纳”。

吃入食物
食物先经过口腔，由牙齿咀嚼和舌头搅拌
会厌吞咽，进入食道
经过食道进入胃中

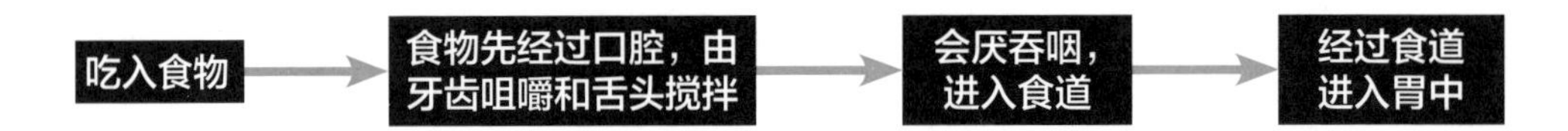

胃主受纳有两层意思：一是容纳食物，二是主动摄入食物，也就是中医里说的“摄纳”。胃气主通降，使饮食下行，饮食下行后则胃空，胃空了就能容纳新的食物，故而使人产生食欲。

日常生活中常见的食欲不振、吃一点儿东西就腹胀，即为胃受纳功能出了问题。有的人心情不好，有股气闷在胸口，吃不下饭，其实是情志不调扰乱了胃的气机，使胃失和降。胃气不降，饮食也就不下行，那么胃里就一直有东西占着，人也就不觉得饿了。吃饭吃得不好，跟消化能力也有关系。脾胃虚弱，胃肠蠕动缓慢，脾消化吸收弱，食物就会积滞于胃中，让人觉得腹胀，没有胃口吃东西。

胃主受纳是胃主腐熟功能的基础，也是整个消化功能的基础。如果胃出了问题，就会影响到整个消化系统。因而，当出现上面这些问题时，一定及时找原因，解决掉问题，为消化系统的健康提供保障。

温馨提示

胃能容纳多少食物呢？《黄帝内经》中有胃“受水谷三斗五升，其中之谷常留二斗，水一斗五升而满”的记载，实际生活中，吃饭宜以七八分饱为度，给胃留点“白”，能让胃感觉更舒服。

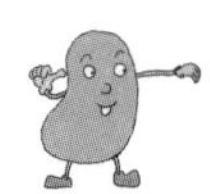

胃是“食物加工厂”，主腐熟水谷

胃不仅是容纳食物的仓库，还是一个“加工厂”，我们吃进去的食物就是原料，在胃的腐熟作用下，被初步加工成更易于转运吸收的食糜状态。食糜传入小肠后，在脾的运化下，精微物质被吸收，化生气血，然后上升至肺，输布至全身。这就是胃主腐熟的功能。

《黄帝内经》中说“中焦如沤”，意思是胃对食物的消化犹如浸泡沤肥之状。而沤肥需要胃的蠕动和胃液的助力。正常情况下，当我们进行咀嚼和吞咽食物的动作时，可刺激胃酸分泌，同时通过神经反射引起胃底和胃体肌肉的舒张。当进入胃中的食物达到一定的量时，胃内的压力增加，胃中部开始进行有规律地蠕动。胃部每次蠕动，可将食糜与胃酸混合，使食物更容易消化，同时还将部分食糜排入十二指肠。

在这个过程中，胃的蠕动速度依赖于胃气的强弱，胃气强，胃蠕动就快，消化能力也强；反之则胃蠕动速度慢，消化能力也就弱下来。有的人吃完饭很快就觉得饿，这是因为胃中火旺，消化能力太过，需要清胃热；而有的人饭后觉得腹胀，很久不消化，说明胃动力不足，需要补胃气了。

陽二十五度行于陰亦二十五度一周也故五十度而復大會于手太陰矣黃帝曰人有熱飲食下胃其氣未定汗則出或出于面或出于背或出于身半其不循衛氣之道而出何也岐伯曰此外傷于風內開腠理毛蒸理泄衛氣走之固不得循其道此氣慓悍滑疾見開而出故不得從其道故命曰漏泄黃帝曰願聞中焦之所出岐伯答曰中焦亦並胃中出上焦之後此所受氣者泌糟粕蒸津液化其精微上注于肺脉乃化而爲血以奉生身莫貴于此故獨得行于經隧命曰營氣黃帝曰夫血之與氣異名同類何謂也岐伯答曰營衛者精氣也血者神氣也故血之與氣異名同類焉故奪血者無汗奪汗者無血故人生有兩死而無兩生黃帝曰願聞下焦之所出岐伯答曰下焦者別廻腸注于膀胱而滲入焉故水穀者常并居于胃中成糟粕而俱下于大腸而成下焦滲而俱下濟泌別汁循下焦而滲入膀胱焉黃帝曰人飲酒酒亦入胃穀未熟而小便獨先下何也岐伯答曰酒者熟穀之液也其氣悍以清故後穀而入先穀而液出焉黃帝曰善余聞上焦如霧中焦如漚下焦如瀆此之謂也

四時氣第十九

黃帝問于岐伯曰夫四時之氣各不同形百病之起皆有所生灸刺之道何者爲定（一本作寶）岐伯答曰四時之氣

《黄帝内经 · 灵枢 · 营卫生会》。

脾胃互为表里，脾升胃降脏腑和

中医认为，脾是五脏之一，属阴，为里；胃是六腑之一，属阳，为表。二者同居中焦，共同完成饮食水谷的消化、吸收、输布及生化气血之功能。

脾胃纳运相助，协同作战消化吸收好

脾胃不仅解剖位置紧密相连，而且功能上也密切配合、并肩作战——胃主受纳、腐熟水谷，它就像一个大口袋一样，容纳我们吃进去的食物，并将食物加工成食糜；脾主运化，其将食物进一步消化吸收，向全身输送营养物质，同时也为胃腾开空间，以容纳新的食物。

脾胃纳运互助，情同手足

中医里脾胃一直都形影不离，情同手足，主要是因为它们之间是纳运相助的合作关系。胃是人体内用来提供物质营养的重要脏器，它在接受食物之后，通过消化、吸收，将其转化为营养，输送到身体各处，但这个过程少不了脾主运化、主升清的帮助。脾负责运化输布水谷精微，而水谷精微来源于胃中受纳、腐熟的食物。

脾胃相依相随，“同病相怜”

脾和胃一方一旦出现问题，另一方必定会受到影响。《黄帝内经》就这样分析脾与胃之间的关系：“胃既病，则脾无所禀受，脾为死阴，不主时也，故亦从而病焉。”

通常情况下，脾如果有了问题，它的输送功能就会减弱，这时，胃也要受到影响。因为只吸收、不输送，胃就会产生胃胀、消化不良等问题。同样，如果胃产生了病症，营养生成不足，脾的运化也就不足，身体就得不到充足的营养。中医上讲“脾胃有病同受”就是这个意思。

脾胃一体，二者同调

中医里常将脾胃相提并论，称“脾胃者，仓廪之官”，亦有“内伤脾胃，百病由生”之说，将脾胃视为一体。因此，中医治疗脾胃总是脾胃同调。比如饮食不节造成病症，出现气短、没精神、内热等症状，中医在调理时，往往采取健脾养胃的方法。因为两者相辅相依，相互影响，若要取得良好的临床效果，多需要二者并重，同步调理。

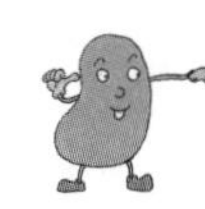

脾胃升降相因，气机平衡营养输送通畅

脾胃一纳一化，相辅相成，配合默契，共同完成食物的消化、吸收、运化和输布。然而，它们在生理上的特点却截然相反：

脾升胃降，平衡气机

中医认为，脾胃同居中州，脾属脏为阴，藏而不泻，其性主升，升则为阳，阳气升则水谷精微赖以转输；胃属腑为阳，泻而不藏，其性主降，降则为阴，水谷之气得以下行。简单来说，脾气的运动方向是向上的，其将水谷精微上属于心肺、头目乃至全身，而胃气的运动方向则是向下的，将人体代谢的产物向小肠方向传导。只有脾胃升降有序，人体才能气机平衡，进而达到营养输送的畅通无阻。这就是中医所讲的“脾宜升则健，胃宜降则和”。

升降无序，疾病自来

关于脾升胃降，《黄帝内经》里分析说：“清气在下，则生飧泄，浊气在上，则生䐜胀。”意思是说，脾之清气如果不能升，反而出现下降，那人就要食少腹泻；而胃之浊气如果不下降，反而上升，人就要恶心呕吐等。中医上讲：“治脾胃之法，莫精乎升降。”就是要通过调理气机的平衡，来达到调理脾胃的目的。

此外，脾气上升，胃气下降，人体内的毒素和废弃物质才能得到有效的清理。正是这种升中有降，降中有升的过程，维持了正常的营养吸收及废物的排出，令生命活动得以正常有序地进行。

脾胃燥湿相济，相互平衡身体好

中医认为，胃属阳，依靠其阳热之气来腐熟水谷，故而胃主燥；脾属阴，依靠其消化吸收的水谷精微和津液以滋润全身，所以脾主湿。生理功能的不同，决定了它们的喜恶也截然相反：脾喜燥恶湿，胃则喜湿恶燥。

脾胃之间的燥和湿又是相互制约、相互滋助的：脾对水液进行转输的时候，其本身容易被湿邪侵犯，胃之燥可使脾的津液能够正常输布而不是变成水湿；胃在消化食物时需要润泽，如果胃阴不足，胃体干燥，就像是机器缺乏油的润滑，自然影响工作一样，而脾之湿可滋润胃肠，使胃之火不太亢盛。

所以要想脾胃好，还得充分照顾到二者的喜好，保持燥湿平衡，才能令其消化吸收顺畅，气机升降协调。

脾胃不畅，五脏六腑都跟着受伤

脾胃，作为身体的仓廪之官，其将人体摄入的水谷，进行精微运化，从而满足五脏六腑营养所需，使得人体清浊、升降、营卫、气机有序，从而达到濡养全身的作用。因而如果脾胃不好，会“牵连”五脏，使整个人都不好。

● 脾胃虚，先伤肺

中医认为:“脾为肺之母。”在中医五行中，脾属土，肺属金，土能生金，故而脾为母脏，肺为子脏。如果脾气虚弱，脾土不能生养肺金，肺气也会跟着虚弱，就会导致肺气不足、皮毛不固，使人容易感受外邪而引发呼吸系统疾病。中医里也因此有“脾气一虚，肺气先绝”之说。

肺主气，脾益气

脾胃是气血生化的源泉，而肺主气、司呼吸所需要的津气依赖与脾运化水谷精微来充养，故而肺气的盛衰取决于脾气的强弱。脾气健运，则水谷精微源源不断，可助肺益气。若脾气虚弱，运化无力，肺之津气无以充养，则会影响到肺司呼吸的功能。

脾与肺之间的关系并不是单一的，肺气是否强健也会影响到脾。这是因为脾所化生的水谷之气，必须依赖于肺气的宣降才能输布全身。两者之间任何一个出了问题，都会影响到气的生成而容易出现脾肺两虚之证。

肺通调水道，脾运化水湿

脾与肺还是水液代谢的重要脏器——肺主行水而通调水道，脾主运化水湿，两者缺一不可。

肺主行水，那么水从哪里来呢？主要来源于脾运化的水湿。脾运化的水湿上输于肺后，依赖于肺气的宣发和肃降，将精微输布至全身，人体不需要的水湿则下输至膀胱而排出体外。脾肺相互配合，共同参与水液代谢。

中医里说：“脾为生痰之源，肺为贮痰之器。”脾气虚了，运化失健，水湿不化，聚湿成痰，痰湿又可上泛于肺，就会影响到肺气的宣发和肃降，导致咳喘、痰多等呼吸道问题。脾虚不能运化水液，肺气虚则不能通调水道，痰湿排不出体外，又可泛溢肌表，让人的四肢、脸部等位置出现水肿。这些在中医里又被称为痰湿阻肺之证。

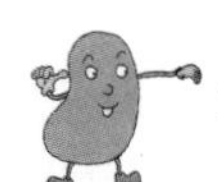

所以当出现感冒咳嗽等问题时，不要简单地认为就是肺出了问题，别忘了从脾上找根源。也可以说，要想预防和缓解呼吸道疾病，首要的任务还是补益脾气。

脾胃虚，肾也虚

肾为先天之本，脾胃为后天之本，先天和后天是相互滋生、相互促进的，两者在生理功能、病理上密不可分。

精血互生，脾虚肾也虚

肾藏精，脾所运化输布的水谷精微，恰恰是肾所需要藏的精。如果脾胃虚弱了，它们所产生的后天精微必定不足，这时，肾便会因精气不足而导致肾虚。所以要想肾不虚，就得要有强健的脾胃来做保障。

肾的强弱也会影响到脾胃的消化功能。肾主全身阳气，如果肾阳虚弱，不能温煦脾胃，脾胃的也会日渐衰弱，运化失常，使人出现腰膝酸软、畏寒怕冷、四肢冰凉、阳痿早泄、大便次数多、倦怠乏力等脾肾阳虚的症状。

土能制水，脾肾协作

中医认为，脾属于土，肾属于水，在五行关系上土克水，脾克肾。这主要体现在水液代谢方面：脾运化水湿，依赖于肾阳的温煦蒸化；肾主水液代谢和排泄，又依赖于脾气及脾阳的推动；脾肾相互协作，共同完成人体水液的新陈代谢。中医里把这种关系称为“土能制水”。如果两者之间任何一个出了问题，都会影响到另一方，使身体出现水液代谢紊乱的症状，例如水肿、小便不利、大便溏泄等。

脾肾在生理上的特殊关系，决定了其病理上的相互影响、互为因果，因而在调理脾肾时，需要两手都要抓，治疗脾肾方面的病症也需要重视“脾肾同治”。

脾胃弱，肝郁闷

肝与脾胃同属中焦，共同协作掌管人体气机升降、消化吸收等重要事务。它们在“工作”中的关系主要体现在以下方面：

脾土滋养肝木，脾弱则肝郁

《黄帝内经》称肝为 “将军之官”，因为将军需要多方面谋虑，同样需要气血的滋养，气血不足，则容易出现会肝气郁结。所以中医里有“土得木而达”“肝为木气，全赖土以滋培，水以灌溉”的说法。

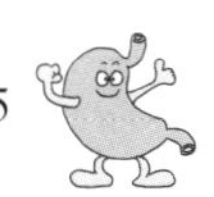

在中医看来，肝与脾是相克的，因为脾五行属土，肝五行属木，肝木克于脾土。当一个人肝气不舒时，脾胃功能就受到影响，这是因为肝气郁滞影响了脾胃气机的升降出入。而脾胃虚弱，气血的生成就会受到影响，于是肝气更加不顺。

现代生活中，由于节奏紧张、思虑过多，很多人常常会四肢无力、食欲不振，这就很可能是因为肝气不舒影响到了脾胃功能造成的。这时需要疏理肝气，从而使脾胃得养，消除不适症状。

脾生血，肝才有血可藏

肝主藏血，脾主生血统血。脾之运化依赖于肝的疏泄功能，而肝所藏之血，又来源于脾胃化生水谷精微为血液。脾气健运，血液的化源充足，生血统血机能旺盛，则肝有血可藏，方能满足人体生理活动对血液的需求。如果脾胃虚弱，血液化生不足，则可导致肝血不足，出现失眠多梦、头晕目眩、面色苍白、眼睛干涩模糊、肢体倦怠无力、毛发枯萎、月经不调等不适之症。

肝与脾的特殊关系，决定了我们平时调养脾胃时，要疏肝健脾、肝脾同调，以避免肝气犯胃，同时使脾胃健运，气血化生有源，则肝气舒畅、肝血充足。

脾胃弱，心受伤

《黄帝内经 · 灵枢》中说：“心者，五脏六脏之大主也，精神之所舍也。”心脏是脏腑中最为重要的器官，它的地位很高，功能显著。而就是这样一个统领全身脏腑的器官，也要以脾胃为后盾，没有良好的脾胃功能作保障，心脏就没有办法在人体中央机构运筹帷幄。

心脏主血脉，人体气血在全身运行皆有赖于心气的推动。而脾主统血摄血，协助心脏完成血液的周身运行。这就是中医常说的“脾为心之子”。可见脾对于心是有所取但又能回报于心。

心主神明，与胃之间也关系密切。“胃不和则卧不安”，一个人如果胃里不舒服，就很难休息好，神明得不到静养，又怎么会有精神呢？ 很多人晚上睡不好，于是就吃镇静药、安神药，实际上都是不正确的。对于这种因胃不舒服导致失眠的患者，要解决根本问题，还得从调理脾胃入手。脾胃运化自如，心神自然安静，入睡就不是什么难事了。

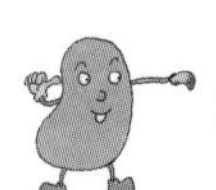

第二章

小细节大健康，那些让脾胃受伤的行为

小细节，大健康。

生活中一些不经意的行为和习惯，

很可能就是造成脾胃虚弱的元凶，

比如饮食、生活习惯、情绪等；

而想要改善脾胃虚弱，

就必须要追根溯源，

找到原因，

从源头上“解决”掉这些不良的行为和习惯，

才能为脾胃“保驾护航”，

使之健运。

不吃早餐，胃病很容易找上门

现在很多年轻人习惯了不吃早餐，或者晚睡晚起，错过了吃早餐的时间。也有的女性朋友认为少吃一顿，能减少热量摄入，让自己瘦下来，因而养成了不吃早餐的习惯。然而，真相却是不吃早餐，脾胃受伤，胃病很容易找上门！

不吃早餐，“饿”的不只是肚子

早上醒来，前一天晚餐摄入的食物基本消耗殆尽，这时需要补充新的食物，以使气血生化有源，使身体各个脏腑组织得到足够的能量，以维持正常的功能，其中也包括脾胃本身。如果不吃早餐，脾胃也得“饿肚子”，没有力气“工作”。等下一餐进食时，没有力气的脾胃消化不动突然而至的食物，很容易造成食物积滞，使人觉得腹胀、肚子痛。

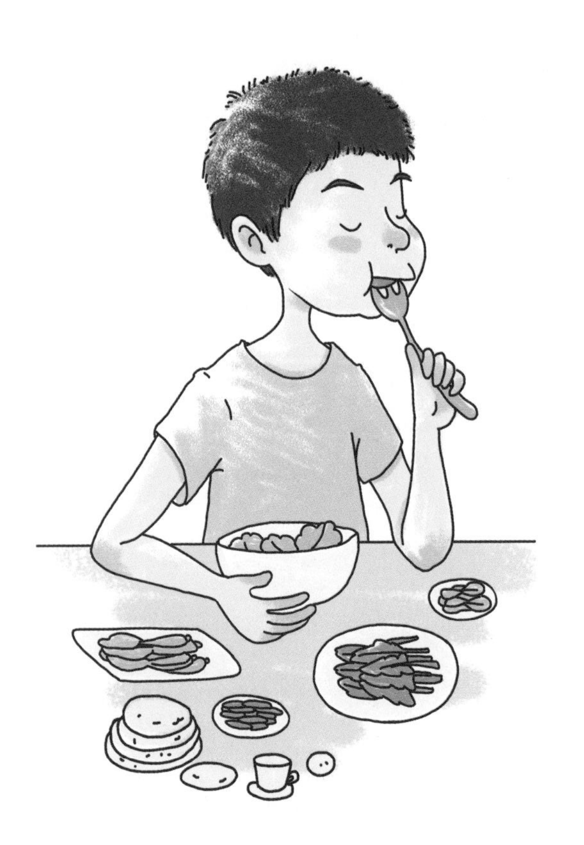

不吃早餐，不仅饿肚子，还会影响到其他脏腑的功能。因为脾胃“巧妇难为无米之炊”，气血化生无源，身体各脏腑组织得到不到足够的滋养，就没有精神气，功能也随之减弱。例如肝脏，如果“饿肚子”干活，分解代谢脂肪的效率也会随之下降，时间久了，脂肪“欺软怕硬”，层层“围攻”肝脏，慢慢地就会形成脂肪肝。

不吃早餐，胃很刺激

不吃早餐，对于胃而言，可是一项刺激性很强的“项目”。中医认为，上午 7 点 ~9 点胃经当令，9 点 ~11 点脾经当令，即整个上午是脾胃的工作时间。在这段时间里，胃酸分泌相对旺盛。而且胃很勤劳，

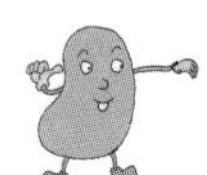

不管你吃不吃饭，它都会一直在工作。如果不吃早餐，没有食物消化，胃酸就会刺激胃黏膜，时间久了可导致胃炎、胃溃疡等问题。

不吃早餐，便秘找上门

三餐定时定量，脾胃得到足够的营养支持，正常消化食物，人体自然产生胃结肠反射现象，也就是促进排便。如果长期不吃早餐，打破了脾胃消化的规律，可导致胃结肠反射作用失调，使人便秘。便秘不单是一种症状，它还会带来连锁反应：例如便秘使人腹部胀满、不思饮食，而吃得不好又会损害脾胃功能，使其变得更加虚弱，而脾胃虚弱又会影响肠道的排泄功能，加重便秘。

不吃早餐更容易变胖

为了减肥而不吃早餐，那是大错特错。不吃早餐，可损伤脾胃，造成脾气不足，脾气不足又会影响到食物消化和水液代谢，造成脂肪、水液潴留而引起肥胖。另外，不吃早餐容易造成下一顿因为饿而吃得太多，吃得太多也是造成肥胖的重要因素。

正确吃早餐，养护好脾胃

不吃早餐对脾胃和身体的伤害如此之大，我们平时应改掉这个坏习惯，坚持每天吃早餐。当然，吃早餐也是讲究“技巧”的。

早餐应有食物表

食物种类	食物推荐	营养素	原因分析
粗杂粮＋坚果	紫米面馒头、芝麻酱花卷、包子、馄饨、豆沙包、玉米粥等	碳水化合物	能量的主要来源
肉蛋奶类	牛奶、豆浆、鸡蛋、鸡肉、豆制品等	蛋白质	蛋白质是维持人体精力充沛、反应灵敏必不可少的物质
蔬菜水果	油麦菜、小油菜、苹果、香蕉、火龙果等	膳食纤维、维生素以及钙、钾等	为机体提供更多的能量支持；促进消化，预防便秘

暴饮暴食，小心急性胰腺炎

公司应酬、亲朋相聚，边吃边喝边聊，不知不觉就越吃越多；心情不好，靠吃来减压，结果一吃就停不下来；上一顿顾不上吃，这一顿要“补”回来……对很多人来说，暴饮暴食成了常态。正是这种种不健康的生活细节，让胰腺不堪重负。

暴饮暴食伤胰腺

胰腺是人体脾胃系统的重要成员，它“隐居”在腹膜后，前方有胃和结肠遮盖，左与脾脏相连，右与十二指肠、胆道相连。胰腺并不大，只有100克左右，但它每天都会分泌大量的胰液，通过胰管进入小肠，帮助我们消化食物。

暴饮暴食使人体短时间内摄入大量的食物，加上酒精的刺激，可反射性引起胰液分泌急剧增加。胰管是很细的一个管道，急剧增加的胰液会加重它的负荷，造成“拥堵”，而没有“出路”的胰液就会倒流入胰腺组织内，把自身的胰腺组织当成吃进去的食物加以消化分解，从而诱发急性胰腺炎。

温馨提示

急性胰腺炎主要表现为：患者上腹部或左上腹部持续性疼痛，伴有阵发性加剧，仰卧时疼痛加剧，而坐着或前屈时疼痛减轻，伴有恶心、呕吐、低热等症状，而且呕吐之后状况得不到缓解。

保护胰腺，就要管好嘴

暴饮暴食不仅伤胰腺，也会加重胃肠道、肝脏的负担，诱发胃肠道疾病以及脂肪性肝病。所以要想我们的脾胃系统好，就要改掉暴饮暴食的坏习惯，给它们合适的工作量，让它们有充分的时间来消化吸收，保持自身的健康状态。

◎ **饮食定量：** 建议平时吃饭只吃七八分饱，饭后适当散步助消化。即使是聚会应酬，也尽量保持正常的适量。

◎ **少食多餐：** 尽量规律饮食，若平时没有时间吃饭，很饿了，这时千万不要一次性吃太饱，可采取少食多餐的方法，减少对胃的刺激。

◎ **生冷食物要适可而止：** 生食不易消化，会给胰腺、胃肠道等器官增加工作量，影响身体正常代谢。过凉的食物则会刺激胃脏，特别是冷饮、冰激凌等要“浅尝辄止”。

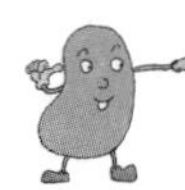

偏食嗜食，脾胃、心脏都受伤

偏食，多发生在孩子身上，一般指对某类食物特别喜爱，从而大量摄入这一类食物。这种不均衡饮食很容易损伤脾胃。

偏食、嗜食危害多多

◎ **损伤脾胃：**身体需要全面的营养，脾胃也需要借助食物的不同特性来帮助消化吸收，长期偏食、嗜食会造成脾胃功能减弱，从而引发脾胃病症。

◎ **营养不足：**长期偏食、嗜食，会造成身体营养吸收不全面，导致营养不足。

◎ **心脏压力变大：**长期偏食容易造成贫血，而血对于心脏而言，是非常重要的。长期贫血有可能造成贫血性心脏病。另外，若长期偏好油腻食物，还容易引发血脂升高、动脉硬化、心脏病等。

用对方法，让孩子爱上吃饭

◎ **荤素搭配营养好：**将荤食与素食合理搭配，均衡摄入，可以将自己喜欢吃的与不喜欢吃的食物进行搭配食用，以逐渐调理饮食习惯。

◎ **粗细混合提升口感：**对于偏食、嗜食的人来说，很多时候是追求一种口感或者是味道，粗粮与细粮、大块与小块等的粗细混合，能造成口感与味觉上的不同感受，从而慢慢改变偏食、嗜食的习惯。

◎ **饥饿法：**偶尔一两顿不吃饭，同时避免零食，从而造成饥饿感，可提升对食物的渴望，这样会减少对食物的挑剔。

◎ **引发兴趣：**对于平时不喜欢吃的食物，可以适当关注一下其功效、作用等，从理性上形成某种期待，从而喜欢上它。

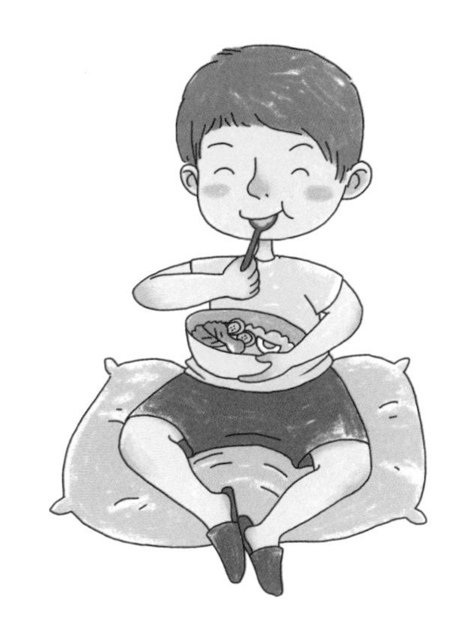

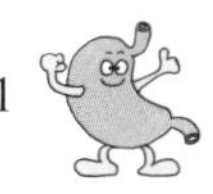

生、冷、硬、辣，脾胃也害怕

有的人怕小虫子，有的人怕黑……其实我们身体里的脏腑也有很怕的事物，例如脾胃，它就特别害怕生、冷、硬、辣的食物。

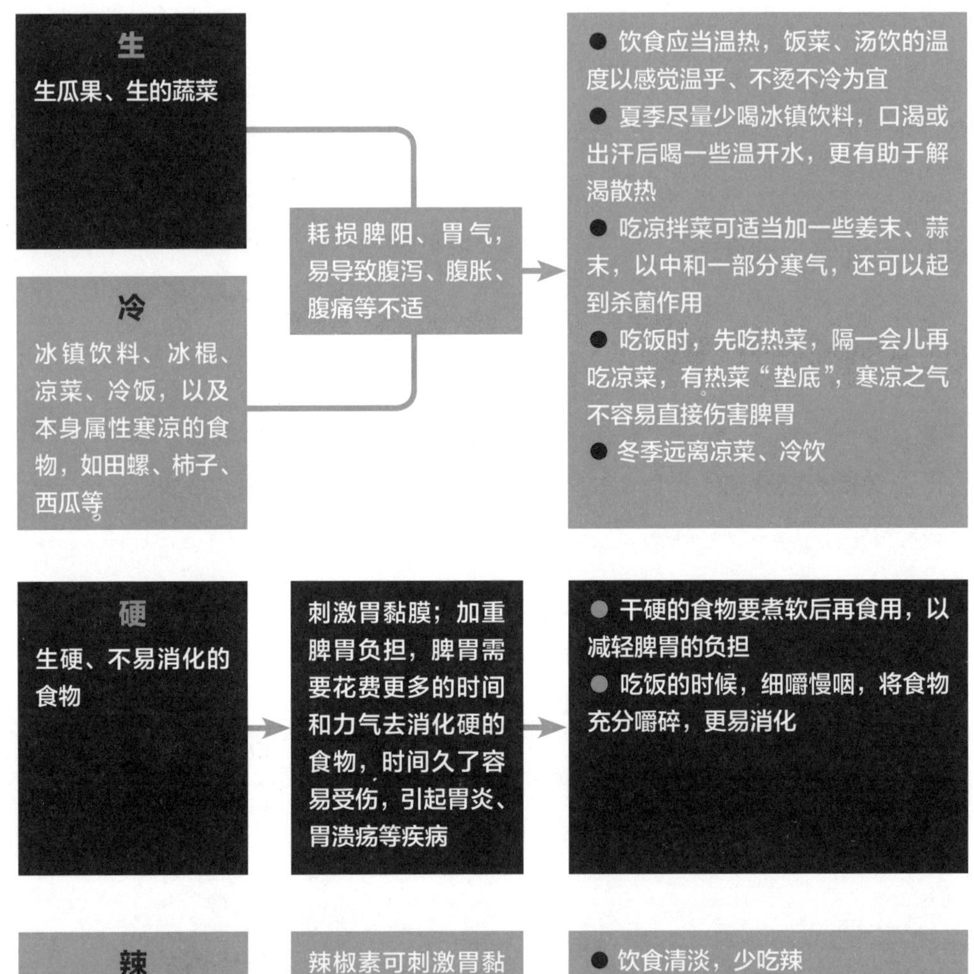

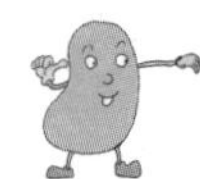

吃饱就睡，脾胃动力不足难消化

很多人一到节假日就开启“吃饱了就睡”的模式，觉得这是一种享受，其实这是对脾胃的伤害。中医认为：“饮食即卧，不消积聚，乃生百疾。”意思是吃饱了就睡，会导致消化不良、食物积滞，继而引起其他疾病。

吃饱了就睡，睡出消化不良

吃完饭后，食物储存在胃中，为了更好地消化吸收，人体会自动把更多的血液流向肠胃，以增加其消化吸收的动力。如果这时睡觉，血液就会回流肝脏，而人体的各器官运动也会变得缓慢起来，逐渐进入修整的状态，其中也包括脾胃。脾胃运行缓慢，肠胃蠕动不足，刚吃进去的食物就不能很好地被消化，最直接的后果就是胃部积食、消化不良、腹胀。

胃部积食，食物不能被消化吸收，可导致食物中的蛋白质长时间停留在肠道内，在厌氧菌的作用下，又会产生胺类、氨、吲哚等有毒物质，进而增加肝肾的负担。胃里有积食，易使人不觉得饿，这样会影响到下一餐的进食。吃得不好，脾胃得到的营养支持不够，时间久了就会变虚弱，而脾胃虚弱又会影响食物的消化吸收，加重消化不良、腹胀等不适，形成恶性循环。

吃饱了睡，小心食物反流

刚吃饱饭就躺下睡觉，重心不在垂直向下，在幽门闭合不严的情况下，食物和消化液的混合物可反流到食道，使人感觉反酸，也就是喉咙周围及口腔内感觉有酸味，容易嗳气、打嗝，严重的还可引起反流性食管炎。

很多上班族中午吃饭、休息的时间很紧张，于是常常一吃饱饭就趴在桌子上睡觉，这样容易对胃部造成挤压，增加胃部蠕动的负担而导致胀气，有时还会出现食物反流的现象。

吃饱了就睡对脾胃的危害这么大，平时我们应多加注意，合理安排就餐与休息的时间，避免“吃饱了就睡”的模式。建议晚饭尽量在睡觉前 2 个小时以前完成，中午吃完饭 30 分钟后再午休。

过度减肥，减掉的还有脾胃健康

减肥，是很多女性的生活重心，它能让身材苗条，体形有致。不过，就目前的减肥方法来看，最常用而且有效的要数节食了。不过，这看似简单易行的方法，却对身体有着非常大的伤害。

节食减肥最伤脾胃

◎ **节食使脾胃功能退化：**过度节食时，脾胃就会因为得不到足够的水谷来消化吸收，从而产生机能的退化。以后再正常进食时，消化吸收就会变得困难。

◎ **节食导致胃肠型贫血：**所谓胃肠型贫血，就是肠胃病隐在的失血，因为它缓慢而隐蔽，所以往往症状不明显。病人长期处于这种状态，就会造成身体失血过量，从而出现脸色发白、无力等情况，成为真正的贫血症患者。

◎ **节食造成消化道实质性病变：**长期节食会导致胃肠功能减弱，如果得不到良好的调养，就会继续发生病变，导致胃及十二指肠溃疡等。另外，结肠息肉、结肠炎等很多时候也都是节食引发的潜在病变。

药物减肥，让你真正变病人

减肥除了节食，还有一种见效快的方式，就是借助药物。但在所有的减肥药中，几乎都会存在强制人体排泄的药物，这对胃肠会带来很大的刺激。长期服用这种药物，普遍会出现排泄次数增多、没有食欲、情绪不好、睡眠不稳等情况。

以上种种改变，如果长期不能得到纠正，就会让脾胃的功能受到影响，从而产生食欲不振、消化不良、吸收不足等脾胃疾病，真正成为病人。

过度运动减肥，小心脾胃损伤

过度节食损伤脾胃，药物减肥伤身体，那么运动减肥总可以吧？其实，运动减肥也有讲究，如果过度运动也会造成脾胃损伤。中医认为：“人卧血归于肝，人动则血流于诸经。”过度运动，不停地消耗血液，时间长了就容易造成脾胃供血不足，继而影响到脾胃的消化吸收功能。另外，运动时呼吸方式、呼吸节律，运动方式不当等，都有可能导致膈肌痉挛、胃痉挛等引发的腹痛。因此，运动减肥也需适当。

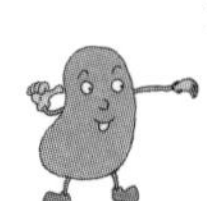

美丽冻人，脾胃也“冻着”了

一年四季气温有异，人也应顺应季节气候变化而增减衣物，然而很多人，尤其是女性朋友，在寒冷天气里穿裙子。殊不知，这美丽动人的背后，脾胃也被冻住了，同时也给身体带来无尽的伤害。

寒邪入体伤脾阳

《黄帝内经》中说：“阳气者，若天与日，失其所，则折寿而不彰。”阳气是人体动力之源，也是抵御病邪的防线。穿得太少，可使寒邪入体、阳气受损，造成身体虚寒。在受损的阳气中，自然包括脾阳、胃气。脾胃阳气损耗过多，又会造成脾胃虚寒。

脾胃虚寒的症状

脾胃虚寒主要表现有以下几个方面：

◎ **拉肚子：** 经常拉肚子，会有小腹发凉、疼痛感等。

◎ **痢疾：** 长期下痢，排泄物中可见整块食物，多源自于脾胃虚寒。

◎ **湿气重：** 身体有沉重感，大便溏泻。

◎ **胃肠炎：** 胃肠虚弱，消化力极弱，进食后容易引起疼痛。

◎ **咳嗽：** 气短，无力，咳嗽声短，长期咳嗽，反反复复不易好。

◎ **怕冷：** 脾胃虚寒则运化无力，气血不足，四肢、肌肉得不到气血滋养而出现手脚冰凉、畏寒怕冷的现象，冬季尤其明显。

调理脾胃虚寒的方法

◎ **按摩：** 对胃部进行温柔按摩，可以让脾胃温热，从而起到一定的祛除虚寒、改善肠胃的作用。

◎ **刮痧：** 平时可以对膀胱经进行刮痧，以改善经络瘀堵不通的问题，坚持刮一段时间，可以辅助祛除体内寒邪。

◎ **艾灸：** 艾叶的温补，配以火的温热，有很好的补阳气、健脾胃的作用。脾胃虚寒的人可经常艾灸腹部，以振奋脾胃功能。

◎ **增加衣物：** 平时一定要随着天气变化增加衣物，特别是冬天，一定要多加一件厚背心，护住脾胃部分，以免受凉。

◎ **适当多食温热食物：** 羊肉、桂圆肉、红枣、生姜等都是性味温热的食物，平时可以多吃一些，对脾胃虚寒有一定的改善作用。

滥用药物，先伤脾胃再伤肝肾

随着社会的发展，人们知识的丰富，日常生活中出现了感冒、发热、牙痛等小疼痛、小毛病时，我们都会当自己的医生，自己去药店买药服用。有的家庭还常备药箱，以备不时之需。然而“是药三分毒”，口服药物进入身体后，要先经过脾胃的消化吸收，再输布至肝肾进行代谢，稍不留神，脾胃很容易受到这些药物的刺激而被损害，同时还有可能加重肝肾负担，使肝肾受到损害。

滥用止痛药，会给胃难以承受之重

长期滥用止痛药会对人体产生极大的伤害。在空腹服用止痛药后，常会有腹胀、恶心、呕吐、食欲减退、消化不良等症状。不仅如此，若长期或超量服用止痛药，会损伤胃腑气血，严重的会有胃出血的现象。

小心“败火”药物有“毒”

不少人出现 “上火”症状后，会自行购买一些“败火”药物服用。像牛黄清心丸、黄连上清片、龙胆泻肝丸等。这些“败火”药物中，往往都过于寒凉，如使用不当就会损伤脾胃，引发腹泻、腹痛等症。

排毒药会带来反作用

排毒药物多以“泻”为排，这对于人体的消化系统是一种刺激，人体之排泄，应该遵循脾胃的运化，自然进行推动与输布。而利用药物的刺激强制造成的排泄，势必会对脾胃的正常运化产生影响。同时，它还会令肠道的敏感性降低，从而致使肠蠕动减弱。所以有些人在服用排毒药物时一切正常，可停药便会发现自己便秘了。这就是脾胃运化不作，引起的肠反射功能减弱。

儿童常用药也会伤脾胃

退烧药：退热药物会抑制消化酶的分泌，孩子胃娇弱，经常用这样的药，很容易导致脾胃功能减弱。

板蓝根：有的家长认为板蓝根是中药，安全，但也不能随意用，要根据情况来确定是否使用。比如，南方地区到了冬天时湿而阴冷，孩子服用板蓝根，就很可能会因为湿气过重加之药物的寒凉，而使脾胃功能减弱。

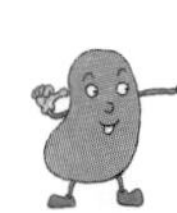

烟酒无度，伤肝伤肺伤脾胃

吸烟伤肺，过量饮酒伤肝，这是每个人都知道的事情，其实除了伤害肝肺，烟酒还会伤害脾胃。烟草含有尼古丁、焦油、一氧化碳、芳香化合物等有毒物质，点燃后形成的烟雾中更是含有刺激性和细胞毒性物质。这些有毒物质是伤害脾胃的重要因素。

烟，让人更容易得胃病

◎ **吸烟易引起反酸：**烟草中的有害物质可刺激食道，让胃和食道接口处的肌肉变松弛，这样很容易使胃酸反流到食管中，使人出现烧心和反流的症状，这也是不少老烟民总感觉烧心的原因。重点是，长期反酸的刺激可使食道表皮组织发生损伤和病变，增加了患食道癌的风险。

◎ **吸烟也刺激胃：**长期吸烟，烟雾中的尼古丁和有害烟雾会刺激胃酸分泌，而胃酸过多又会对胃黏膜造成刺激，增加发生胃溃疡的风险。尼古丁还会影响胃的运动功能，使胆汁及十二指肠液反流入胃，其中胆汁中的胆酸对胃黏膜的伤害很大，可引起胃黏膜糜烂和出血。

酒，一把伤胃的“利刃”

◎ **饮酒过度易得胃溃疡：**喝酒之后，酒首先在胃内潴留，使得酒精直接与胃黏膜接触，对胃黏膜造成刺激，甚至还可导致胃黏膜充血、缺氧，引起胃黏膜糜烂或形成溃疡。

◎ **多吃多喝伤脾胃：**喝酒时，下酒菜必不可少。一面吃一面喝，很容易使人一次性吃进去很多的食物，从而加重脾胃的消化负担，引起胃痛、胃胀、反酸等不适。

在喝酒之前，可适当吃点儿主食或喝点儿牛奶，吃一些糖醋类的下酒菜，控制好饮酒的量，能减少酒精对脾胃的伤害。

中医提示

一天最多喝多少酒？一般来说，健康的成年人每天饮入的酒精不宜超过 20 克。每个人的体重、身体状况不一样，适宜的饮酒量也不一样。研究发现，女性对酒精相对敏感，比男性吸收的酒精会更多。建议男性每天的酒精摄入量不宜超过 20 克，女性则不宜超过 10 克。也就是说，50 度的白酒，男性每天饮酒不宜超过 40 克，女性不宜超过 20 克。

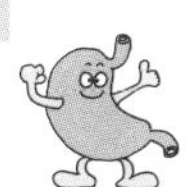

总是熬夜，脾胃也跟着“连轴转”

李东垣《脾胃论》中说：“劳倦则脾先病，不能为胃行气而后病。其所生病之先后虽异，所受邪则一也。”经常熬夜的人，不仅身体觉得累，脾胃也过度劳倦，因而会有精神不振、不思饮食的症状，长期下去还会埋下胃病的病根。临床发现，很多老胃病患者，都有熬夜的习惯。从最初的脾胃不适，到出现疼痛、出血甚至是胃癌，是一个长期的过程，然而正是由于病程进展缓慢，往往被忽视，最终难以控制。

熬夜是这样伤脾胃的

◎ **熬夜损耗脾胃之气：**《黄帝内经》中说：“劳则气耗。”经常熬夜，体力、脑力过度消耗，都会使中期受损，进而伤害脾胃之气。体力过度消耗，脾胃也受连累，可使人出现胸闷气短、浑身无力、不爱说话、胃纳减退、胃脘部有重坠感等症状；熬夜时脑力消耗大，则会使血液流向大脑，脾胃的血流量减少，进而影响其运化，造成消化功能紊乱，使人出现脘腹痞满、食欲缺乏或吃完后也不容易消化等问题。

◎ **熬夜吃夜宵，加重脾胃负担：**夜宵会使脾胃得不到休息，加上体力、脑力的消耗，流经脾胃的血流量减少，脾胃需要花比平时多的时间和力气来消化，肯定会疲惫不堪，还会造成肠胃黏膜受损，引发病变。

◎ **熬夜耗损心血：**熬夜耗损心阴，使心脏压力增大，气血运行紊乱会造成脾气失调，脾胃功能自然减弱。

经常熬夜的人如何调养脾胃

◎ 避免熬夜是对身体最好的养护，即使必须熬夜，过后也应及时补充睡眠。

◎ 不要经常吃方便面之类的速食，少食海鲜，以免肠胃过敏不适。也不要总喝浓茶、咖啡来提神，实在困了可以起来走动走动，做做运动。

◎ 忌烟酒，少食油腻，清淡才是对脾胃最好的安抚。

◎ 经常按摩足底，可以在睡前进行，刺激脾、胃、肠反射区，能使相关脏腑功能得到改善。

◎ 经常熬夜会造成阴虚火旺，平时可适当多食用滋阴食物如鸭肉、百合、莲子、蜂蜜、牛奶等，忌食羊肉等温热之物，以免助火伤阴。

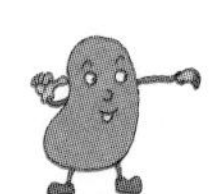

久坐伤脾，脾气不足四肢也会无力

《黄帝内经》中说："久视伤血，久卧伤气，久坐伤肉，久立伤骨，久行伤筋，是谓五劳所伤。"其中，"久坐伤肉"中的"伤肉"，伤的其实是脾。

长期久坐，伤的是脾气

"人动则血运于诸经"，人在运动时，血液会流向周身，以供机体活动所需。而经常久坐，缺乏运动，流向周身的血流量就会变缓变少，肌肉得到的血液滋养不够而变得无力。脾主肌肉，肌肉无力自然会反过来累及脾。

脾主运化，负责运化水谷精微和水液。脾气虚，运化无力，就带不走水谷精微和水液，吃进去的东西无法被有效地消化吸收，水液运化不出去，就会形成"湿"。"湿"泛溢于肌肉、肌肤，就会使人发胖，而且是虚胖。

坐得对，坐出好脾气

◎ **每隔半小时，就要站起来活动活动筋骨。**可以起来接杯水，或者上个厕所，或者伸个懒腰，都能缓解久坐对肌肉、脾胃的伤害。

◎ **坐时也别闲着，适当做一些运动，以促进血液循环。**例如，将足趾弯曲抓鞋底（可参考本书 P185"多动脚趾头：腿脚好，脾胃也好"的方法），以拉伸按摩脾经；时不时伸直小腿，转动脚踝，可对循行于腿脚部位的脾经形成刺激；还可以时不时地从下往上敲打小腿，有缓解腿部疲劳、刺激腿部脾经的作用等。

◎ **感觉累时做做深呼吸。**深呼吸要采用腹式呼吸，正确的方法为：吸—停（屏气一两秒钟）—呼。吸气时肚皮胀起、呼气时肚皮缩紧，可刺激胃肠蠕动，促进毒素排出，还能调节气机，增加肺活量。深呼吸的具体步骤如下：

1. 端坐在一张没有扶手的椅子上，两脚平放，大腿与地板平行，手自然垂放在大腿上。

2. 用鼻子均匀缓慢地尽量深吸，让气体充满肺泡。吸气时腹部凸起。

3. 连续呼吸，然后屏气一两秒钟，感觉气体缓慢上升，扩充至腹部、胸腔。

4. 用力吐气，呼出的时间要比吸入的时间稍微长一些。吐气时腹部凹陷。

如此反复，保持节奏舒缓，深度以自己感觉良好为宜。

郁闷气结，“脾气”也能决定健康

不写作业，母慈子孝，一写作业，鸡飞狗跳。其实辅导孩子写作业，很多“老母亲”还会被气得都不想吃饭了。可见，脾气的好坏还跟脾胃有很大的关系。

思虑过度最伤脾

《黄帝内经》中说：“人有五脏化五气，以生喜怒悲忧恐……百病生于气也，怒则气上，喜则气缓，悲则气消，恐者气下……思则气结。”思则气结的意思就是思虑过度，则气机结滞。脾胃受伤，其结果自然是升降失常、运化失职了。

思虑过度耗气血

忧思过度，气滞时间长了，会导致血行不畅，瘀血内生，及痰气交阻的产生，其直接后果就是造成脾气不升，胃气不降，糟粕内停，运化失常。而且，久思脾胃受损，气血生化乏源，同时久思必耗损心血，心血不足又加脾脏有伤，发展到最后，便是心脾两虚之症。

气结郁闷的表现

思虑过度、气结郁闷者通常会表现为素体消瘦或者虚胖，脸色无华，萎黄粗糙，郁郁寡欢，闷闷不乐，或者脾气火爆，胸肋胀痛、消化不良、吐酸水、呃气、大便泄利不爽等。

不良情绪要正确释放

中医说“以怒胜思，以喜解忧”，当你感觉到郁闷不快时，不妨尽情地疏散与排解，这对于气机的舒畅、脾胃的升降以及身体调节都有非常好的作用。

同时，也要查找原因，是什么事情使我们这样，然后尽量用客观的态度来分析这件事情，要学会调整自己的思路，尽量让自己对事情的看法变得客观，你会发现，有些事情并不值得我们去生气。另外，还可以通过看电影、听音乐、爬山、打羽毛球等方式，转移注意力，排解不良情绪。

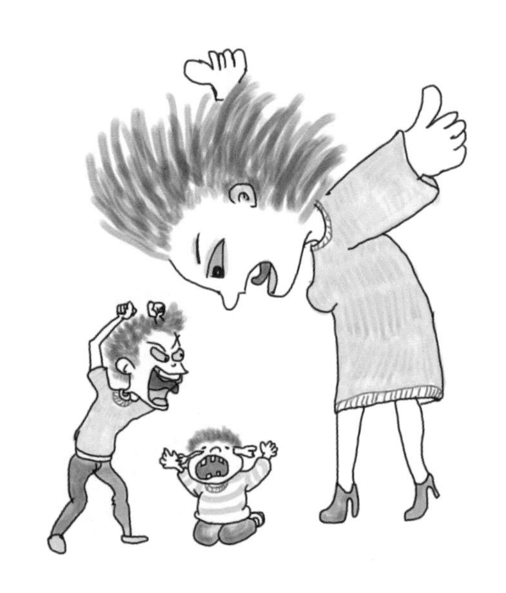

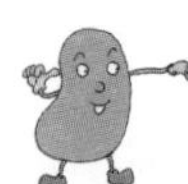

第三章

“察言观色”，读懂脾胃“求救”信号

脾有运化食物中营养物质、
输布水液和统摄血液的作用，
而胃是身体最大的消化器官，
它们一旦出了问题，
我们的身体就会出现一些异常表现。
我们需要留意脾胃发出的信号，
及时发现问题，
尽早调养和治疗，
以防患于未然，
减少脾胃疾病的发生概率。

脸色发黄、嘴唇无血色，脾气虚的症状

很多人发现自己脸色不好，皮肤发黄，嘴唇苍白没有血色时，最先想到方法的往往是美容或者化妆，却忽略了这可能是身体脾胃虚弱的警示。

皮肤问题，从脾论治

在中医理论中，脾的功能很强大，具有生成气血和运送气血（即脾主运化）的功效，皮肤包括皮下的肌肉等，无不依赖于脾生血和运化的生理功能。

脾气健运，气血化生有源头，皮肤、肌肉得到足够的滋养，则皮肤就会红润有弹性。生活中有的女性朋友肌肤水灵水灵的，这是脾胃功能好的表现。相反，如果脾气虚弱，运化无力，则气血不足，不仅导致整个机体抵抗力下降，还会波及肌肤，使其失去弹性，变得暗沉发黄。

脾还有吸收、传输和布散水液的功能，脾气健运则水液运输布散平衡，这也是肌肤润泽的重要因素。如果脾气虚弱，水液运输布散不均匀，就会外发肌肤，产生湿疹、疱疹等皮肤问题。另外，脾功能失常也容易导致皮肤深层的毒素和垃圾排不出来，就会堵塞毛孔，进而阻碍皮肤对有效成分的吸收。营养不足，外加毒素堆积，色斑、萎黄等皮肤问题就会层出不穷。

脾之华在唇，脾虚则唇淡

中医认为，脾开窍于口，其华在唇。意思是饮食口味及食欲正常与否，与脾的运化功能密切相关；口唇的色泽颜色是否红润，与全身的气血是否充盈有关，也是脾运化功能的外在体现。如果一个人脾气健运，则气血充盈，口唇红润有光泽；反之脾气亏虚，则气血不足，口唇淡白无光泽，而且经常脱皮。

对于皮肤发黄，嘴唇发白、脱皮，只是单纯地用去黄美白产品，唇膏换着用，并不能完全“根治”，最好的办法是健脾补气，活血行瘀。平时一定要注意休息，作息规律，避免熬夜，多吃有益脾胃的蔬果，以助脾胃功能恢复，使脾气健运，气血充足。这样才能真正由内而外散发美丽。

眼睑水肿眼袋大，多为脾虚

很多人认为眼睑水肿是肾虚所致，这确实有一定的道理，可有时候也会有另外的症结，比如脾胃运化失常，痰湿水液聚积于眼睑。

眼睛和五脏的关系

眼睛是心灵的窗户，也是全身健康的一个窗口。眼睛分眼睑、眼角、眼白、黑眼珠、瞳孔五个部分，中医认为这五个部分就如五个轮子，每个轮子对应一个脏腑。其中上下眼睑属于脾胃。

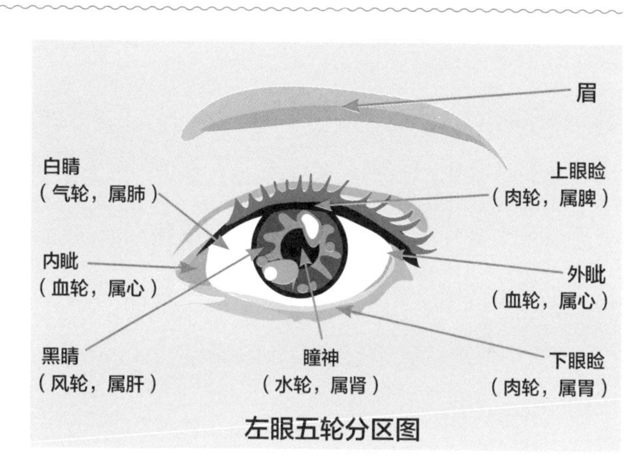

左眼五轮分区图

脾虚了，眼睑水肿眼袋大

脾主肌肉，我们全身的肌肉都依赖于脾胃运化和输布气血，如果脾虚了，眼睑上的肌肉就缺乏营养，变得松弛，久而久之眼睑的肌肉会变得没有弹性，出现下垂的现象。

脾不单运化气血，还运化水湿。脾胃虚弱，运化无力，水湿就会在身体里停留。眼睛周围的皮肤最为薄弱，身体有水湿，最先会在眼睛周围停留，所以脾虚的人也容易出现眼睑浮肿。而水液在眼睑部位堆积后，下眼睑以下的地方就会因为充水而浮肿，形成了眼袋。如果眼袋大，说明身体的水湿较为严重，需要注意调脾了。

温补脾肾，祛除眼部水肿

很多爱美的女性常因眼部水肿、眼袋而苦恼，用了很多高级的化妆品也遮盖不住。其实，清楚眼袋，最好的办法就是温补脾肾。脾肾是人体水液代谢的重要器官，一般脾胃不足，气机失调，会影响到肾主水的功能。所以，温阳健脾的同时，也要注意温补肾阳，这样才能保证水液代谢正常。身体里的水湿正常代谢，脾气健运又使气血充足，眼睑水肿和眼袋也就自然消失了。

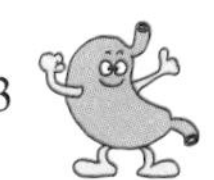

牙龈肿痛、口臭，多半是胃火气大

牙龈肿痛、口臭，估计很多人都遇到过，只不过轻重缓急程度不同罢了。牙龈肿痛和口臭，看起来是口腔问题，其实大多数情况下根在胃火炽盛。

胃火旺，牙齿痛

《辨证录》中说：“人有牙齿痛甚不可忍，涕泪俱出者，此乃脏腑之火旺，上行于牙齿而作痛也。”这里所说的脏腑，主要就是胃。与胃相应的足阳明胃经，循行入齿，当胃火炽盛时，可沿经脉上升至牙齿部位，导致牙龈红肿、牙齿疼痛。

脾胃积热容易口臭

嘴里有异味，而且刷牙也不能清除，这是消化不良、胃火炽盛所致。因为消化不良、糟粕之物会积滞于体内时，就会逐渐滋生内热，胃及肠道都充满盛热之气，逆气上行，就会出现口臭。

调理脾胃，清除胃火

◎ **清淡饮食：**平时应少吃辛辣刺激、厚味助火的食物，多吃富含维生素 C 和膳食纤维的食物，如粗粮、南瓜、萝卜、芹菜等，以通调肠道，保证大便畅通，防食物积滞而引起燥热。

◎ **多喝水：**胃喜润恶燥，需要津液源源不断地滋养润泽，才能更好地发挥功能。平时应多注意补水。还可以多吃百合、莲藕、梨等养阴生津的食物，以为脾胃补充津液。

◎ **注意口腔卫生：**要养成饭后漱口的习惯，尤其注意剔除食物残渣。发生牙龈肿痛、口臭后，每天早晚可用淡盐水漱口，有杀菌消炎的作用，有助于缓解症状。

◎ **穴位按摩祛胃火：**胃火炽盛的人可经常按摩内庭穴，给胃部降降火。内庭穴是人体天然的祛火要穴，有清泻胃火的作用，经常按摩对胃火炽盛所致的牙龈肿痛、咽喉肿痛、便秘等问题，都有调理作用。

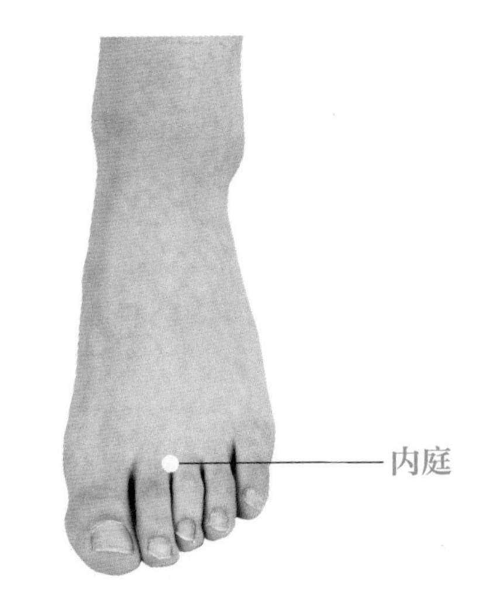

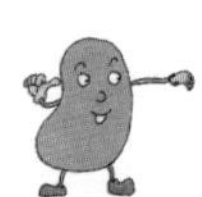

经常流口水，脾虚的先兆

很多人认为流口水是小孩子的“专利”，其实成年人也会，只是小孩子流口水是婴儿期的常见生理现象，医学上称为流涎，而成年人经常流口水则有可能是脾虚引起的，应加以重视。

口水异常，从脾上找原因

中医认为：“五脏化液，心为汗，肺为涕，肝为泪，脾为涎，肾为唾。”五脏对应五种体液，口水异常需要从脾上找原因。正常情况下，涎液上行于口，因有口唇这扇“大门”而又不溢出口味。脾主肌肉，开窍于口，如果脾气虚弱，肌肉就会失去弹性、变得松弛，睡着后就会不自觉地张口，这样口水自然就外流了。

生活中很多老年人不自觉地流口水，除了跟口腔不卫生、神经调节发生障碍等因素有关外，还跟脾肾等脏器老化、津液不正常运转息息相关。人上了年纪，脾肾等器官也跟着变老，动力也不如以前，对营养、津液的运化输布就会慢下来，这样肌肉得不到营养，不能有效控制口的开合，人就会不自觉地流口水。

多管齐下，改善流口水问题

◎ **饮食补脾肾：**经常睡觉流口水的人，平时宜多吃调补脾肾、消食开胃的食物，如栗子、山药、山楂、扁豆、葡萄、红枣等。

◎ **按摩振脾阳：**平时没事时也可以按揉侧腹部的带脉，其在侧腹部，章门下1.8寸，第十一肋骨游离端下方垂线与肚脐水平线的交点上。经常按揉带脉，不仅可以刺激胆经，化解腹部水湿，还能振奋脾胃的阳气，有助于增强运化功能。

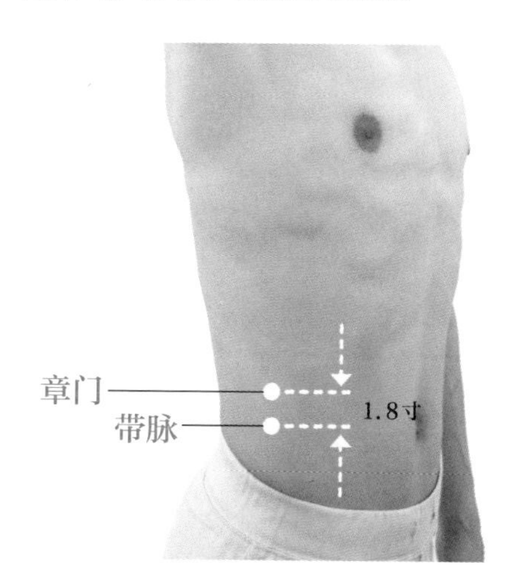

◎ **调整睡姿：**要端正睡姿，建议平躺睡觉，或微微向右侧卧睡觉。

◎ **注意口腔卫生：**睡觉之前不要吃东西，同时要养成睡前刷牙的习惯。

饭后腹胀，可能是脾胃虚了

有的人吃点儿东西就觉得腹胀，或者饭后好久都不怎么消化，这是怎么回事儿呢？

腹胀，多是脾胃出了问题

《万病回春》中说："腹胀者，脾胃气虚也。"饭后腹胀的问题，多半要从脾胃上找原因：

◎ **脾主运化，而运化功能又依赖于脾气升清和脾阳的温煦。**如果脾气虚弱，脾阳不足，运化受阻，纳入的水谷只能变成废物，停滞在腹内，让人出现腹胀的问题。

◎ **胃主通降，胃之通降是降浊，而降浊是受纳的前提条件。**脾和胃是母子关系，脾气虚了，也会影响到胃的降浊，而胃失通降，就腾不开地方来受纳新的食物，这也是人觉得腹胀、没有胃口的原因之一。

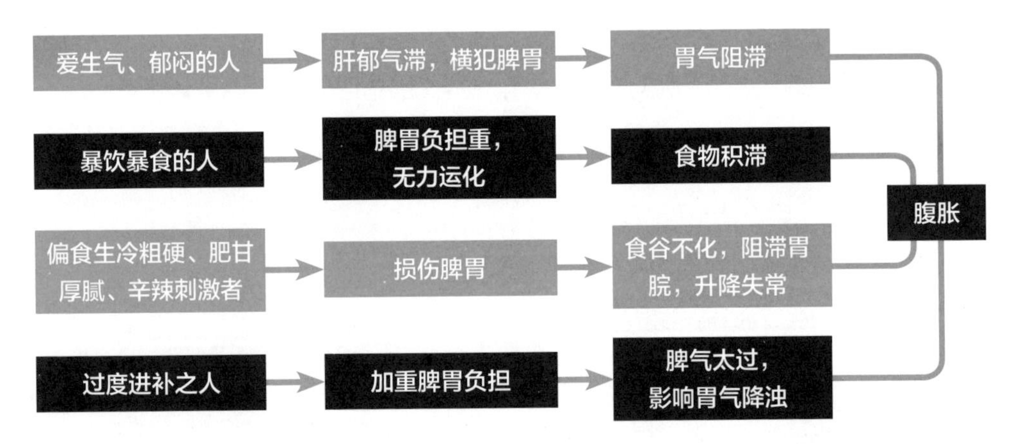

调和脾胃，缓解腹胀

脾胃是人体消化的第一关，所以缓解饭后腹胀，调和脾胃很关键。调和脾胃，既要振奋脾胃之气，使之有力量消化食物，还要使脾清上升，胃浊下降，气机升降有序，使体内痞塞得以疏通，胀满之感自然也就消除了。

◎ **食后摩腹、散步：**每次吃完饭半小时后，将双手搓热，以肚脐为中心，顺时针按摩腹部，有利于腹腔血液循环，可促进胃肠消化功能。"动则生阳"，饭后散步也有助于强健脾胃、消除腹胀。

◎ **学会"挑食"：**脾胃问题多是吃出来的，饭后腹胀也可以通过吃来缓解，例如可以吃一些有助于健脾开胃、消食导滞的食物，如莲藕、山药、土豆、莲子、山楂等。

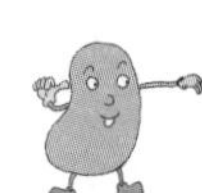

烧心，说的是心，烧的是胃

烧心是常见的小毛病了，尤其是吃了辣椒、大蒜、洋葱等重口味食物时，隔了好久还有隐约的烧心感。烧心虽然不会对健康造成严重的威胁，但那种烧灼感和可能伴随的酸水上涌感却让人觉得心窝里火辣辣的，很是难受！

什么是烧心

烧心，虽然名字跟“心”有关，但烧的确是胃：由于胃内容物如胃酸等，反流至食管并刺激食管黏膜，而产生的像被火烧似的痛楚之感，就是我们平时所说的“烧心”。这种烧灼感常由胸骨下段向上延伸，因而我们常感觉心窝及上方有烧灼感。

为什么会烧心

烧心属于中医里的“吐酸病”范畴，主要因脾胃不和，在“闹别扭”时导致胃内容物倒流而产生的。

中医认为，脾气主升，胃气主降，一升一降以进行气机转换，维持着体内环境的平衡与协调，使各个脏腑组织保持正常运转。升降有序则顺，升降失常则逆，脾气虚而不升，就会影响胃气的下降，如果胃气不降反升，则是“胃气上逆”。胃主降浊，胃里的胃酸、食物等本应该是随着下降的胃气一起向下运输，但胃气上逆了，胃里的东西不但下不去，还会跟着胃气向上走。胃与食管相连，胃里的东西向上走到食管，可刺激食管黏膜，使人有烧心感。

烧心了怎么办

当出现烧心症状时，最好到医院做一个常规检查，以明确出现这种情况的原因，看是否需要做进一步处理。日常饮食上应以清淡、易消化的食物为主，尽量避免吃辛辣油腻及刺激性食物，同时限制烟酒。另外，每日三餐要规律，吃饭七八分饱，少吃多餐，忌暴饮暴食。饭后也不要立刻卧床或趴在桌子上睡觉，也不宜做剧烈运动。

中医提示

反胃烧心虽然常见，但胃食管反流物如果不慎吸入呼吸道，很可能导致咽痛、咳嗽、吸入性肺炎、哮喘等问题。另外，烧心也有可能是慢性胃肠疾病造成的。所以当经常出现烧心症状时，应引起重视，及时就医。

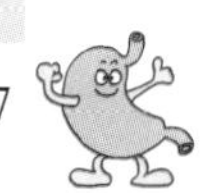

肥胖，多是脾虚痰湿惹的祸

生活中有的人怎么吃都胖，而且努力减肥也减不下来，其实这种情况跟脾虚有着很大的关系。

因为脾虚而导致的肥胖，往往浮肿居多，身上的肉一般都比较松软。对于这种情况，最有效的办法还是健脾，恢复脾胃的运化功能，使营养物质得以有效利用，废物得以顺畅排泄，身体就自然瘦下来了。

那么，怎么才能让虚胖的人脾胃强健起来呢？

◎ **饮食有宜忌：**宜多吃健脾养胃的食物，如山药、土豆、莲藕、红枣、冬瓜、薏米以及各种豆类；宜三餐定时定量；忌暴饮暴食；忌常吃刺激性和难以消化的食物；忌多吃生冷食物。

◎ **合理的运动：**管住了嘴，也要迈开腿，每天饭后散散步，周末爬爬山、打打球，合理的运动能消耗过剩的脂肪，还能促进肠胃蠕动，增强脾胃功能。

◎ **常刺激足三里穴：**足三里穴有益气健脾的功效，经常刺激可改善脾的运化功能，恢复脂肪代谢能力。平时没事时可以用双手拇指指端点按足三里穴 5~10 分钟，如果穴位痛感明显，可适当增加 3~5 分钟。

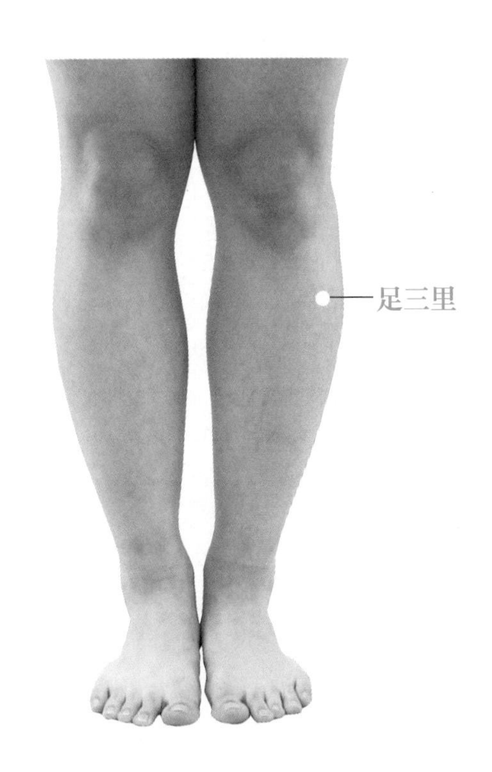

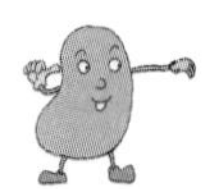

怎么吃都不胖，可能是“胃强脾弱”

《脾胃论》中说：“善食而瘦者，胃伏火邪于气分，则能食，脾虚则肌肉削……”意思是有的人特别能吃，但人却很瘦，这是胃中有虚火而且脾气虚弱造成的。这种情况用一个词来总结，那就是“胃强脾弱”，这也是有的人怎么吃都不胖的原因。

胃强脾弱的症状

“胃强脾弱”有两个典型的症状：一是胃口好，吃嘛嘛香；二是大便不成形或经常便秘（前面干后面稀）。

胃气盛则胃的蠕动能力强，对食物的消化之力也相对较强，这意味着胃排空的速度加快，所以会出现经常觉得饿、想吃东西的表现。

脾虚的人还可能出现便秘的情况。这是因为脾土生肺金，“脾为肺之母”，脾气虚则肺气不足。肺主肃降，肺气不足则肃降能力也弱。肺又跟大肠互为表里，肺气不降，大肠也不降，自然就无力排出大便了。同时，脾负责运化水液，脾气虚弱则运化水液无力，水液就会直接进入膀胱或大肠，导致尿频或大便不成形的情况。

胃强脾弱的后果

人体的“消化”由两个部分组成：胃消、脾化。胃消，指的是胃主受纳、腐熟，初步消化食物；脾化，即脾主运化，负责进一步消化吸收食物中的营养，化生为气血而输布全身。“胃强脾弱”的人，“消”的能力强，而“化”的能力弱，这意味着他很能吃，但吸收不了，久而久之身体就缺乏营养支持，导致气血不足、肾虚、甲亢等问题。

《黄帝内经》中说：“胃热则消谷，消谷故善饥。”“胃强脾弱”的人多胃火重而脾气弱，调理时应以降胃火、补脾气为主，平时可多吃清热生津又能益气健脾的食物，如萝卜、鲫鱼、莲子、芡实、鸭子等。还可以艾灸肚脐，肚脐的中间是神阙穴，具有健运脾阳、和胃理肠等功效，对调和脾胃有很大的帮助。

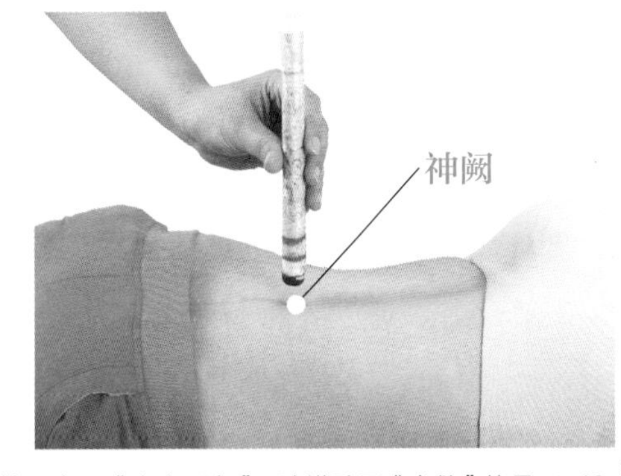

手脚冰冷，脾胃虚寒的信号

天一冷，有的人就会手脚冰冷，尤其是女性朋友，冬天一到手脚怎么都暖不起来。很多人以为手脚冰冷不是什么大问题，没有引起重视，殊不知它有可能是脾胃虚寒的信号。

脾胃虚寒，手足不温

胃主受纳、腐熟水谷，脾主运化而输布气血。脾胃将吃进去的食物进行消化吸收，化生为气血，为身体提供营养支持。如果长期脾胃虚寒，运化不足，阳气就不易滋生，难以输送到四肢末端，就会引起手脚冰冷。同时，脾胃虚寒的人还可能有身体虚弱疲乏、脸色萎黄、食欲不振、大便溏泄、腹胀腹痛等症状。

脾胃虚寒的调理方法

脾胃虚寒引起的手脚冰冷，调理时宜注意防寒保暖、温中健脾。

◎ **防寒保暖：**脾胃虚寒的人秋冬务必注意保暖，及时增添衣物，忌为了美丽而穿得过于单薄、露脚踝等；夏季时忌贪凉而直接对着空调、电风扇吹。

◎ **适当运动：**合理的运动可促进血液循环，增强脾胃功能，对改善手脚冰冷有益。平时可通过散步、慢跑、爬楼梯、健身舞、太极拳等进行锻炼。同时可根据自身情况，增加局部活动量，例如手冰凉，上肢的活动量适当大一些；如果脚冰凉，下肢的活动量就大一些。

◎ **饮食补脾胃：**脾胃虚寒的人，平时益吃一些温补脾胃的食物，以祛寒气、健脾胃。温补脾胃的食物有牛羊肉、土豆、山药、姜、红枣、糯米等。尽量少吃生冷食物，尤其是夏季天热时忌因贪凉而大量喝冰镇饮料。

◎ **睡前泡脚：**手脚冰冷的人，可在每天晚上睡觉前用热水泡脚，有促进腿脚血液循环、暖身驱寒的作用。泡完脚之后，可以用手搓一搓足三里穴，其在小腿前外侧，犊鼻下 3 寸，距胫骨前缘一横指（中指），是调理脾胃、补中益气的要穴。

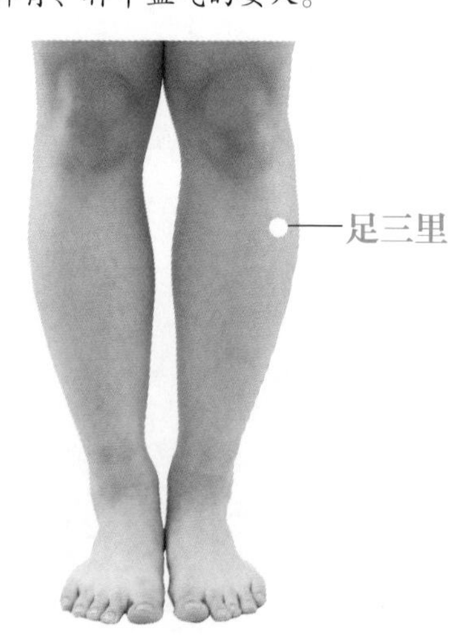

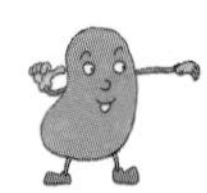

第四章

关注季节变化，遵循时令养护好脾和胃

春温、夏热、秋凉、冬寒，
一年四季气候不同，
养生之道也各不相同。
同样，对于脾胃的调养，
也要根据各个季节的特点，
或益气，或清热，或温阳。
只有顺时调养脾胃，
才能让脾胃功能正常，
气血化生有源，
五脏和谐，身体康健。

春季养脾，清肝火养脾阳

春回大地，万物复苏，同时邪气、各种病菌也随之而来，此时脾胃最易受侵扰，故而春季应顺时养生，调理好脾胃。

● 乍暖还寒，脾胃也要捂一捂

“春天孩儿脸，一天变三变”，由冬春，乍暖还寒，气温变化大，这时对脾胃来说，捂一捂很是关键。

穿衣捂一捂，捂住脾肾阳气

俗话说：“春捂秋冻。”“春捂”就是春季气温刚转暖时，不要过早地脱掉冬衣、换上单薄的春装，宜根据气温变化合理增减衣物，以防寒邪侵体而导致脾肾阳气受损。那么，春季应该捂哪些地方呢？

◎ **捂腹部：** 腹部受凉易损脾胃阳气，引起胃肠功能紊乱，导致呕吐、腹痛、腹泻等消化系统疾病，时间一长还可累及肾脏，导致脾肾阳虚，故而春季要注意腹部的保暖。特别是脾胃虚寒、经常腹泻的人，可经常热敷腹部的神阙穴，有鼓舞脾胃阳气的作用。

◎ **捂腰部：** 腰为肾之府，腰部受凉可损肾阳，时间长了可导致肾阳亏虚，不能温煦脾阳，从而影响到脾胃功能，故而春季也应注意腰部保暖。可适当艾灸肾俞穴（第二腰椎棘突旁开 1.5 寸处），以温暖脾肾阳气。

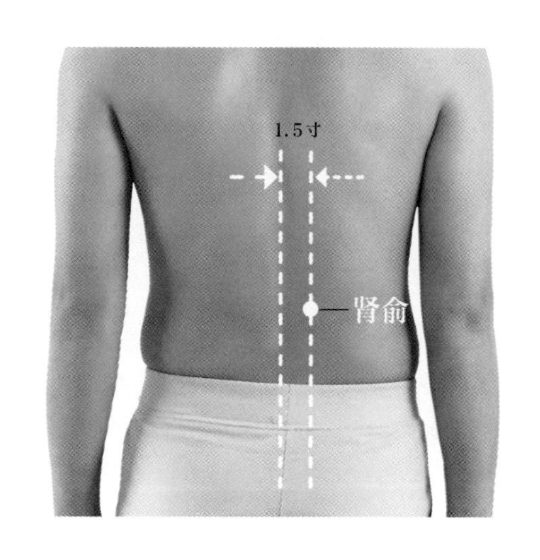

◎ **捂背部：** 春季宜多穿一件背心，以防风寒之邪透过背部侵入而损阳气。阳气受损，脾阳之气也随之变弱，同时还会连累其他脏腑。

◎ **捂腿部：** 腿脚部位受寒，寒邪之气可循经脉入脾胃，引起恶心呕吐、腹泻等消化系统问题，因此春季也要注意腿部保暖，尤其是女性，不能为了美丽过早地露

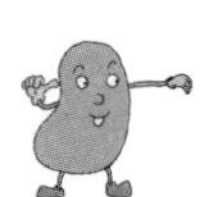

出腿部和脚踝。

温馨提示

“春捂”绝不是衣服穿得越多越好，如果衣服穿得很多甚至捂出了汗，冷风一吹反易着凉感冒，而且还会耗损津液，导致上火。应根据天气变化，合理增减衣物，以感觉不冷不热、身体舒适无汗为宜。

饮食捂一捂，养阳气护脾胃

春季饮食也应捂一捂，尽量避免吃生冷、过硬、过热和过于刺激性的食物，尤其是生冷食物、凉菜、冷饮，它们不仅耗损阳气，而且还会对脾胃造成刺激，引起腹泻、腹痛。脾胃虚弱、患有胃病的人，平日饮食应以温、软、素、淡为宜，定时定量，少吃多餐，忌暴饮暴食、饮食不规律。

心情捂一捂，顺肝气养脾胃

中医认为，情志不舒可引起肝气郁滞，郁而化火，侵犯脾胃，从而导致肝脾不和、肝胃不和，诱发脾胃疾病。春季应肝，肝属木，喜条达，因而此时宜保持心情舒畅，以使肝气顺畅，避免肝木克制脾土。

“春捂”也要运动，以强健脾胃

春捂是对寒邪之气的被动防御，要想赶走寒邪，最好的办法就是动起来。中医认为：“动则生阳。”适当进行有氧运动，如快走、慢跑、打太极拳、爬山等，有助于促进血液循环、强健脾胃功能，还能增强体质，提高机体抗病能力。

阳气升发，清肝养肝以护脾胃

春季是万物萌发的季节，五脏之中，肝属木，应春季，此时也是肝气升发的旺时，如果升发失常，会间接影响脾胃运化功能。因而春季调养脾胃，应清肝疏肝，以防肝火太旺或肝气不舒而克制脾胃。

少酸增甘，以养脾气

唐代医家孙思邈说：“春七十二日，省酸增甘，以养脾气。”酸味食物可助长肝气，春季应少吃酸，以免肝气过旺。同时适当增加甘味食物例如红枣、山药、土豆等。糯米、黑米、高粱、黍米、燕麦等五谷杂粮，刀豆、南瓜、扁豆、红枣、核桃、栗子等蔬果，以增强脾气，脾胃是气血生化之源，脾气健运则气血生化有源，肝有血可藏，得以滋养。

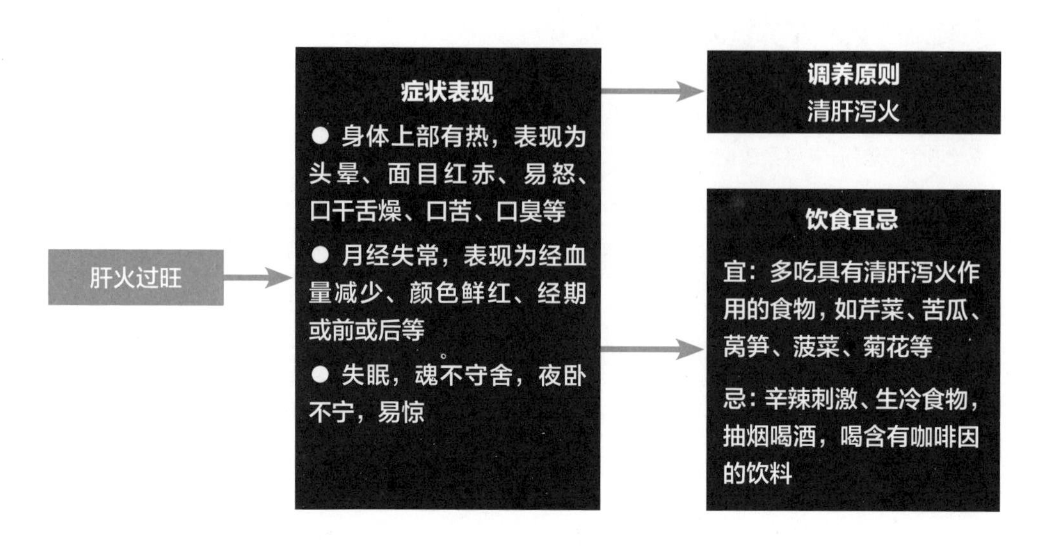
肝火过旺
症状表现
● 身体上部有热，表现为头晕、面目红赤、易怒、口干舌燥、口苦、口臭等
● 月经失常，表现为经血量减少、颜色鲜红、经期或前或后等
● 失眠，魂不守舍，夜卧不宁，易惊
调养原则
清肝泻火
饮食宜忌
宜：多吃具有清肝泻火作用的食物，如芹菜、苦瓜、莴笋、菠菜、菊花等
忌：辛辣刺激、生冷食物，抽烟喝酒，喝含有咖啡因的饮料

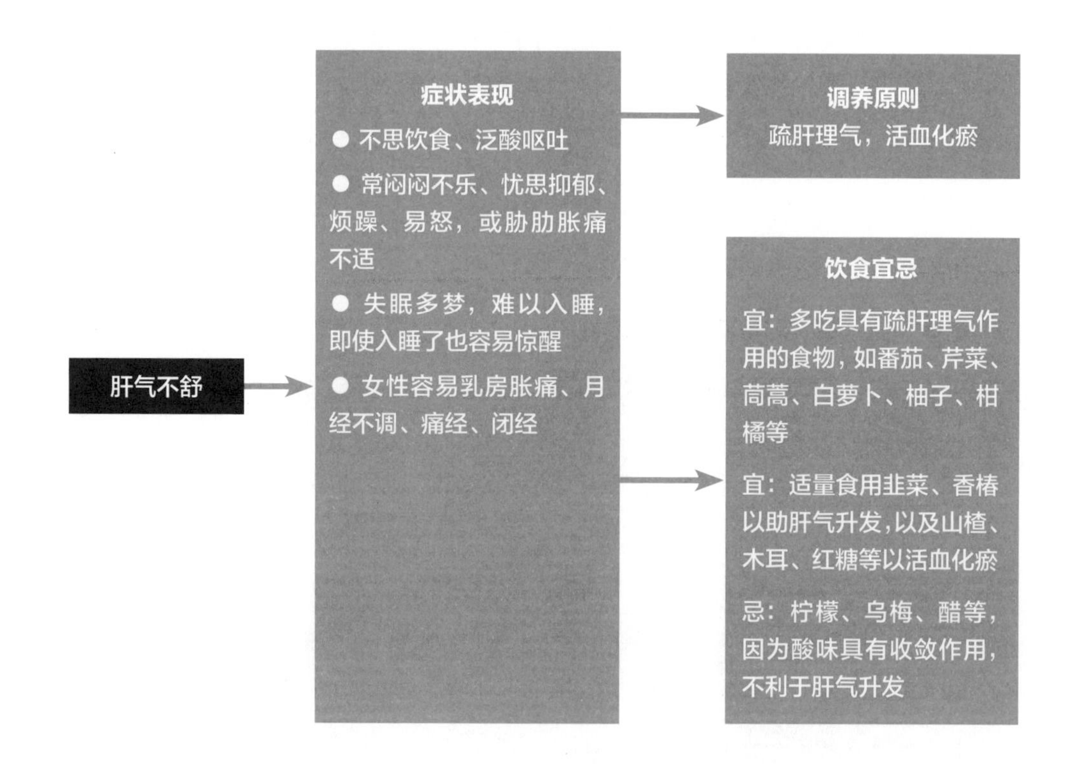
肝气不舒
症状表现
● 不思饮食、泛酸呕吐
● 常闷闷不乐、忧思抑郁、烦躁、易怒，或胁肋胀痛不适
● 失眠多梦，难以入睡，即使入睡了也容易惊醒
● 女性容易乳房胀痛、月经不调、痛经、闭经
调养原则
疏肝理气，活血化瘀
饮食宜忌
宜：多吃具有疏肝理气作用的食物，如番茄、芹菜、茼蒿、白萝卜、柚子、柑橘等
宜：适量食用韭菜、香椿以助肝气升发，以及山楂、木耳、红糖等以活血化瘀
忌：柠檬、乌梅、醋等，因为酸味具有收敛作用，不利于肝气升发

适度锻炼，好心情好体魄

春季天气逐渐回暖，外出踏青不但对身体有益，还能缓解冬季的压抑心情。所以春天来了，天气好时不妨到户外走一走，让心情放松，以利于肝气升发、脾胃舒展。

另外，适当进行快走、骑单车、登山、放风筝等运动，既能让人享受大自然的风光，放松心情，也能锻炼体魄，促进血液循环，对增强脾胃功能、促进消化吸收也大有裨益。

按一按，疏肝气、清肝火

不论是肝气不舒，还是肝火过旺者，春季均宜按揉太冲穴、行间穴、肝俞穴，起到调理肝经气机，让心情保持平和的作用，从而缓解肝火旺、肝郁气滞所致的头痛、眩晕、目赤肿痛、月经不调等各种问题。肝火过旺、肝气不舒都可影响脾胃的消化吸收，把肝火降下来、瘀滞的肝气舒展开来，被肝“压制”的脾胃就自然能大显身手了！

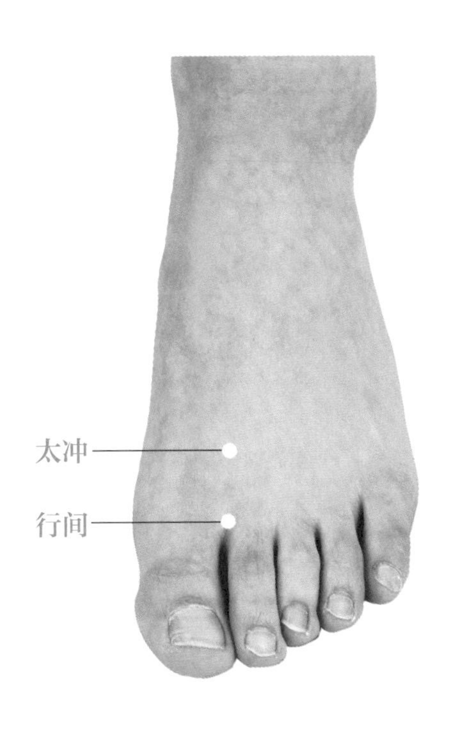

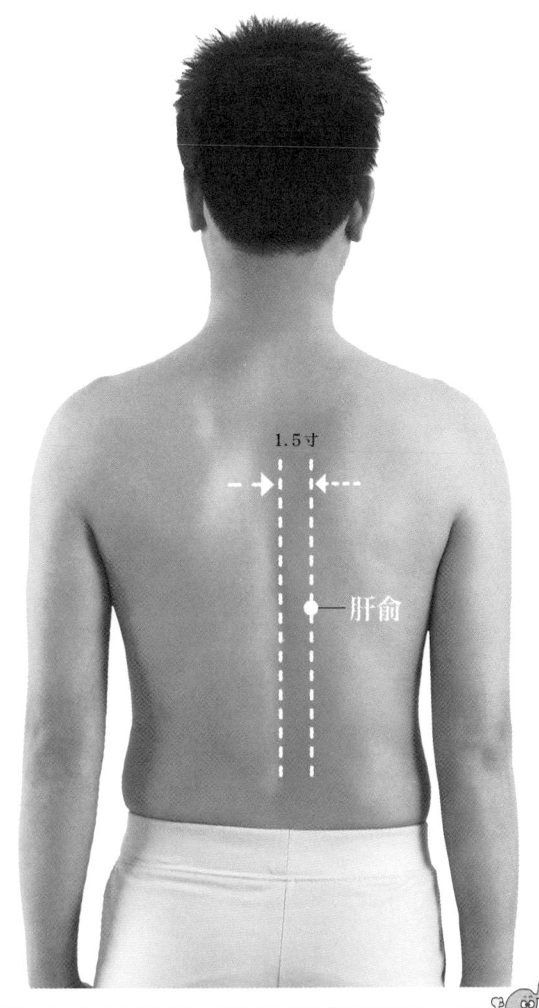

夏季养脾，清胃火防暑湿

《黄帝内经 · 素问》中说：“中央生湿，湿生土，土生甘，甘生脾，脾生肉。”意思是进入夏季，外界环境湿气加重，人体容易生湿，甘味对脾进行滋养，脾胃功能正常则肌肉发达健壮。所以夏季养脾正当时。

湿热交困，要防湿伤脾阳

脾喜燥恶润，而夏季雨水多、湿气重，如果湿气超出了脾的调节能力，可造成湿气聚集，损伤脾的功能，也就是脾虚湿困，脾阳受损。因此，夏季养脾胃，要谨防湿邪。

脾虚湿困，吃不好瘦不下来

脾脏的主要功能是运化水湿，脾虚后，水湿运化无力，就容易在体内停滞，造成"湿困"。“湿困”又反过来影响脾的运化，使人出现饮食减少、胃脘胀满、大便溏泄、恶心呕吐、口黏不渴或渴喜热饮、肢体困倦或者浮肿等症状。

多吃祛湿食物，护脾胃助消化

夏季饮食，以清热祛湿为宜。平时可多吃具有祛湿作用的食物，如扁豆、薏仁、鲤鱼、鸭肉、苦瓜、绿豆、莲藕、苹果、香蕉、番茄等。不宜过多食用辛辣食物，因为辛辣食物虽有利于祛湿，但会刺激脾胃，对胃肠黏膜造成损伤而影响消化功能，严重的还可导致胃溃疡等疾病。

另外，夏季切忌贪凉而大量吃生冷食物、喝冰镇饮料。生冷食物、冰镇饮料会损伤脾阳，使水湿运化出现障碍，造成湿气聚结，郁久化热，成为湿热而留于脏腑。

注意日常细节，远离湿气

古人对于起居、房事都尤为注重，强调夏天的时候宜“夜卧早起，无厌于日。”这样可以减少接受暑热、湿邪，并远离湿气。房事最耗阴精，过度则会导致肾火衰微，使脾土得不到温煦，水湿不能正常运化。所以夏季生活中要特别注意这两个方面。

夏季炎热，但也应少吹空调，因为夏季身体为了散热，汗孔打开，皮肤腠理处于疏松状态，吹空调则易导致寒气入内。

睡觉的时候一定要在腹部盖上薄被，以免受寒。

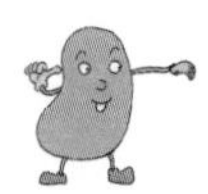

按摩脾经、胃经，祛除脾胃湿热

夏季可以经常按摩脾经、胃经，以健脾和胃，通调脾胃之气，通经活络，除去体内湿热，促进气血运化和肠胃蠕动。

在上午 9 点左右按摩脾经、胃经最为有效，因为按照子午流注理论，脾胃二经的气血在辰、巳两个时辰最为旺盛，也就是上午 7~11 点之间。可采取敲打的方法，手握空拳，顺着经络从上向下敲打。腹部的一段则可采用揉摩的方式。

● 暑热难熬，切莫贪凉伤了脾胃

夏季虽是自然界和人体阳气最旺的时刻，是调养脾胃的好时机，但天气闷热潮湿，很多人一味贪凉而狂吃冷饮、猛吹空调，从而使寒湿侵犯脾胃，出现各种不适。

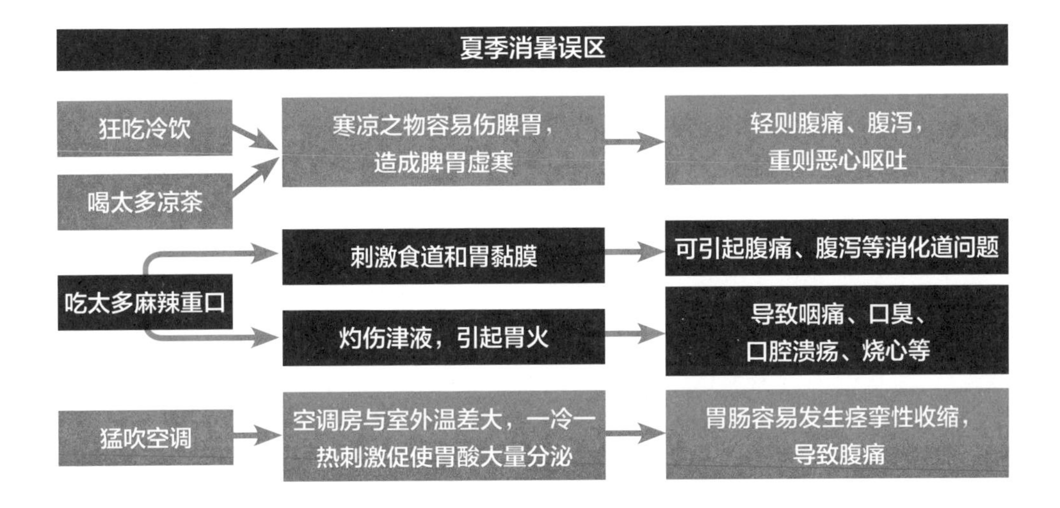

那么，夏季如何消暑热、养脾胃呢？

◎ **多喝粥：** 粥容易消化吸收，且富含水分，夏季常喝粥能为胃补充津液，清除胃火，还有温暖脾胃、促进消化、防暑等功效。夏季可多喝绿豆粥、鲜藕粥、荷叶粥、生芦根粥等，以养阴生津、清热消暑。

◎ **多吃青菜：** 青菜味道清淡鲜香而不油腻，而且富含膳食纤维，夏季常吃有助于清胃火、润肠道、防便秘。

◎ **适当饮茶：** 可用药食同源的药材泡茶喝，即可解渴解暑，还有更多的保健功效，例如金银花茶清热解毒，菊花茶清火明目，薄荷茶醒脾开胃、行气化湿，罗汉果茶润肺润脾等。

◎ **多喝汤：** 夏季出汗多，津液流失严重，宜多喝绿豆海带汤、酸梅汤、冬瓜荷叶汤等，以养阴生津、防暑热、祛胃火。

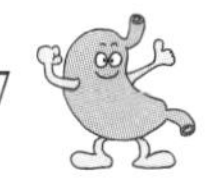

适当补水，给脾胃“解解渴”

水是生命之源，水对人体的重要性不言而喻，炎炎夏日脾胃更是离不开水：多喝水可促进新陈代谢、润肠排毒，还能补充津液，滋润肠胃，给胃降火，预防便秘等等。那么，如何喝水以调养脾胃呢？

晨起一杯温开水

每天清晨起床后，喝一杯200毫升左右的温开水，以补充身体对水分的要求，可促进气血循环、润肠排毒、预防和缓解便秘。尤其是胃火过旺的人，早上醒来经常觉得胃里有火、很干燥，千万不要错过清晨的这杯水。另外，还可以在温开水里加点儿蜂蜜，可滋肝阴、润肠道、降肝火。

工作前一杯红糖水

上午即将开始工作之前，脾胃虚弱的人可以喝一杯加有红糖的温开水。红糖对脾胃很“友好”，能为脾胃补充营养物质，提供能量支持，更有利于一天的工作，还有养血活血的作用。

工作中一杯水或热茶

紧张忙碌的工作会让人觉得身体疲乏、心里紧张，夏季天热时更容易心烦气躁。这时不妨慢下来，喝一杯温开水或泡一杯热茶，适当地给身体补充水分，放松身心。

下午一杯温开水或下午茶

午休之后就要投入紧张忙碌的工作之中，而精神高度集中1~2个小时后，人会感觉到非常疲惫。这时可以喝一杯温开水，缓解一下身体疲劳。或者用菊花、枸杞子泡水喝，以清肝火、降胃火，缓解视力疲劳。也可以泡一杯绿茶，闻着茶香，放松身心，还能清火排毒。

晚餐前一杯温开水

人们常说“晚饭要吃得少”，但很多人都控制不住自己大快朵颐。建议晚餐前前喝一杯温开水，一是能增加饱腹感，预防晚上进食过多，这样晚上脾胃就不用连轴转地消化食物了；二是饭前喝水，有润肠道、助消化的作用，可避免食物堆积体内而造成营养过剩，引发肥胖。

温馨提示

喝水也有讲究——晚上睡觉前1个小时内尽量少喝水或不喝水，以预防频繁起夜而影响睡眠，还有可能导致第二天起床时眼睛水肿。

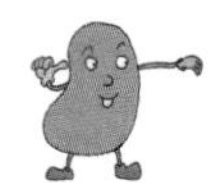

秋季养脾，润脾肺防秋燥

中医认为，肺主秋。秋季天气干燥，容易侵犯肺脏而影响其正常功能。肺失清肃，肺气上逆，就会影响到脾之运化，而脾失运化又会累及胃之受纳。所以秋季调养脾胃，重在滋阴润燥、养肺护脾。

干燥多风，滋阴润肺养脾气

进入秋季，人们最先想到的就是要进补贴秋膘。但是，秋季干燥，不合理的补养不但会增加代谢负担，还可能引起肺燥阴亏。脾生气，肺主气，肺燥阴亏也会影响到脾胃，所以秋季养脾胃也应该从滋阴润肺开始。

早睡早起，舒展脾肺之气

秋季天高气爽，古人养生讲究“早卧早起,与鸡具兴”。早卧以顺应阳气之收敛，早起为使肺气得以舒展，防止收敛太过，避免肺气受燥邪的损害。脾之运化依赖于肺气的宣降方能输布全身，秋季养好肺气其实就是养好脾胃。

适当“秋冻”，增强体质

民间有“春捂秋冻,不生杂病”的谚语。“秋冻”不能简单地理解为“遇冷不加衣”。初秋，暑热未尽，凉风时至，当天气骤然变冷时，一定要适当增衣，否则不但不能预防疾病，反而会招灾惹病。“秋冻”的另外一层意思是，晚秋可适当拖延增加衣服的时间，但要以自己能耐受为限度。若暑气未退尽，睡觉时不要盖得太多，以免导致出汗伤津。

需要注意的是，“秋冻”不是全身冻，而是而是冻上不冻下，冻背不冻腹。因为下肢是脾经循行必须经过的地方，腹部又是肝肾、脾胃所居之地，这两个地方如果受寒，寒气可循经脉侵入脾胃而造成脾胃虚寒。

正确秋补，养肺健脾

秋补饮食以清补为主，润而不燥，让肺、脾之气平衡有序。以应季蔬果为主，可选择莲藕、豆芽、黄瓜、茄子、豇豆、小米、栗子、山楂、花生、山药、核桃之类。

秋季干燥，早晚宜食用粥类，以滋阴润肺，又可促进脾胃吸收消化功能，使人体元气得到很好的补充。另外，过于肥腻的食物，会聚湿结滞，对脾胃不利，应少

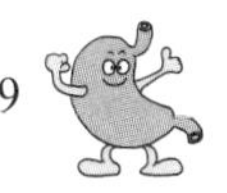

食或不食。

经常按一按，补中益气、调理脾胃

入秋后，可经常按摩足三里穴、中脘穴，每天早晚各1次，每次5分钟，以感到酸、麻、胀、痛为宜。

足三里穴可调理脾胃、补中益气、通经活络、疏风化湿。中脘穴传导人体下焦之水液，使人体水湿运化正常。这两个穴位也是治疗胃病的大穴，胃酸、胃胀、吐逆、消化不良等肠胃问题都可通过按揉这两个穴位解决。

多喝水，润肺燥、防胃火

肺、胃都喜欢湿润，水必不可少。如果水分不够，人体所需的津液来源不足，容易出现肺阴虚、胃火过旺的情况。尤其是秋季气候干燥，肺和胃更要大量补充水分，以润肺脏、防胃火。

润肺清胃，最简单的方法就是多喝水。建议坚持每天清晨起床后喝一杯200毫升左右的水，之后时不时地喝上几口水。如果夜尿不多，也可以在晚上睡前1个小时喝一杯水，有助于预防第二天清晨起床时咽喉干燥疼痛。

除了多喝水，平时也可以用菊花泡茶，推荐野菊花蜂蜜饮：野菊花5~6朵，放入杯中，加沸水闷泡5~10分钟，晾温后加蜂蜜调味，当茶饮用。野菊花性凉，味辛、苦，具有疏风散热的作用；蜂蜜补中益气、润肺止咳，是秋冬润燥排毒的首先天然食品。经常喝野菊花蜂蜜饮，可润肺排毒，对燥热伤阴所致的咳嗽少痰、咽干鼻燥、口渴头痛、无汗发热等有改善作用。

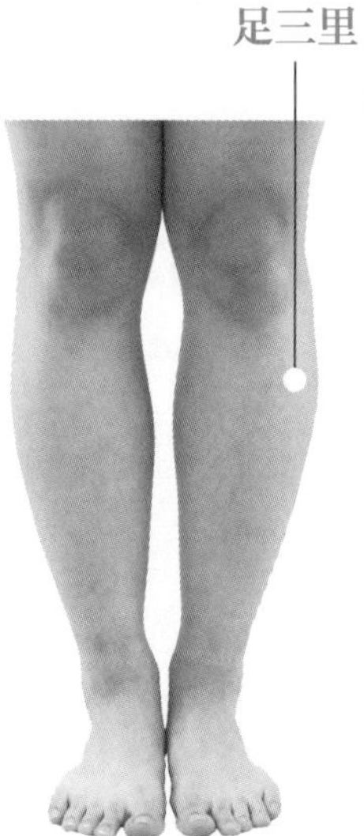

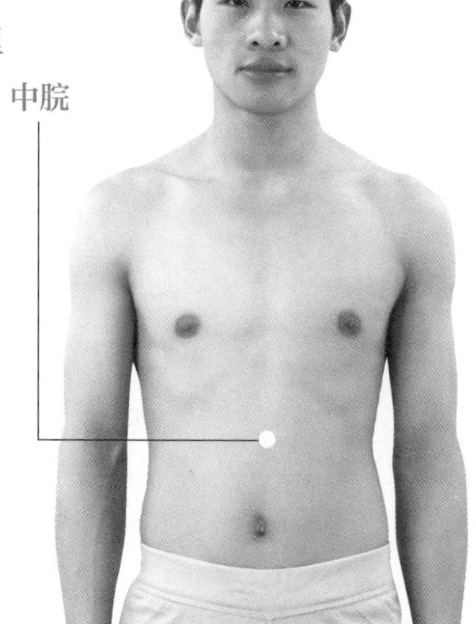

温馨提示

饮水时要注意不宜暴饮，一次大量饮水会给肠胃增加负担，引起不适。饮水时以少量频饮为佳，“润物细无声”，慢慢少量饮用，才能起到有效的滋润作用。

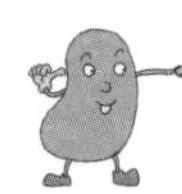

● 保持好心情，平和心态助益脾胃

秋凉一至，自然界花木凋零，万物萧条，容易使人触景生情，出现情绪低落、凄楚伤感、失眠多梦、少气乏力等“悲秋”综合征。尤其是中老年人，身临草枯叶落的秋天，心中常有凄凉、苦闷、垂暮之感，易诱发抑郁消沉心理。

“悲秋”伤肝伤脾胃

中医认为，肝属木，喜条达，主疏泄。肝负责调畅人体气机，而抑郁情绪可使肝气不舒而造成气机郁滞，气郁化火，横逆犯胃，又可影响到脾胃的消化吸收功能。而且胃肠对情绪极为敏感，忧愁悲伤、情绪抑郁，可使胃的运动变慢，胃液分泌减少，酸度下降，从而影响到食欲，甚至诱发胃炎等脾胃疾病。所以，秋季应保持平和心态，谨防悲秋，好心情才能助益脾胃。

防治“悲秋”有六法

◎ **秋练：**合理运动可升发阳气，对抗秋天肃杀之气，缓解悲秋情绪。可在天气晴朗时，到公园散步慢跑，或外出秋游、登高远眺，或者和亲朋好友一起游泳等，都是适宜秋季的运动，有促进新陈代谢、培补正气、消融忧郁惆怅的作用。

◎ **秋眠：**金秋时节调摄心神，睡好觉是第一大补。此时应保持充足睡眠，睡好“子午觉”，即晚上 11 点之前要进入梦想，中午睡半小时左右的午觉，这对调养心肝、预防悲秋有很大的帮助。

◎ **秋食：**秋燥伤肝肺，扰乱人体气机，可导致悲秋情绪，故而秋季饮食需滋阴润燥，平时可多吃百合、秋梨、葡萄、蜂蜜、荸荠等食物以防秋燥。多吃富含 B 族维生素的食物，如全麦面包、蔬菜、鸡蛋等，有助于改善情绪。

◎ **秋乐：**“喜胜悲，悲胜怒，怒胜思，思胜恐，恐胜喜”，平时多和亲朋友好友交心、游玩，通过各种活动让自己开心，赶走悲秋情绪。也可以看些好玩的书或电视剧，让自己开怀大笑，把郁闷悲伤情绪疏散开来。

◎ **秋治：**秋季阳气减退，阴气渐长，各种病毒也开始收敛，故而秋季正是调养疾病的大好时机。此时宜辨证调养，身心同治，往往事半功倍。

◎ **秋晒：**天气晴好时适当晒晒太阳；尽可能增加室内光照时间，阴天在室内最好开灯，保证光线充足。因为光线也能调动人的情绪，光线阴暗会让人觉得压抑，而充足的光线可增加兴奋性，有助于改善悲秋情绪。

冬季养脾，暖脾胃祛寒邪

冬季天寒地冻，阴气渐盛，阳气敛藏，正是养肾的好时机。肾为先天之本，脾胃为后天之本，先天与后天相互资助、相互促进，而且肾藏精，脾生血统血，精血可以互化。因此，冬季养生，不仅要养肾，还要调理脾胃。

● 寒气逼人，防寒保暖以护脾阳

进入冬季，寒邪最伤阳气。阳气一旦损伤，则人体的表皮、肌腠、经脉、骨骼以及五脏六腑皆伤。所以，冬天养脾胃，首先是要防寒保暖。

冬季要防脾阳不足

很多人都会有这样的感受，到了冬天，一受点寒，便会感觉肚子难受，容易腹泻，这其实就是脾胃受寒造成的，如果不能及时调理，就会造成脾阳受损，脾胃功能失调，引发各种脾胃问题，甚至全身性疾病。

脾阳不足的表现

◎脸色发白，小腹胀冷，小便清长，大便溏薄，四肢不温，喜热畏寒。

◎消化不良，拉肚子，大小便不正常症状轻者，只要及时给予温暖，便可以得到改善。

◎症状重者，则有可能造成脾胃功能下降，肠胃功能紊乱。

穿得暖，脾肾阳气充足

冬季养生要做的第一件事就是保暖。不管你多爱美，在冬天，毛衣、羽绒服、毛背心、棉毛裤等都是取暖必不可少的衣物，只有适时增加衣物，做好防寒保暖措施，使肾阳充足，脾胃温暖，五脏六腑才可皆得温煦，疾病才不会趁机作乱。

◎ **外出戴帽子：**头部是“诸阳之会”，体内阳气最容易从头部走散，所以冬季出门时戴一顶保暖的帽子很有必要。

◎ **外出戴围巾：**颈部分布着大椎穴等重要穴位，一旦受寒，寒气最容易入侵身体，影响全身的气血运行，所以冬季出门别忘了戴一条保暖的围巾。

◎ **穿贴身棉背心：**中医称“背为阳”，是“阳脉之海”，又是督脉经络循行的主干，总督人体一身之阳气。如果冬季背部受寒，寒邪就会从背部经络上的诸多穴位进入人体，入侵各个脏腑，从而使人免疫力降低，

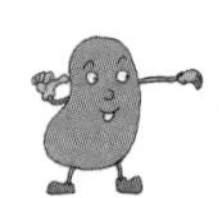

诱发许多病患或使原有病情加重。所以建议冬季加穿一件贴身的棉背心，以增强背部保暖。

◎ **注意脐腹部保暖：**冬季严禁暴露脐腹部，因为脐腹部皮肤血管分布较密，表面散热迅速，一旦受寒，腹腔内的血管可立即收缩，影响到脾胃功能的正常运行，所以冬季不论穿衣还是睡觉，都要注意脐腹部的保暖。

◎ **注意腿脚保暖：**腿部是脾经循行的必经之地，如果腿脚部位受寒，寒邪可循经脉侵入脾胃，而引起消化不良、腹胀、腹泻等脾胃虚寒问题。冬季可经常用温水泡脚，之后揉搓脚底的涌泉穴，以促进血液循环、补益脾肾、提升正气。

合理饮食，温补脾肾

冬季宜食用具有温阳补肾功效的食物，如鸡肉、羊肉、泥鳅、黑豆、核桃、桂圆肉等。肾阳温煦，脾阳才能得以保证。同时，可适当多食辛甘之物，如洋葱、芥菜、白萝卜、茴香、大头菜、菠菜、油菜、韭菜等。这些食物都具有发散的性质。冬天多吃一些，可散体内寒气，并能促进阳气生成。

脾胃虚寒的人，冬季可适当喝姜枣汤，以益气健脾、温胃散寒。姜枣汤的做法也很简单：将红枣（干）10 枚去核，洗净，干姜 5 克洗净，切片，与红糖一起加适量水煎煮 15 分钟，饮汤食枣。

关元、气海，让你脾肾元气满满

冬季调补脾肾，可常按摩关元穴、气海穴。关元穴为小肠的募穴，为先天之气海，最能培元固本，补益下焦。按揉该穴，对女性来说可以暖宫，对男性则能补肾。气海穴能令人体气血充沛，促进气血循环，加速人体的新陈代谢。

按摩时，可以双手手掌交叠，采用震颤手法，同时刺激两穴位，每天 10 分钟即可。坚持按摩，不但能调节内分泌，还能促进人体阳气生发，使身体脏腑功能保持平衡。

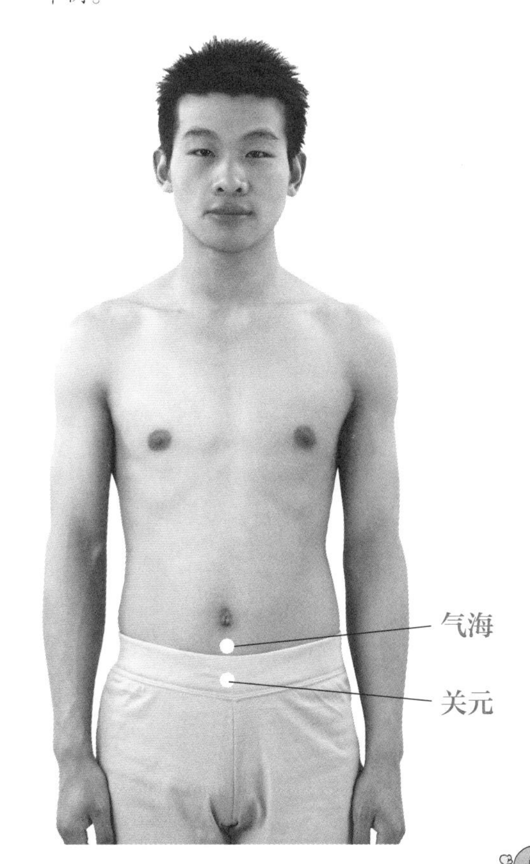

进补有度，不要加重脾胃负担

冬季寒冷，需要进补，但是冬季还“沿袭”了秋季的干燥，燥邪伤肺，肺燥伤肝，因此，冬季补养也要避免大补伤脾胃。

这样补伤脾胃

◎ **过量饮酒伤胃：**天气寒冷，适当饮酒可加快血液循环，暖身驱寒。但是，如果过量饮酒，可刺激胃肠黏膜，还会加重肝脏的解毒负担，严重的可损害肝脏细胞。

◎ **吃得太多太好：**冬季气温较低，需要我们进食大量的食物以为身体提供抵御寒冷的热量，但如果晚上吃太多，就会加重脾胃的负担，扰乱脾胃的宁静，脾胃得不到休息，很容易影响脾胃的正常功能而造成积食、便秘、胃胀、胃痛等问题。

◎ **吃太多补药：**冬季是补肾强身的好季节，许多人常因此而吃一些补肾的药物。俗话说：“是药三分毒。”一些药物可加重脾胃负担，或对胃肠造成刺激，影响人的食欲和消化能力。

这样补养肝肾

◎ **多吃绿色蔬菜：**冬季要注意多吃绿色蔬菜，如青菜、油菜、菠菜、芹菜、圆白菜等。还可以适量吃酸味食物，如山楂、酸奶、葡萄、苹果、猕猴桃、西红柿等。这些食物既能帮助消化，又能为身体提供丰富营养，有利于增强机体抗病能力。

◎ **多吃黑色食物：**中医认为，黑色食物主要入肝肾二经，有补益肝肾的作用，所以冬季可适当多吃黑豆、黑芝麻、香菇、海带、黑枣、黑木耳和蓝莓等黑色食物。脾之运化有赖于肾的温煦和肝对气机的疏泄，补益肝肾对促进脾胃功能也大有裨益。

◎ **多吃甘味食物：**中医认为，甘入脾，有益气健脾的作用。冬季宜适当多吃甘味食物，如红枣、山药、桂圆等，以补益脾胃。

◎ **多吃黄色食物：**黄色食物入脾，有健脾胃、养肠道的功效，因而冬季宜多吃黄色食物，如玉米、南瓜、红薯、胡萝卜等，这些食物可促进胃肠蠕动，润肠排毒。

◎ **适当服用养脾肾的中药：**可选枸杞子、党参、白术、茯苓等有补益脾肾作用的中药，以强肾气、补脾气。

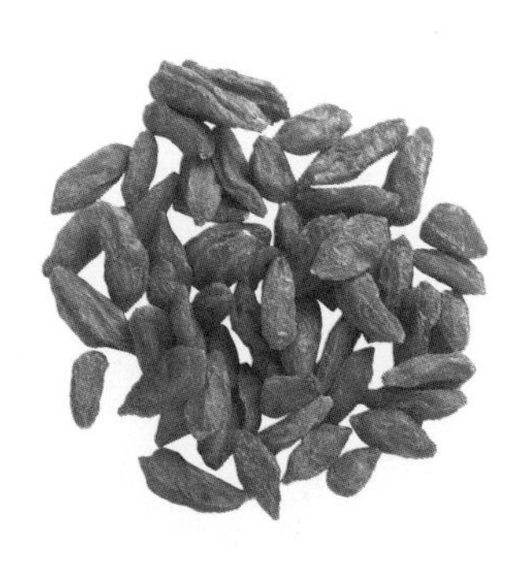

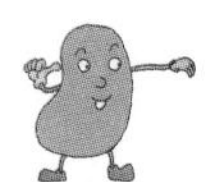

第五章

养护脾胃，吃好吃对是根本

“胃司受纳，脾司运化”，

脾胃密切合作，

一纳一运共同完成对食物的消化吸收。

要想给脾胃减负担、添动力，

就要吃得好、吃得对，

为脾胃提供充足的营养支持，

让它们时刻保持良好的状态。

好的饮食习惯，吃出健康好脾胃

民以食为天，人每天都离不开饮食，饮食习惯如果有一点的不合理，都有可能对脾胃造成伤害。因此，我们平时要养成良好的饮食习惯，为脾胃创造良好的运行环境。

● 吃好三顿饭就是对脾胃最好的保护

调理脾胃，安排好一日三餐很重要。一日三餐，首先是要有良好的餐饮规律，另外还是要讲究三餐食物的合理安排，这样才能吃得营养，而且也能让脾胃更舒服。

吃好早餐，吃出一天好活力

经过一整晚的睡眠，五脏六腑基本都得到了良好的休息与调整，按时吃早餐，就相当于将休息之后的胃叫起来工作，因此早餐宜吃一些容易消化吸收又有营养的食物，恰到好处地为身体补充能量。不过，早餐也不宜吃得太多，因为早上肠胃的消化功能还比较弱，吃得太多反而会导致消化不良。

吃饱午餐，一天营养不缺乏

午餐，除了满足身体中午的能量需要，还起到为下午营养储备的作用，所以午餐决不能马虎了事。午餐时间在 12 点左右为宜。

午餐需要提供人体一天中所需能量的 35% 以上，这样才可以承接下午的精力所需，而且营养要全面，应当包括主食、肉类、蔬菜、豆制品等。蔬菜中的西蓝花、洋葱、圆白菜等，富含膳食纤维和维生素，还能清血脂，促吸收，对身体非常好。而肉类中，应以鱼、瘦肉为主，太过油腻会让消化力减弱，影响脾胃功能。

吃对晚餐，让脾胃得到充分的休息

俗话说“晚饭七分饱，一生无烦恼”，晚上运动减少，消化吸收变慢，过多的食物只会给脾胃带来负担。如果不能及时消化，还会影响到第二天的胃口，所以晚上要少吃。

晚餐建议安排在酉时（17~19 点），太晚了食物不能充分消化，会影响睡眠，也容易产生热量堆积，引发肥胖。晚餐当以清淡为主，不要吃太多的肉类，以免加重肠胃负担。宜适当吃一些黑色的食物，如选择海带、木耳、紫菜、黑豆、芝麻等。另外，晚上切忌过度饮酒，尤其不能以醉状入眠。

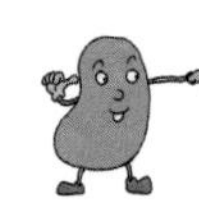

清淡饮食，为脾胃减负担

很多人每逢过年过节，消化功能便会减弱，这是因为过节时，油腻肥厚食物吃得过多，给脾胃造成了很大的负担，让它们来不及运化代谢，消化能力自然也就变弱了。要想脾胃消化好，就得让它轻装上阵——清淡饮食是最好的方式。

油腻饮食，脾胃病的一大根源

《黄帝内经》中说："肥者令人内热，甘者令人中满，故其气上溢，转为消渴。"意思是说过度食用肥甘厚味食物，会生内热，起痰生湿，继而生滞化火，引起糖尿病、血脂代谢紊乱等疾病。

中医还认为，过食肥甘厚味可伤脾碍胃，健运失司，以至水谷不化精微，聚湿生痰，痰湿中阻，则清阳不升，浊阴不降，继而引起眩晕、头痛之病。这里的眩晕之症即包括血压升高引起的头晕眩目，可见高血压的起因与过食肥甘损伤脾胃密不可分。 不仅如此，肥胖症、肠道疾病、心脏病等也都与过于油腻的饮食习惯有关。

五味调和，脾胃乃和

中医认为，五色入五脏，只有五味摄入均衡，五脏才不会因某种营养缺失或过多而失于调和。古人饮食讲究"五果为助，五畜为益，五菜为充。"人要顺应身体的需要而选择不同的食物，以保证身体营养及阴阳的平衡。五谷、蔬果、肉类合理搭配，就是对脾胃和身体最好的养护。

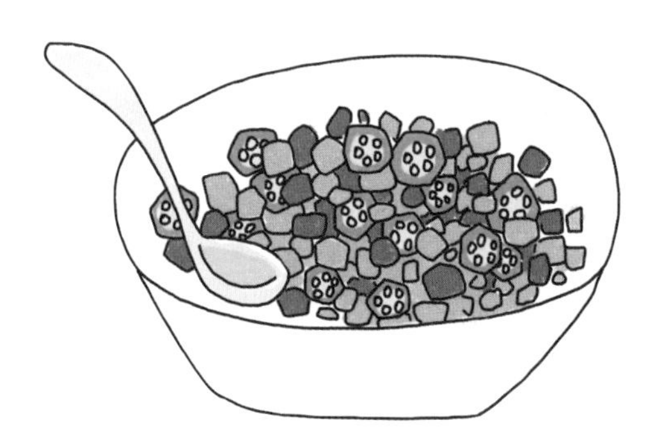

饭前喝碗汤，让胃更舒服

"饭前一碗汤，不用开药方"。中医认为，人体消化道、胃部过于干燥会造成胃液不足，这对于胃的消化吸收是很不利的。而在饭前适量喝一点儿汤，则可以对其起到很好的"滋润"作用，更好地进行消化。那么，饭前的这碗汤应该怎么喝呢？

◎ **量要合适：**如果饭前喝汤的量过多，会让胃部产生饱胀感，从而减少进食，长期下去，可能造成营养不足。一般来说，早上以一杯牛奶或者一小碗稀饭为宜；午饭时，先喝半碗汤再吃东西，在吃的过程中，将另外半碗喝下去。喝汤的量没有一个标准，应当以人的胃部承受为度，胃部感到舒服就是最合适的。

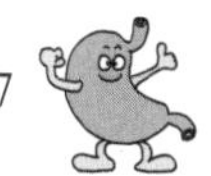

◎ **汤饭有顺序：**在吃饭时，汤与饭菜应该分出先后，而水果与汤也宜一前一后分开食用。因为有些水果适合饭前吃，如果饭后立刻食用水果会对胃造成伤害，特别是酸性的水果，最好饭后2小时再食用。

温馨提示

有胃溃疡，或者是慢性萎缩性胃炎的病人，不适合饭前喝汤。这类病人大多都有胃酸分泌过少的通症，如果喝汤过多，会令胃液变淡，这时消化力就更弱了，会使病情加重。

胃酸分泌过多的人则不建议饭前喝鸡汤、肉汤等浓汤，这类汤会增加胃酸分泌，从而令人产生烧心、泛酸等不适。

细嚼慢咽，细碎食物脾胃最喜欢

脾胃最忌暴饮暴食，所以想要脾胃好，首先应当做到细嚼慢咽，让脾胃舒服地接受食物、消化食物。

吃饭太快、狼吞虎咽，脾胃负担重

快速进食对于脾胃来说是极大的考验，会让它们疲于应付。这样时间一长，脾胃必定受损，从而出现消化不良、吸收不足等问题。

中医常说："食不欲急，急则伤脾，法当熟嚼令细。"狼吞虎咽对于脾胃的伤害是非常大的，不嚼碎就吞入胃中，会令肠胃不适，导致消化不良，甚至是食欲不振，身体虚弱。因为食物在进入胃中之后，需要胃将其分解并吸收，然后由脾运化成为营养分散给身体各处。过快地吞食、食物过于大块，必定会延长消化时间，同时降低营养成分的吸收，身体的营养供给就会不及时。

细嚼慢咽，消化吸收效果好

养护脾胃最好的进食方法就是细嚼慢咽。细细的咀嚼与吞咽，不仅有利于脾胃的吸收和消化，也能使食物中的营养物质更充分地被人体吸收，从而生成濡养身体的气血，让身体更强壮。

另外，不管是孩子、老人还是年轻人，稀粥与汤类等细软食物都是最有益脾胃健康的。特别是早晚最适宜。为了保证营养，可以在粥里酌情添加其他食物，但也要注意煮熟、煮烂。

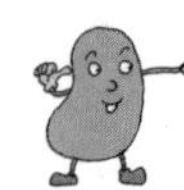

要想调养好脾胃，得学会“挑食”

人体之五脏，各有所对之味，想要养好脾胃，我们就得学会“挑食”。要根据自己脾胃的情况，选择那些对脾胃有好处的食物。

五色入五脏，黄色最养脾胃

◎“挑食”理由

● 黄色通脾；黄色食物多为甘味，而脾多食甘则健。

● 富含膳食纤维，可强化消化系统和肝脏的功能，滋养脾胃、促进消化。

● 黄色食物中的维生素 A、维生素 D 等含量丰富，有保护肠道、呼吸道黏膜，减少肠胃疾病发生，促进钙、磷等元素吸收的功效。

● 黄色食物能让人精神集中，还可以减少脸部皮肤色斑，延缓皮肤衰老，对肝、胰也有益处。

◎推荐食物

常见的黄色食物有南瓜、黄豆、莲子、红薯、土豆、玉米、生姜、胡萝卜、香蕉、柳橙、柿子、甜杏、哈密瓜、菠萝等。

适当吃甘味食物可以补脾胃

◎“挑食”理由

● 甘入脾，甘味食物有补气血、解除肌肉紧张以及解毒的作用。

● 甘味食物具有滋养、补脾、润燥等作用，有助于脾的运化。

◎推荐食物

常见的甘味食物有糯米、黑米、高粱、燕麦、红枣、山药、南瓜、扁豆、栗子、土豆、红薯、芋头、刀豆、核桃、胡萝卜、香蕉等。

粥是脾胃最好的营养品

◎“挑食”理由

● 粥是流质食物，软而细碎，对胃肠没有刺激。

● 粥容易消化，其葡萄糖的分解更利于小肠吸收。

● 粥可以促进胃酸分泌，加强对胃及胃黏膜的保护。

◎推荐吃法

胃热内燥的人，熬粥时可放百合、绿豆等；而对于胃寒的人来说，可以适当添加红枣、桂圆肉等温性食材。

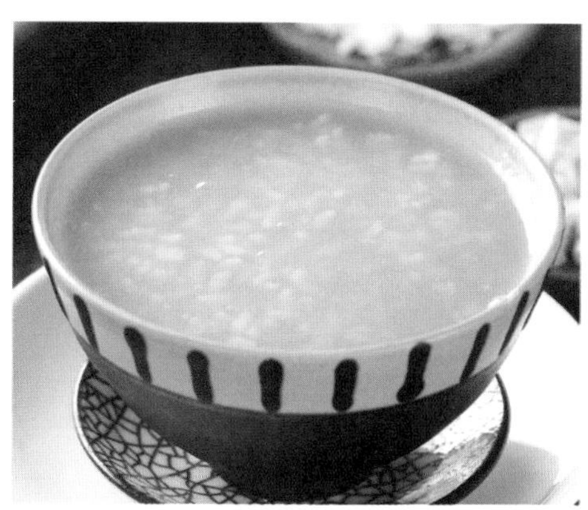

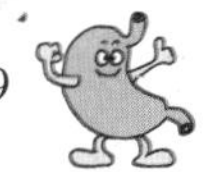

养脾胃必吃的 28 种食物

小米

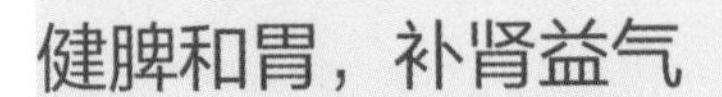
健脾和胃，补肾益气

健脾养胃功效

《本草纲目》中记载：“（小米）治反胃热痢，煮粥食，益丹田，补虚损，开肠胃。”小米色黄入脾，具有健脾和胃、养胃气、补益虚损、补肾气等作用，有胃灼热、反胃、呕吐、虚寒腹泻等不适时，可适当喝小米粥，以润养脾胃，改善上述诸症。研究发现，小米含有多种维生素、氨基酸、碳水化合物等成分，营养价值较高，具有较好的滋补作用，体虚者、产后女性适当喝小米粥，有助于恢复体力，小米粥也因此有“代参汤”之美称。

健脾养胃简易方

腹胀：小米 50 克，鸡内金 5 克，一起煮粥服用。对饮食油腻、食多不化所致腹胀有效。大人儿童均可食用。

慢性胃痛（寒性）：小米 50 克，生姜 6 片，煮成粥后趁热食用，每周食用三四次，可改善慢性胃病胃痛。

贫血：小米、玉米 、红枣各适量，加适量水煮粥，加入适量红糖，不停搅动，至粥呈黏稠状后食用。

产后恶露、体虚：小米 100 克，桂圆肉 30 克，加适量清水煮至粥成，调入红糖后食用。可作为产后主食，每天食用 1 次。恶露干净即停用。

这样吃更养脾胃

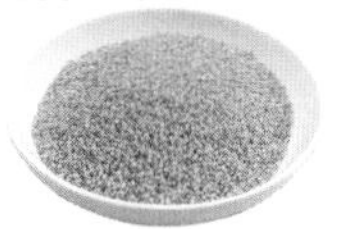
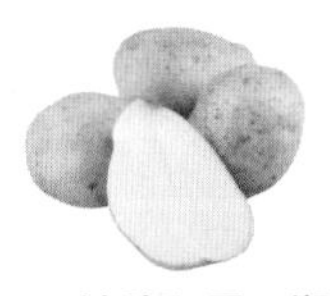

小米 + 土豆 → 健脾和胃，润肠通便，防治便秘

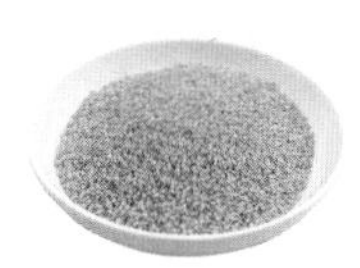
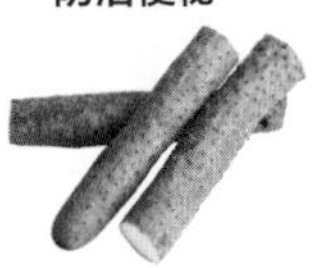

小米 + 山药 → 补脾益肾，更利于脾胃的消化吸收

食用禁忌

痰多、腹胀、消化不良者应不食或少食小米。小米缺乏赖氨酸，所以不能完全以小米为主食，应注意饮食搭配，补充全面的营养。

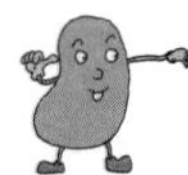

小米桂圆红糖粥

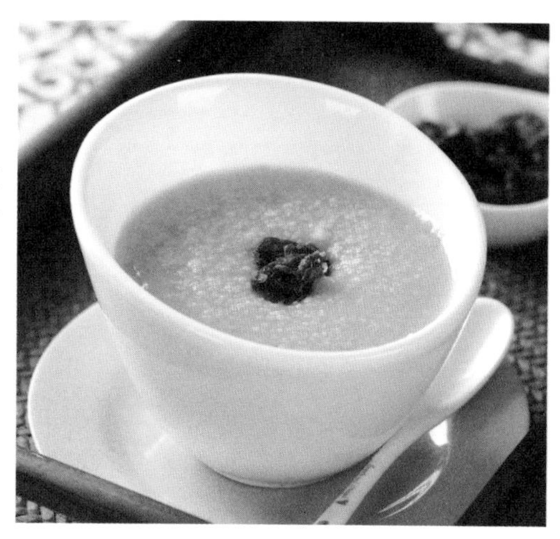

原料：小米 100 克，桂圆肉 30 克，红糖适量。

做法：

1. 小米洗净，桂圆肉用流水冲一冲，一同放入锅中，加入适量清水，大火煮沸后，改小火熬煮成粥。

2. 待小米熟烂后，加入红糖调味即可。

功效：补虚养血，养心安神。可改善产后体虚、脾胃虚寒、身体瘦弱，以及脾胃不和引起的心烦失眠。

小米红枣粥

原料：小米 100 克，红枣 8 枚，花生 50 克。

做法：

1. 小米淘洗干净；花生洗净，和小米一起浸泡 30 分钟左右；红枣洗净，去核。

2. 小米、花生、红枣一起放入锅中，加清水大火煮沸，转小火煮至粥黏稠即可。

功效：益气养血，活血养颜。适合脾胃不足之气血不足、贫血者。

鸡丝小米生姜粥

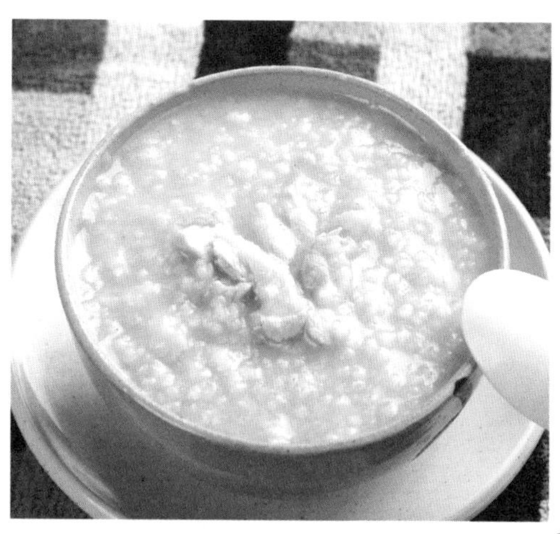

原料：嫩鸡 1 只，小米 80 克，生姜 10 克，盐少许。

做法：

1. 嫩鸡处理干净，放入锅中，加入适量清水，先用大火煮沸，撇去浮沫，再改用小火煮至鸡肉熟烂，把鸡肉捞出，晾凉后撕成细条。

2. 小米洗净，入锅煮粥，粥将成时放入鸡丝煮至粥成，加盐调味即可。

功效：温脾阳，养胃气。适合脾胃虚寒、身体虚弱者食用。

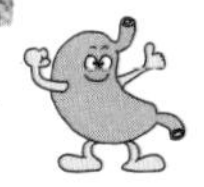

糯米

温脾阳，益胃气

健脾养胃功效

糯米是很好的温补强壮食物，能健脾养胃、补中益气、调和五脏，对脾胃虚寒、食欲不佳、腹胀腹泻等有缓解作用。肌肉疲软者、体虚神疲者、气血不足者、气短无力者，以及处于妊娠中的女性有腹部胀坠感的，都可以食用糯米来改善不适，增强体质。糯米还有收涩作用，对尿频、自汗有较好的食疗效果。

健脾养胃简易方

胃寒、胃痛：糯米适量，淘洗干净后加红枣煮粥食用，每日一两次，经常服用可暖脾胃，改善胃寒胃痛。

脾虚多汗：糯米、小麦各50克，洗净后加适量水一起煮成粥，加少许白糖食用。

产后体虚：鸡肉200克，加糯米酒适量，一起入锅蒸熟，加盐调味后食用，有益气补虚之效。

贫血：糯米50克，桂圆肉15克，红枣5枚，一起入锅煮成粥，加少许红糖食用。

这样吃更养脾胃

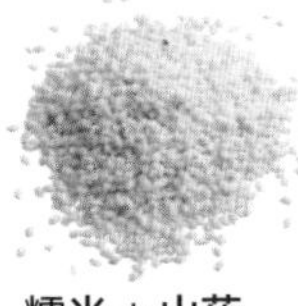

糯米＋山药 → 温补脾肾，改善食欲不振、腹泻

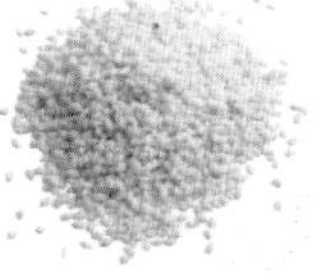

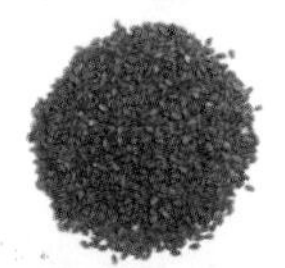

糯米＋黑芝麻 → 补脾肾，强身体，适合须发早白、病后体虚者

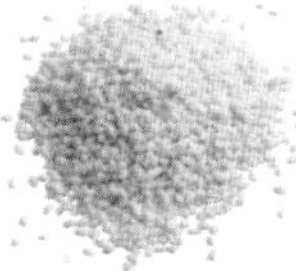

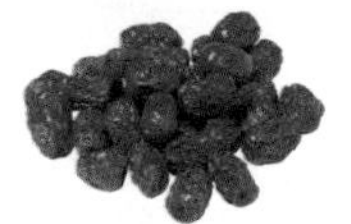

糯米＋红枣 → 益气健脾，适合脾胃虚寒者作为食疗

食用禁忌

糯米碳水化合物（糖类）含量丰富，糖尿病、肾脏病、肥胖者不宜过多食。

糯米吃多了不易消化，老人、儿童以及消化不良者不宜过多食用。

糯米性温，咳嗽、发热、有浓黄痰的人，以及黄疸、泌尿系统感染、胸闷等体内有热者不宜多食糯米。

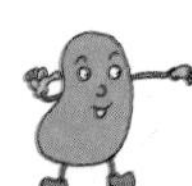

糯米莲子桂圆粥

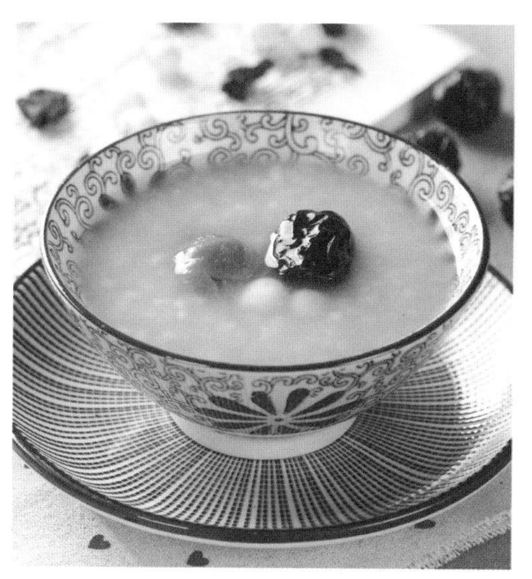

原料：糯米 60 克，去芯莲子 20 克，桂圆肉 10 克，大枣 3 颗，冰糖适量。

做法：

1. 莲子洗净；大枣洗净、去核；糯米洗净，放在清水中浸泡半小时。

2. 将莲子与糯米一同放入锅中，加入适量清水，大火煮沸后，改用小火煮 40 分钟，加入桂圆肉和大枣后，再熬煮 15 分钟，加入冰糖调味即可。

功效：暖胃散寒，养血补气。适用于心脾虚引起的心慌、失眠。

糯米山药粥

原料：糯米 100 克，山药 300 克，枸杞子 10 克，大枣 10 颗，白糖适量。

做法：

1. 糯米洗净；山药去皮洗净，切丁；大枣放入清水中泡软。

2. 糯米放入锅中，加入适量清水，大火煮沸后，放入泡软的大枣，改用小火煮至粥成形时，放入山药、枸杞子煮至糯米软烂、山药熟软，加入白糖调味即可。

功效：固肾益脾，提高免疫力。适用于脾肾虚引起的四肢无力、身体疲乏、腰膝酸软。

荷香糯米排骨

原料：干荷叶 5 张，糯米 100 克，香菇（干）3 朵，姜片、老抽、生抽、料酒、盐、白糖各适量。

做法：

1. 荷叶加清洗浸泡至软，洗净；糯米提前浸泡 4 个小时左右；香菇用温水泡发洗净后切丝；排骨洗净后剁成小段，加姜片、老抽、生抽、料酒、盐、白糖腌制 2 小时。

2. 将腌制好的排骨与糯米、香菇丝混合均匀。

3. 将荷叶摊开，放入混合好的排骨和糯米包裹起来，放入蒸锅或蒸笼。

4. 蒸锅中倒入清水，放入包裹好的荷叶包，大火蒸 1 小时即可。

功效：健脾养胃，清热生津。适用于脾胃虚弱、胃阴不足，特别是有胃热者。

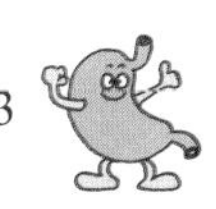

黄豆

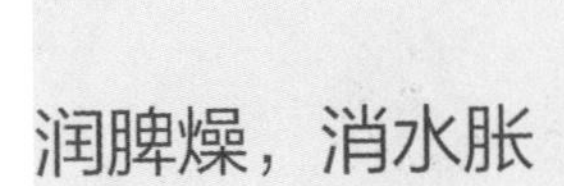

润脾燥，消水胀

健脾养胃功效

黄豆自古就是润脾消积的常用品，有宽中下气、通利大肠、醒脾利湿等功效，经常用于脾胃湿热引起的水肿、腹胀、便秘等不适。《本草汇言》中就有记载：“（黄豆）煮汁饮，能润脾燥，故消积痢。”研究还发现，黄豆营养全面丰富，蛋白质、维生素、膳食纤维及矿物质的含量非常高，适当食用有助于增强免疫力，清除体内多余脂肪，预防脂肪肝、心血管疾病等问题。

健脾养胃简易方

高血压： 黄豆30克，海藻、海带各15克，一起煮汤，每日服用。

盗汗： 黄豆、浮小麦各30克，红枣5枚，以水煎服。

便秘： 黄豆皮120克，以水煎煮，分3次服下即可。

这样吃更养脾胃

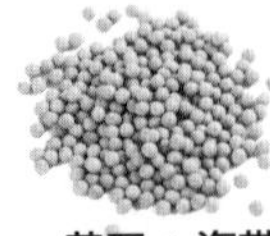
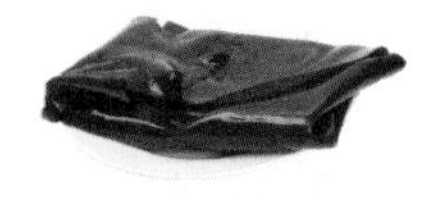

黄豆＋海带 → 清热解毒，软坚散结，利水消肿，清除脾胃湿热

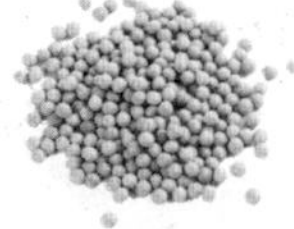
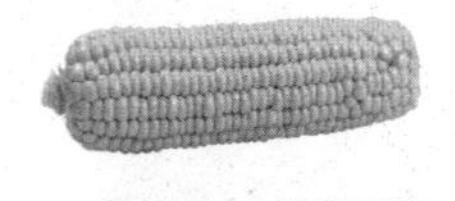

黄豆＋玉米 → 健脾胃，润肠道，预防和缓解便秘

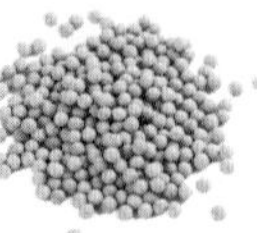
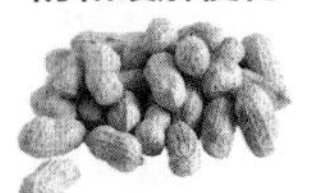

黄豆＋花生 → 益脾气，养心血，有助于缓解更年期综合征

食用禁忌

体质寒凉者不能多食黄豆。

患有痛风、肾病、乳腺增生、糖尿病、苯丙酮尿症、胃炎、消化性溃疡等病症的人群不宜食用黄豆及豆制品（包括豆浆、豆腐等）。

没有煮熟的豆浆不可饮用，否则易引起腹胀甚至中毒；豆浆一天饮用的量不宜超过1500毫升，不宜空腹喝；喝豆浆也不宜加红糖。

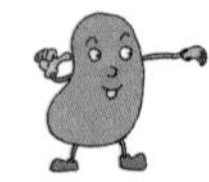

健脾养胃食谱

枸杞豆浆

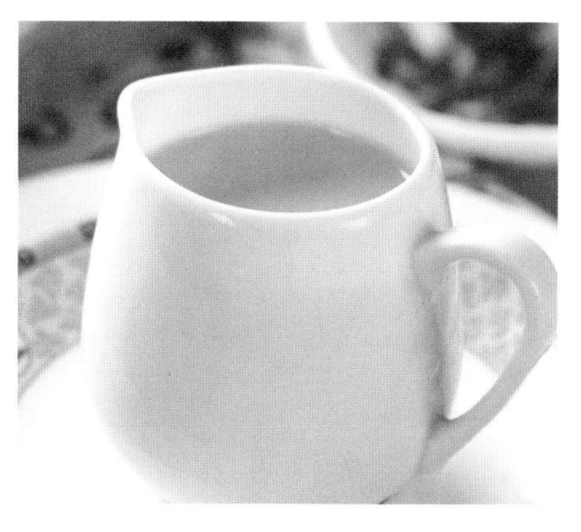

原料：黄豆 60 克，枸杞子 10 克。

做法：

1. 黄豆去杂洗净，用清水浸泡 6 小时以上，至黄豆泡发；枸杞子洗净。

2. 泡发的黄豆和枸杞子一同放入豆浆机中，加入适量清水，启动豆浆机，制成熟豆浆即可。

功效：滋阴养血，健脾祛湿，养肝明目。适合脾胃、肝胆湿热者。

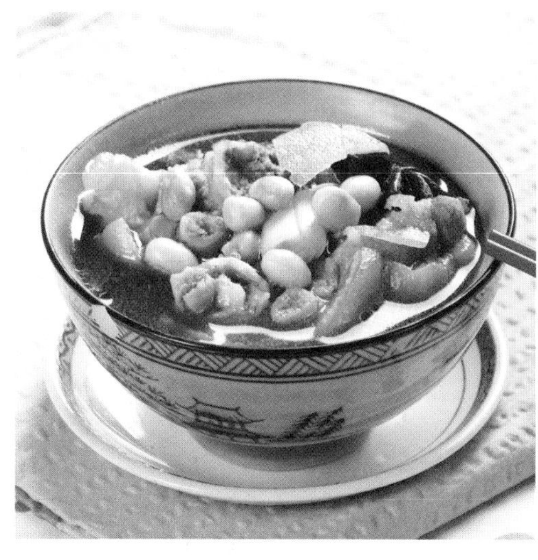

黄豆猪蹄汤

原料：黄豆 50 克，猪蹄 2 个，姜、葱段、蒜、大料、盐、料酒、白糖、酱油各适量。

做法：

1. 黄豆洗净，用清水浸泡 2 小时；猪蹄冷水下锅，撇掉浮沫，然后用清水洗净，沥干水分备用。

2. 锅内盛入适量水，大火烧开，放入猪蹄、姜、葱、蒜、大料，再次烧开后，加料酒、盐、白糖、酱油，调至小火，煲 1 小时。

3. 放入黄豆，继续煲 1 小时即可。

功效：补中益气，清利水湿，美容养颜。适用于湿困脾胃所致的消化不良，女性适当食用还有润泽肌肤、美容的作用。

黄豆茯苓鸡汤

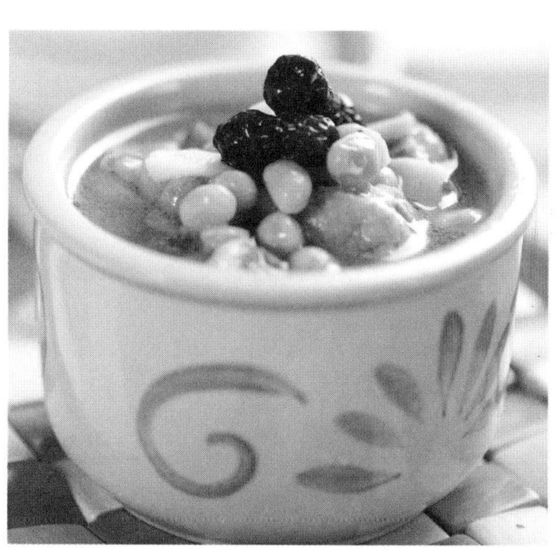

原料：鸡肉 250 克，黄豆 50 克，茯苓 15 克，猴头菇 2 朵，红枣 8 枚，盐适量。

做法：

1. 将鸡肉洗净后切块；黄豆先用清水浸泡，洗净；猴头菇用温水泡软，切成薄片；茯苓、红枣分别洗净，红枣去核。

2. 将上述材料一起放进砂锅内，加清水适量，用大火煮沸后改用小火煮 2 小时，出锅前加入适量盐调味即可。

功效：健脾开胃，促进消化，补虚强身，提升免疫力。适合身体虚弱的老人、儿童、女性。

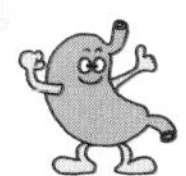

牛肉

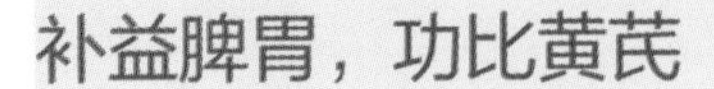

补益脾胃，功比黄芪

健脾养胃功效

中医认为：“牛肉味甘，专补脾土，脾胃者，后天气血之本，补此则无不补矣”“牛肉补气，功同黄芪”。脾胃虚弱者适当吃牛肉，可益气血、补脾胃、提中气、强体力，改善体弱乏力、面色发黄、筋骨酸软、易出汗等脾胃虚弱的症状。研究还发现，牛肉矿物质含量很丰富，其中铁元素含量很高，有补血作用；锌元素可有效防止衰老；镁则是促进胰岛素合成的关键，糖尿病患者食用牛肉非常有益。

健脾养胃简易方

体虚乏力：牛肉1000克，砂仁、陈皮、桂皮各3克，生姜15克，共炖熟后加盐调味食用，每次食用100~150克。

水肿：牛肉150克切成片，蚕豆50克，加水同煮，每日食用。

高血压：番茄250克，牛肉100克，切成片，炒食，每日佐餐食即可。

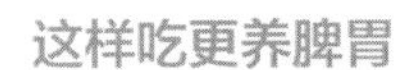

这样吃更养脾胃

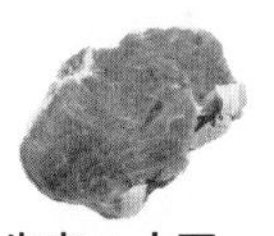

牛肉＋土豆 → 益气健脾，通利大便，适合脾虚便秘者

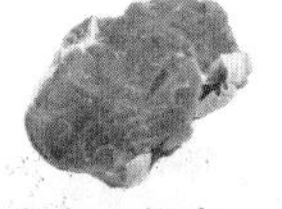

牛肉＋红枣 → 补脾气，养心血，补虚损，尤其适合女性

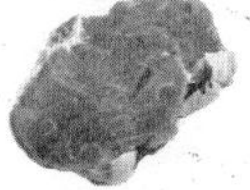

牛肉＋萝卜 → 消食下气，健脾开胃，冬季进补尤为适宜

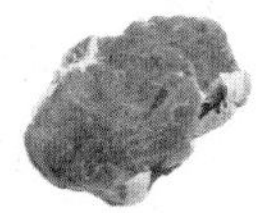

牛肉＋阿胶 → 健脾益肾，补气养血，适合脾胃虚弱、气血不足者

食用禁忌

疮疥、湿疹、皮肤、瘙痒的患者慎食牛肉，以免加重症状。

有感染性疾病、肝脏疾病、肾病者不宜食用牛肉，以免加重肝肾负担。

牛肉纤维粗糙、结缔组织多，不易消化，所以消化能力弱的老人、儿童不宜多吃。

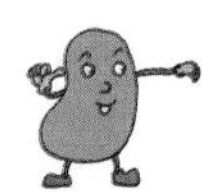

阿胶牛肉汤

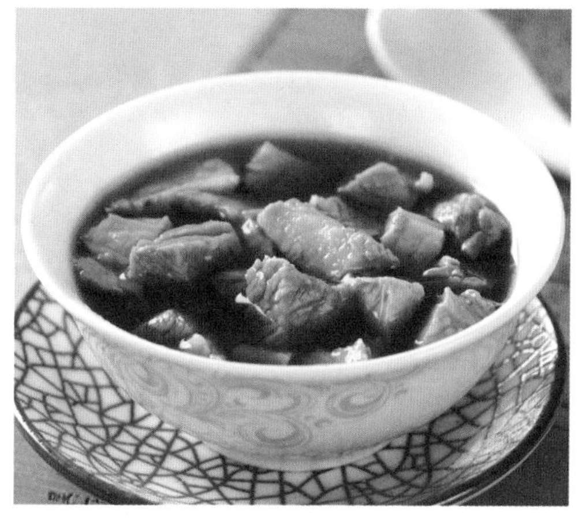

原料：牛肉 100 克，阿胶 15 克，米酒 20 毫升，生姜、食盐各适量。

做法：

1. 牛肉去筋洗净，切片；生姜洗净切片。
2. 将牛肉、生姜和米酒一同放入锅中，加入适量清水，大火煮沸后改用小火煮 30 分钟。
3. 放入阿胶，煮至阿胶溶解、牛肉熟烂，加入食盐调味即可。

功效：滋阴养血，温中健脾。

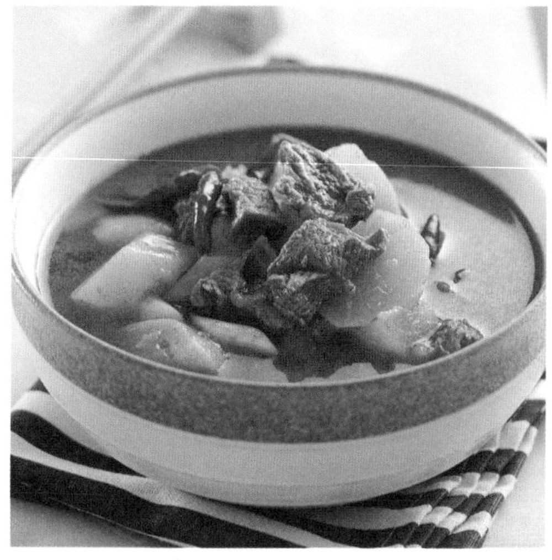

白萝卜炖牛肉

原料：牛肉 250 克，白萝卜 400 克，香油、料酒、葱花、姜片、盐各适量。

做法：

1. 白萝卜洗净，去皮切块；牛肉切成小块，冷水下锅，煮尽血水，冲洗干净备用。
2. 锅里加适量水烧开，放入牛肉，加料酒、姜片，大火煮沸后继续炖 10 分钟，转小火炖 1 个小时左右。
3. 放入萝卜块煮至软烂，去掉姜片，加盐调味，滴香油、撒葱花即可出锅。

功效：健脾开胃，下气消食。很适合胃脾虚弱、食欲不佳、脘腹胀满者食用。

洋葱炒牛肉

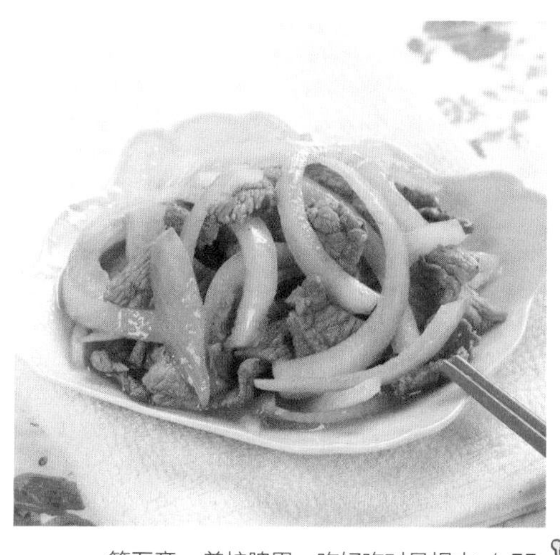

原料：牛肉 200 克，洋葱 1 个，盐、酱油、淀粉、料酒、食用油各适量。

做法：

1. 牛肉洗净，逆着横纹切成片，盛入碗中，用盐、料酒、淀粉、酱油腌制 10 分钟；洋葱剥去老皮，切成片。
2. 炒锅烧热放油，油七成热时倒入腌好的牛肉炒散，放入洋葱片，加盐，大火炒熟即可。

功效：开胃健脾，提升食欲。适合脾虚不思饮食者。

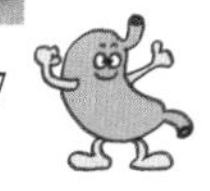

鸡肉

健脾胃，补虚损，益五脏

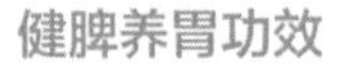

健脾养胃功效

鸡肉性温，味甘，有温中益气、补虚填精、健脾胃、活气血、强筋骨的功效，对营养不良、畏寒怕冷、脾虚乏力、月经不调、贫血、体质虚弱等有很好的食疗作用。特别是鸡汤，营养价值很高，可疗脾虚劳损，对女性因脾虚所致的月经不调、贫血虚弱、身体疲惫乏力都有非常好的疗效。研究发现，鸡肉蛋白质含量丰富，种类多，吸收率非常高，很容易被人体吸收利用，有增强体质、强健脾胃的作用。

健脾养胃简易方

气血虚弱：黄芪15克，枸杞子15克，鸡肉200克，加油、盐、水适量，隔水蒸熟食用。可养阴补血，补脾益气。

贫血：鸡肉250克，与磨细的田七5克，一同蒸熟食用。

月经久下不停：母鸡1只，艾叶15克，加水、米酒各一杯，隔水蒸熟食用。

容易疲劳、小便不利：鸡1只，薏仁40克，共煮汤，加盐调味食用。可镇痛利尿，消除疲劳。

这样吃更养脾胃

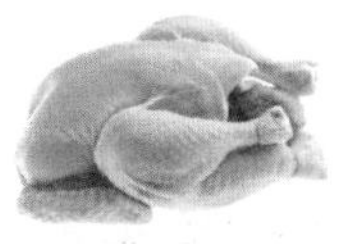
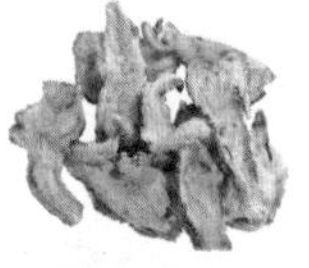

鸡肉＋当归 → 益脾气，补血，适合贫血、月经不调者

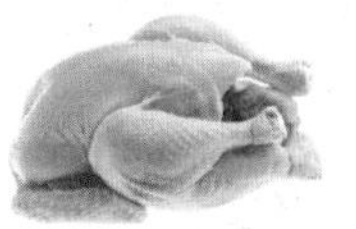
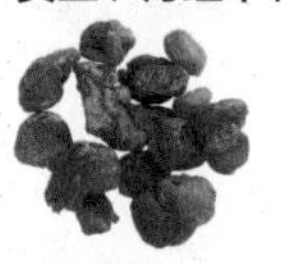

鸡肉＋桂圆肉 → 补气养血，安神益智，适用于体虚疲惫、失眠健忘、头晕心悸等

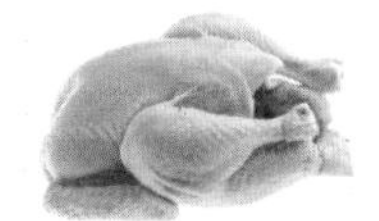
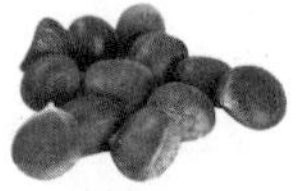

鸡肉＋板栗 → 健脾养胃，补肾强筋，改善腰膝酸软、体虚乏力等症

食用禁忌

感冒发热、阴虚火旺、痰湿偏重、肝阳上亢之人，高血压、高脂血症、胆囊炎患者，以及口腔溃疡、皮肤疖肿、大便干燥者不宜食用鸡肉。

尿毒症患者禁食鸡肉；动脉硬化、冠心病患者，最好不要喝鸡汤，以免加重症状。

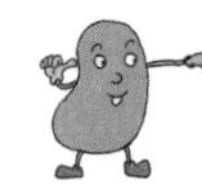

益母草香附鸡汤

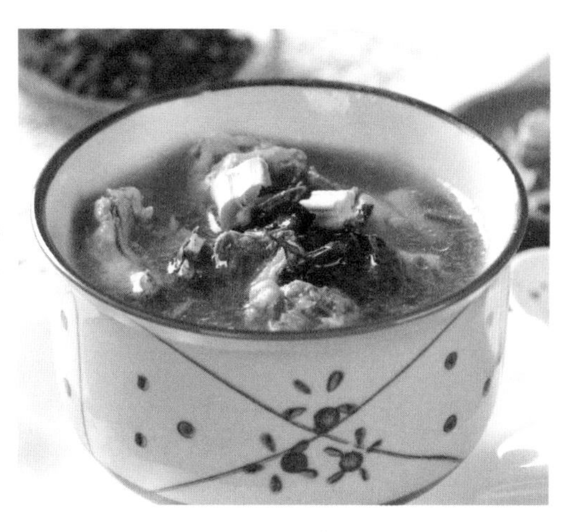

原料：鸡肉250克，益母草10克，香附10克，葱白、食盐各适量。

做法：

1. 益母草用温水略泡后，清水洗净；葱白洗净切段，用刀拍烂；香附洗净；鸡肉洗净，切成小块。

2. 把益母草、葱白、香附和鸡肉一同放入锅中，加入适量清水，炖煮至鸡肉熟烂，放入食盐调味即可。

功效：理气解郁，活血调经，祛瘀止痛。改善脾虚、肝郁所致的月经不调、痛经、胸胁胀痛等不适。

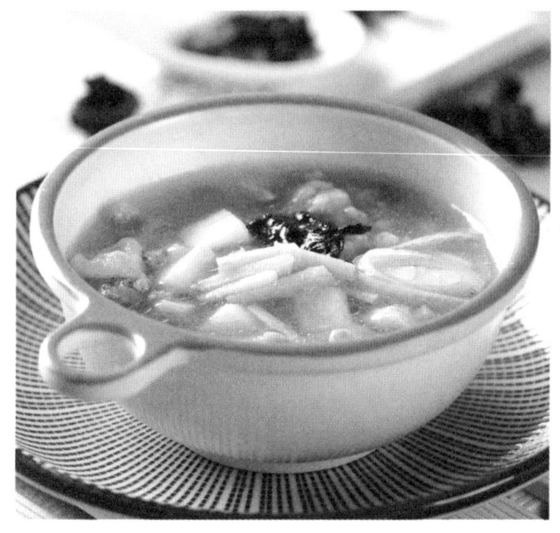

山药黄精蒸鸡块

原料：鸡肉100克，黄精10克，山药6克，生姜、葱、醋、食盐、料酒各适量，鸡汤200毫升。

做法：

1. 将鸡肉洗净，切成小块；黄精洗净切片；山药洗净；生姜洗净切丝；葱洗净切段。

2. 把所有材料放入大碗中，倒入鸡汤，放入笼中，大火蒸40分钟即可。

功效：健脾胃，助消化。对小儿厌食有较好的改善作用。

香菇鸡腿肉

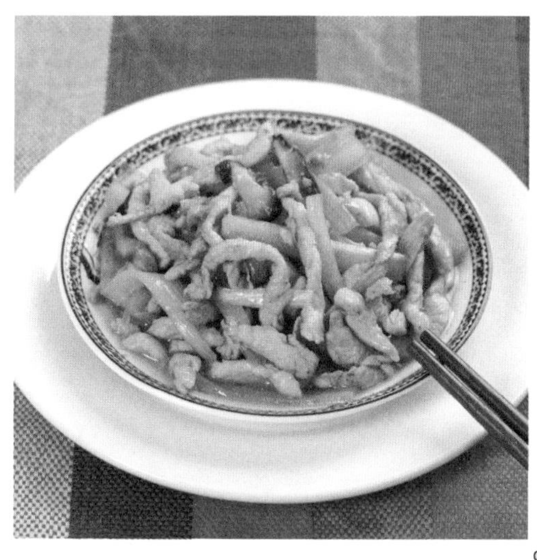

原料：鸡腿肉100克，鲜香菇200克，芹菜段、蒜、葱段、香油、蚝油、植物油、盐各适量。

做法：

1. 鸡腿肉洗净切片，加盐、蚝油、香油腌10分钟；香菇洗净，切片；蒜用刀拍散。

2. 炒锅里倒入少量油，加蒜末爆香，把腌好了的鸡腿肉倒进去翻炒，熟后盛出。

3. 炒锅里再倒入适量油，加香菇翻炒，如太干可加些水，然后放入鸡腿肉、葱段、芹菜，加盐，翻炒均匀即可。

功效：健脾胃，补虚损。适合食欲不振、身体虚弱乏力者。

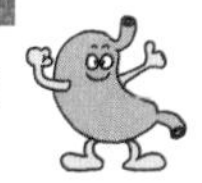

猪肚

温养脾胃，补虚疗损，增强体质

健脾养胃功效

《本草经疏》中记载："猪肚，为补脾之要品。"猪肚性温，味甘，可补虚损、健脾胃、强体质，常用于虚劳羸弱、泄泻、下痢、消渴、小便频数、小儿疳积等症，对胃寒、心腹冷痛，因受寒所致的消化不良、腹泻，虚寒性肠胃疾病，以及小儿积食、疳积等有较好的食疗效果。脾胃不好的人，尤其是老年人，经常食用猪肚，可提升中气、强健脾胃。

健脾养胃简易方

胃寒：猪肚1个，白胡椒15克，炖熟焖烂食用，每3天吃1次即可。

脾虚泄泻、水肿：猪肚1个，塞入去芯的莲子20克，煮熟后切丝，同莲子共食，可治脾虚泄泻、水肿等病。

食用禁忌

猪肚本身不易消化，一次不可食用过多，也不宜随意嚼几下就咽下，应细嚼慢咽。

猪肚性温、益气助热，感冒初期、发热之人，以及大病、久病后，不宜食用猪肚，以免化热入里，影响健康。

健脾养胃食谱

莲子猪肚汤

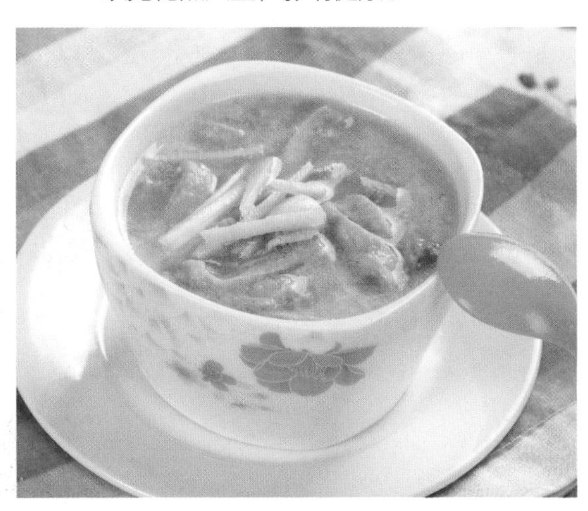

原料：猪肚1个，去芯莲子30克，盐、姜丝、葱丝各适量。

做法：

1. 莲子泡发；猪肚用面粉揉搓洗净，放入冷水锅中大火煮沸，捞出冲净，切成条。

2. 将肚条、莲子、葱丝、姜丝放入煲中，加适量清水，大火煮沸后改小火炖约2小时，加盐调味即可。

功效：健脾补虚。适用于脾胃虚弱、腹泻者。

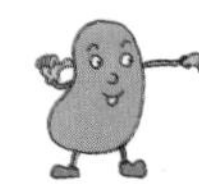

鲈鱼

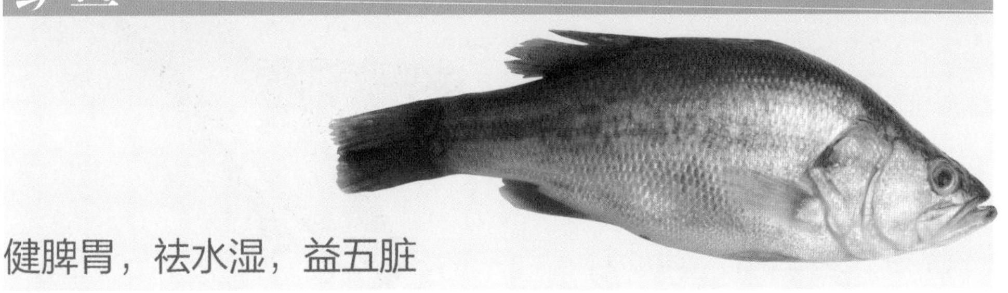

健脾胃，祛水湿，益五脏

健脾养胃功效

《本草经疏》中说："鲈鱼味甘淡气平，与脾胃相宜，脾胃有病，则五脏无所滋养，脾虚则水气泛滥，益脾胃则诸证自除。"鲈鱼营养丰富，含有蛋白质、维生素A、B族维生素及多种矿物质，具有健脾养胃、利水除湿、补益肝肾、强健身体等功效，对促进儿童骨骼生长、增强体质、提高免疫力、改善体虚乏力、促进伤口愈合等有益。

健脾养胃简易方

脾虚： 鲈鱼1条，白术10克，陈皮5克，胡椒少许，煮汤服用即可。

小儿疳积： 鲈鱼1条，牡蛎20克，陈皮10克，同煮汤食用。

食用禁忌

有皮肤病、疮肿者，出血性病人、痛风病人都不宜食用鲈鱼。

健脾养胃食谱

清蒸鲈鱼

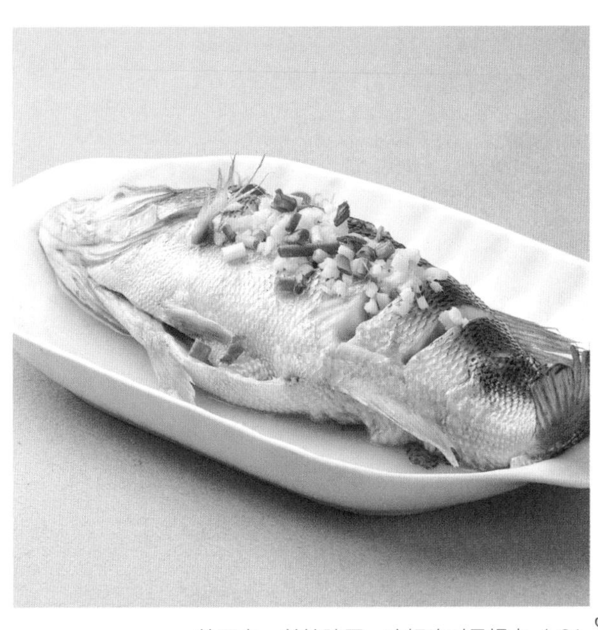

原料： 鲈鱼1条，葱、姜、蒸鱼豉油各适量。

做法：

1. 将鲈鱼处理干净，用盐抹匀；葱、姜洗净，切丝备用。
2. 盘子下垫上部分葱丝、姜丝，放上鱼，然后在鱼肚里和鱼身上也放葱丝、姜丝，上蒸笼蒸8分钟左右。
3. 出锅后淋上少许蒸鱼豉油，撒上葱丝，热锅烧油淋在上面即可。

功效： 补中气，滋阴健脾，提升食欲。适宜食欲不佳、身体虚弱以及产后奶水不足。

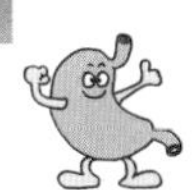

山药

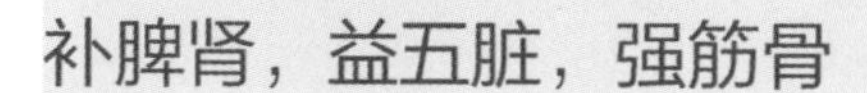

补脾肾，益五脏，强筋骨

健脾养胃功效

山药具有益气养阴、补脾肺肾的功效，常被中医用于脾虚导致的食少体倦、便溏或泄泻等症。山药富含淀粉和膳食纤维，脾胃不好的人容易出现消化不良、便秘的情况，经常食用山药可助消化、润肠道，预防和改善上述不适，还能强健体质，提高免疫力。另外，山药属于高营养、低热量食品，而且食用后容易产生饱腹感，很适合减肥者食用。

健脾养胃简易方

小儿疳积： 山药粉 30 克，扁豆 30 克，大米 25 克，共煮粥食用。成人消化不良、营养不佳者，可酌情增量。

胃气上逆： 山药粉 30 克，半夏 15 克。半夏煎水，然后将山药粉调入，煮沸，空腹服下。

食欲不振： 炒山药粉、生山药粉各 15 克，大米 50 克。大米煮成稀粥，加入生山药粉、炒山药粉调服，可补脾气、益脾阴，治不思饮食。

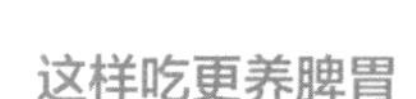

这样吃更养脾胃

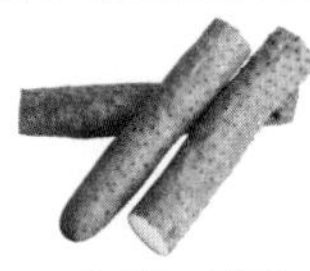

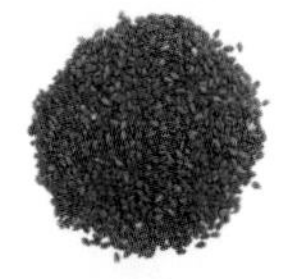

山药 + 芝麻 → 益脾肾，强筋骨，增强体质

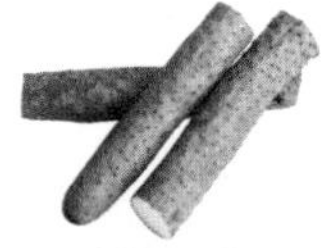

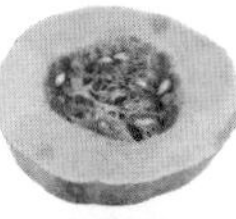

山药 + 南瓜 → 健胃消食，降低血糖

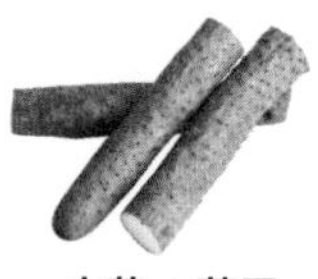

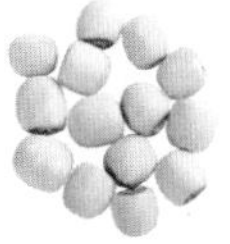

山药 + 莲子 → 益脾肾，养心神，抗衰老

食用禁忌

山药养阴而兼涩性，能助湿，湿盛中满或有积滞者慎用。另外，山药具有较强的收敛作用，大便燥结者不宜食用。

温馨提示

山药去皮后，表面的黏液可能会使皮肤发痒，因此在给山药去皮时最好戴上手套。山药含有淀粉酶，烹调时间不宜过长，以免淀粉酶遭到破坏，造成营养流失。

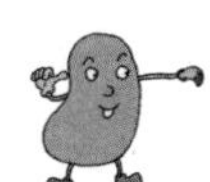

山药桃仁羊肉汤

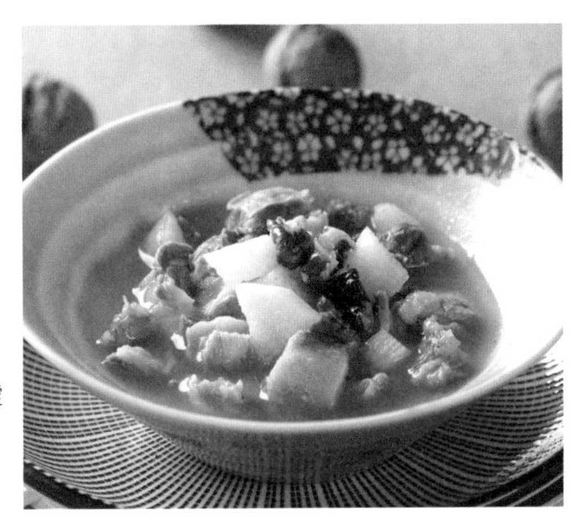

原料：羊肉 500 克，核桃仁 100 克，山药 100 克，高汤、食盐、鸡精各适量。

做法：

1. 羊肉斩块，放入沸水中汆一下，去除血水；山药去皮洗净、切块；核桃仁放入油锅焖熟。

2. 锅中加入高汤，放入羊肉、山药和核桃仁，炖煮约 2 小时，加入食盐、鸡精调味即可。

功效：健脾补肺，固肾益精。适合脾阳虚、肾阳虚者冬季进补食用。

山药鸽子汤

原料：鸽子 1 只，山药 300 克，葱段、姜片、盐适量。

做法：

1. 将鸽子洗净，从脊背开刀，取出内脏洗净，放入锅中煮至水开时捞出冲净；山药去皮，切成菱形块。

2. 砂锅中倒入清水，放入鸽子，大火烧开后加入山药块、葱段、姜片，改用小火炖至鸽肉六成烂时，加盐调味，继续炖鸽肉熟烂即可。

功效：益肺固肾、除湿健脾，补益中气。适合精力不足、怕冷、体湿者食用。

山药扁豆粥

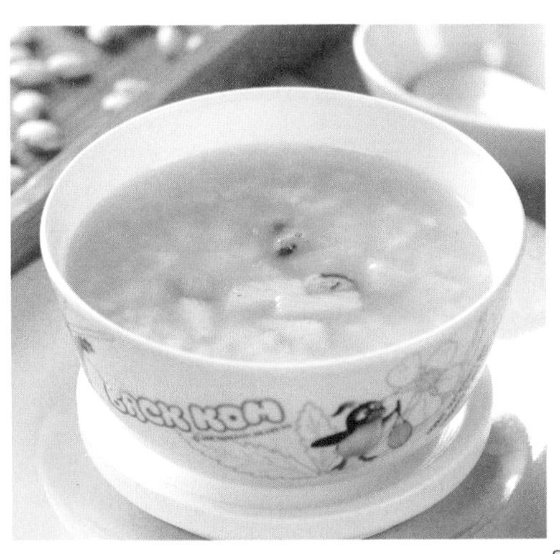

原料：山药、粳米各 50 克，白扁豆 15 克。

做法：

1. 先将粳米、白扁豆分别洗净，一同放入锅中；山药洗净，去皮，切丁备用。

2. 锅中加入适量清水，大火煮沸后，放入山药，煮沸后改用小火继续煮至粥稠即可。每日分 2 次服，连服 3~5 日。

功效：消暑化湿、健脾止泻，适用于小儿脾胃湿热并重型腹泻作为食疗。

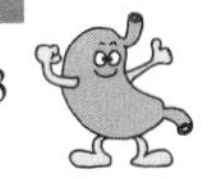

南瓜

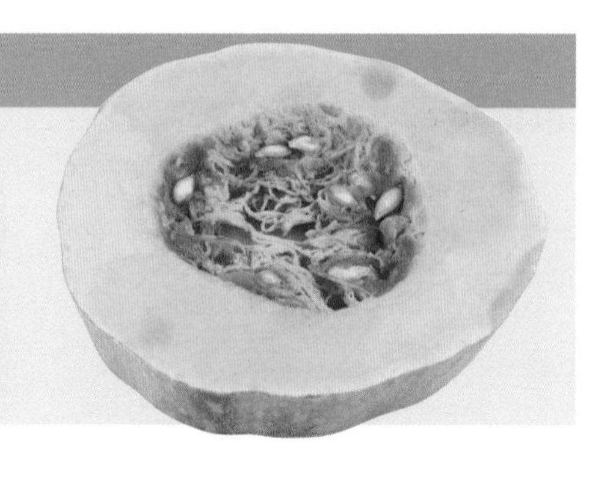

健脾润肺，保护肠胃

健脾养胃功效

南瓜具有补中益气、润肺化痰、消炎止痛、解毒杀虫等功效，对久病气虚、脾胃虚弱、气短倦怠、便溏、消渴症（糖尿病）、蛔虫病等有辅助食疗作用。研究还发现，南瓜富含的胡萝卜素、果胶等成分，对胃、肠黏膜有保护作用，可减轻粗糙食物对肠胃黏膜的刺激，促进溃疡面愈合，故非常适合肠胃病患者食用；南瓜所含的淀粉和膳食纤维还能促进肠胃蠕动，促进消化，对预防和缓解消化不良、便秘、腹胀有助益。

健脾养胃简易方

呃逆：南瓜蒂4个，放进砂锅加水适量煎成浓汤，连续服用3~4次。

咳喘：南瓜500克，冰糖30克，蜂蜜50克。南瓜挖出瓜瓤，将冰糖、蜂蜜放入，然后盖上瓜头，上火蒸熟食用。每日早晚各用1次，1周见效。

便秘：南瓜500克，去皮蒸熟后加盐、香油调匀食用。每日1次，连续3天，可有效缓解便秘。

这样吃更养脾胃

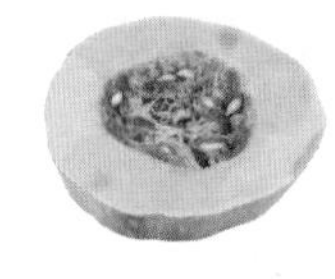
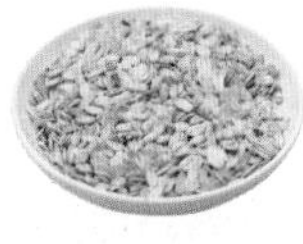
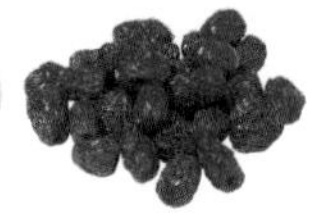

南瓜＋燕麦＋红枣　→　益气健脾，润肠通便，补血和胃

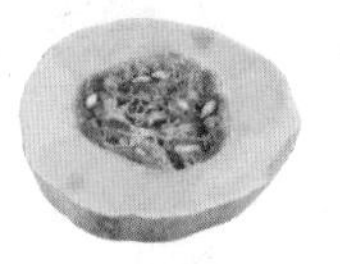
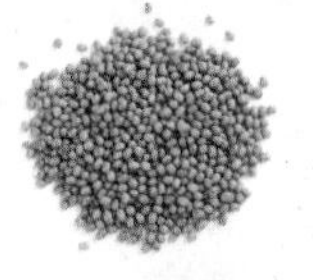

南瓜＋绿豆　→　健脾利湿，利尿排毒，降压降糖

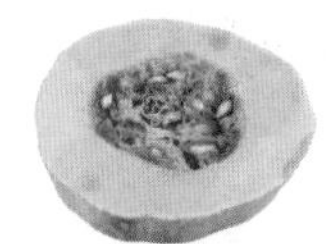
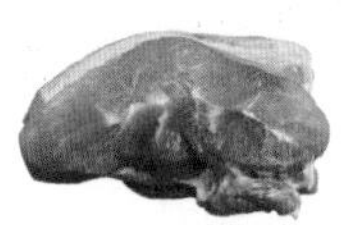

南瓜＋猪肉　→　补益脾胃，增强体质，提高免疫

食用禁忌

胃热盛、气滞者，以及黄疸病人要少吃南瓜。

温馨提示

南瓜的皮虽然很硬，但胡萝卜素含量非常高，可洗净后连皮烹调。

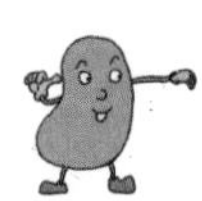

南瓜红枣排骨汤

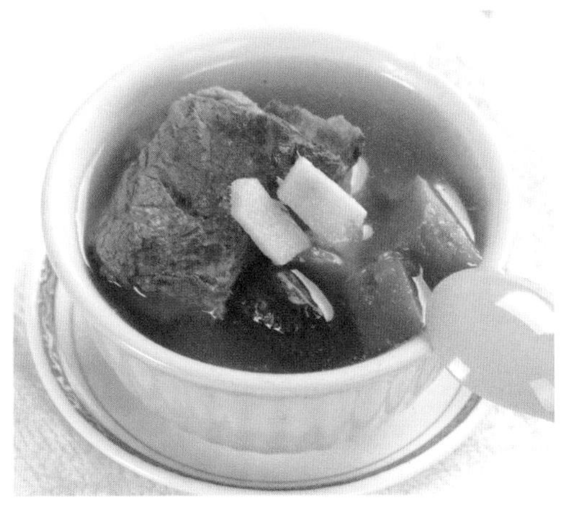

原料：南瓜 700 克，猪排骨 500 克，红枣（干）10 枚，干贝 25 克，姜片、盐各适量。

做法：

1. 排骨冷水下锅，撇尽血水，捞出备用；南瓜去皮、去核、切厚块；红枣洗净、去核；干贝洗净，用清水浸泡 1 小时。

2. 将排骨、干贝、南瓜、红枣、姜片放入砂锅中，加适量清水，大火煮沸后转小火炖 2 小时，加盐调味即可。

功效：补中益气，温中止泻。适合脾胃虚弱、泄泻、体倦无力者。

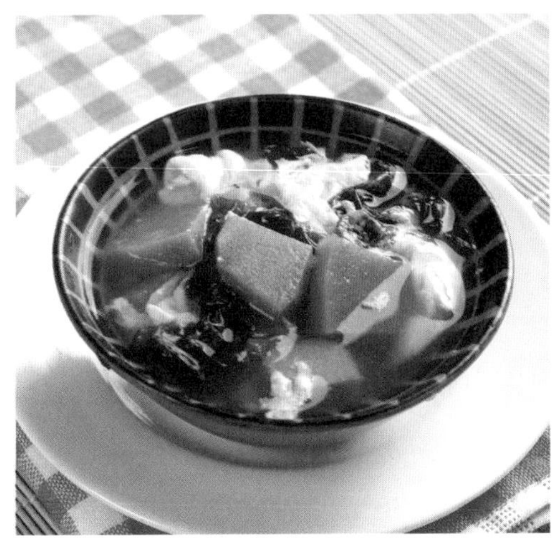

南瓜紫菜蛋汤

原料：南瓜 100 克，紫菜 5 克，虾皮 5 克，鸡蛋 1 个，料酒、香油、盐各适量。

做法：

1. 将南瓜去皮、瓤、切成小块；紫菜用水泡开；鸡蛋打入碗中，搅拌均匀；虾皮放在小碗中，放少许料酒泡一下。

2. 锅内加少许油烧热，放适量清水，下入南瓜、虾皮，大火煮开，小火烧 20 分钟。

3. 将泡好的紫菜撕开，放进锅中煮 5 分钟，淋入鸡蛋液，加盐调味，淋入香油即可。

功效：补肝肾，养脾胃。适合消化不好、进食不香者。

山药南瓜粥

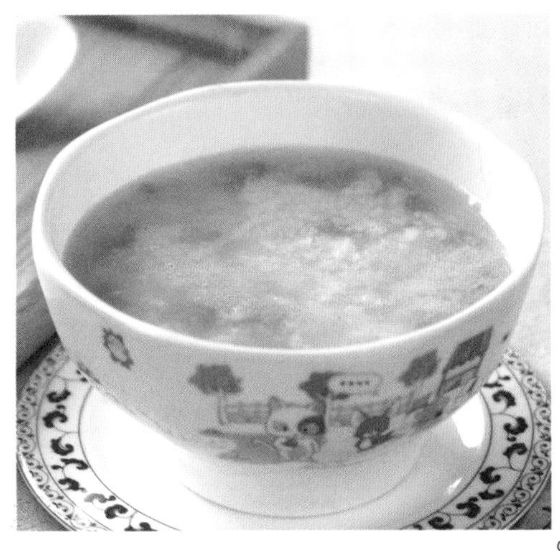

原料：南瓜 100 克，粳米 50 克，山药 100 克，食盐适量。

做法：

1. 山药去皮洗净，切成小块；南瓜洗净切丁；粳米洗净后放在清水中浸泡半小时，捞出沥干。

2. 粳米放入锅中，加入适量清水，大火煮沸后，放入南瓜、鲜山药，改用小火煮至粳米熟烂，加入食盐调味即可。

功效：健脾益肾，助消化。适用于脾胃功能不佳所致的消化不良、便秘、体虚乏力。

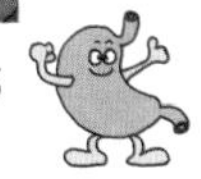

红薯

益气力，健脾胃，防便秘

健脾养胃功效

《本草纲目》中说：“（红薯）补虚乏，益气力，健脾胃，强肾阴。”适当食用红薯，可益气生津、补中和血、润肠通便。红薯营养丰富，所含的膳食纤维能刺激肠道，增强蠕动，通便排毒，尤其对老年性便秘有较好的辅助疗效。红薯还能促进胆固醇分解和脂质新陈代谢，防止血管脂肪沉积，对预防心脑血管疾病有助益。

健脾养胃简易方

便秘：红薯叶 250 克，加油盐炒熟，一天 2 次。或用红薯 1 个，粳米 150 克，白糖适量，红薯洗净后连皮切成小块，加粳米和适量水煮粥，加白糖调味，趁热食用。

食用禁忌

红薯的含糖量较高，会刺激胃酸分泌，吃多了会有烧心感，而且红薯含有的氧化酶可在胃肠道里产生二氧化碳气体，导致腹胀，所以一次不宜食用太多红薯。

有消化道溃疡、腹胀、反酸等不适的人群慎吃红薯，以免加重症状。

健脾养胃食谱

红薯杂粮饭

原料：红薯 100 克，糙米、燕麦等杂粮 50 克，植物油适量。

做法：

1. 红薯洗净，去皮，切成小丁；杂粮洗净，浸泡一夜。

2. 将杂粮和红薯丁放入电饭煲，水量比平时蒸饭多一些，再加少许植物油蒸熟即可。

功效：促进胃肠蠕动，宽肠通便。适合经常性便秘者和老年便秘者。

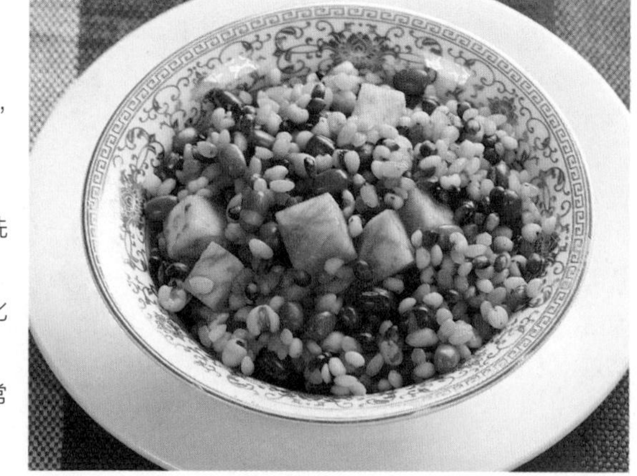

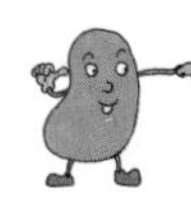

栗子

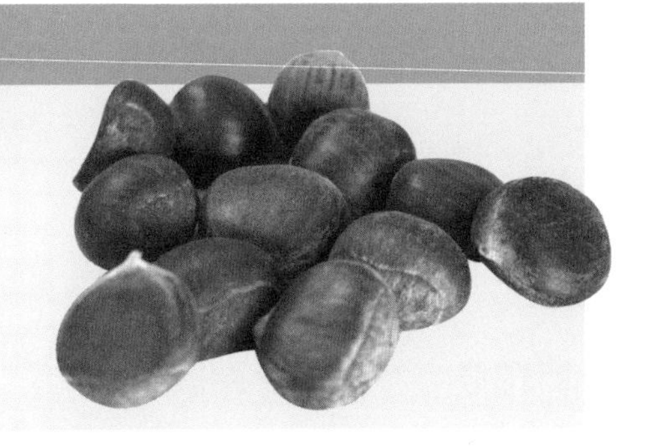

健脾止泻，补肾强筋

健脾养胃功效

栗子性平，味甘，具有健脾止泻、补肾强筋、活血止血等作用，对脾虚之四肢无力、身体疲乏，肾虚之腰酸背痛、小便频数，以及内寒泄泻等有较好的食疗效果。研究发现，栗子糊容易消化吸收，可缓解小儿腹泻；栗子富含不饱和脂肪酸，有降血压、预防冠心病的功效；经常口腔溃疡的人常吃板栗，有改善作用。

健脾养胃食谱

红枣栗子炖鸡

原料：鸡腿肉500克，栗子100克，红枣10枚，葱段、姜片、水淀粉、酱油、料酒、盐各适量。

做法：

1. 鸡肉洗净，切成块；红枣用热水泡软；栗子去壳、皮，洗净。
2. 锅加油烧热，把鸡块、栗子放入锅稍炸后捞出。
3. 锅里留油适量，加入葱段、姜片煸炒，放入栗子、鸡块，倒入料酒、酱油，加入适量水、红枣。
4. 大火煮开后改小火煮约1小时，用水淀粉勾芡，加盐调味，至收汁即可。

功效：补气健脾，养血护肝。适用于贫血、眩晕、身体羸弱者。

健脾养胃简易方

脾虚胃寒：栗子30克，茯苓12克，红枣10枚，大米50克，同煮成粥，用白糖调味食用。

肾虚腰痛：栗子50克，核桃仁30克，粳米80克，共煮粥食用。每天1次，常食有效。

食用禁忌

栗子中含有较多的碳水化合物，食用后可引起血糖波动，故而糖尿病患者忌食。

消化不良、脾胃虚弱者以及刚生产完的产妇，不宜多食栗子，以免引起肠胃不适。

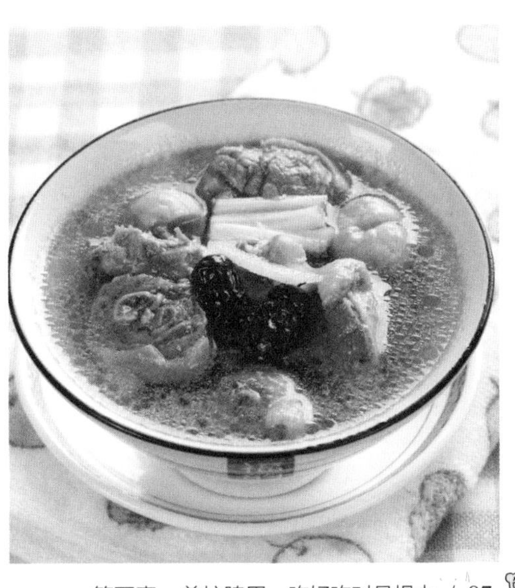

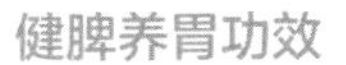

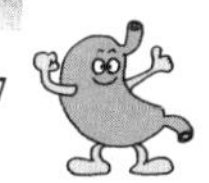

花生

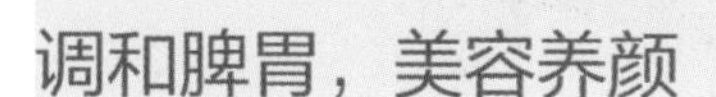

调和脾胃，美容养颜

健脾养胃功效

中医认为，花生具有醒脾和胃、润肺化痰、滋养调气、延年益寿等功效，常用于营养不良、饮食难消、食少体弱、燥咳少痰、产妇乳汁不足等症。花生富含不饱和脂肪酸、膳食纤维，是天然的低钠食物，每天吃适量生花生（不超过 50 克），对养胃有好处。研究还发现，每周适当吃些花生，有助于预防结肠癌，还能保护心脏，降低胆固醇含量，稳定血糖。

健脾养胃食谱

花生木瓜排骨汤

原料：花生仁 50 克，熟木瓜 1 个，猪排骨 300 克，姜片、盐、料酒各适量。

做法：

1. 花生仁洗净，用清水浸泡 30 分钟；木瓜洗净，去皮、籽，切成块。
2. 猪排骨剁成块，冷水下锅，撇尽血污，捞出冲净备用。
3. 将排骨、木瓜、花生仁、姜片一同放进汤煲内，加适量清水、料酒，大火煮开后改小火煲煮 40 分钟，待排骨烂熟，去掉姜片，加盐调味即可。

功效：健脾补血，增食欲，助消化。适合气血不足、不思饮食、消化不良者。

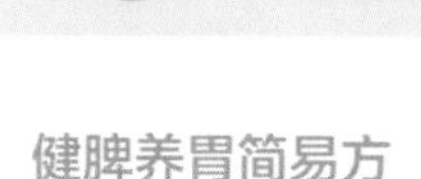

健脾养胃简易方

胃溃疡：花生米 50 克，蜂蜜 30 克，牛奶 200 毫升。将花生米打成浆与牛奶同煮，然后加入蜂蜜调和，睡前服用，每日 1 次。

食用禁忌

花生中的油分较高，糖尿病人要慎食。

痛风者不宜食用花生。

肝胆疾病患者不宜吃油炸或用油煎炒的花生，以避免胆汁大量分泌而加重病情。

胃肠炎患者、消化不良者、高脂蛋白血症的人均应少吃或者忌吃花生，以免引起不适。

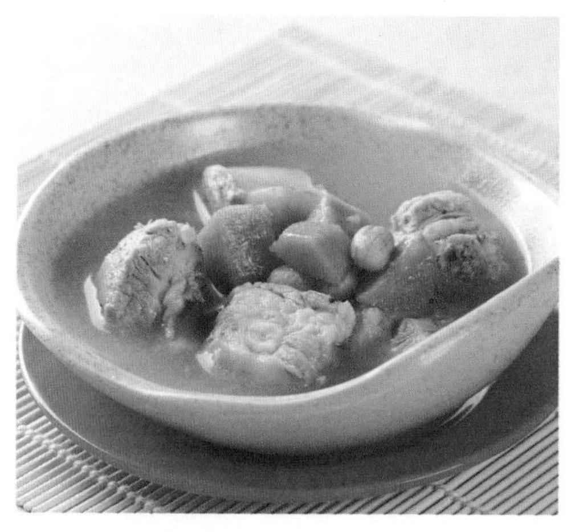

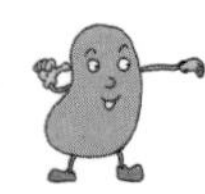

大蒜

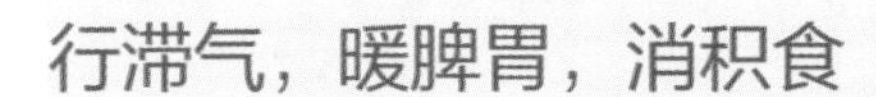

行滞气，暖脾胃，消积食

健脾养胃功效

大蒜不仅是不可缺少的调味品，还能防病健身：它含有一种叫“硫化丙烯”的辣素，其杀菌能力很强，对许多种病菌都有明显的抑制和杀灭作用，因此被称誉为“天然抗生素”。中医也认为，大蒜具有消肿止痛、温脾暖胃、驱虫、止泻等食疗作用，特别是对饮食积滞、脘腹冷痛、虚寒咳嗽及感冒有辅助治疗作用。

健脾养胃简易方

胃痛：大蒜1头，去皮，加水煮熟，吃蒜喝汤。每日1次。

咳嗽：大蒜捣成泥，加适量水烧开，然后调少量蜂蜜饮下。

感冒：大蒜1头，去皮，拍碎，用清水600毫升煮成汤，每日分3次饮用。

食用禁忌

大蒜不宜空腹食用，每天吃1次就好，或者隔天食用1次。

有胃溃疡、十二指肠溃疡等胃肠道疾病的患者不宜食用。

大蒜性温味辛，阴虚火旺及有眼、舌、喉、口齿诸疾者忌用。

健脾养胃食谱

蒜香西蓝花

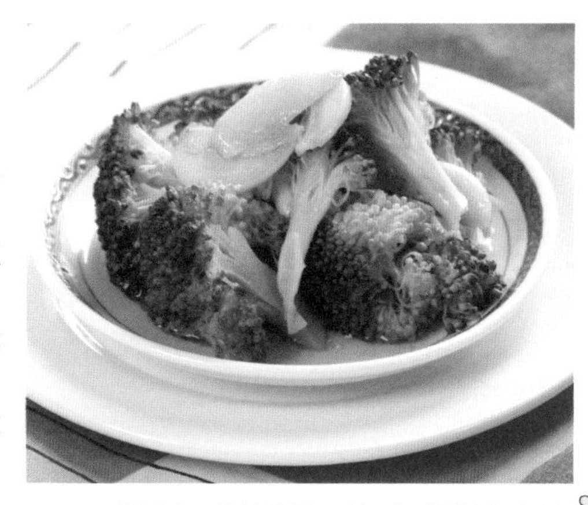

原料：西蓝花500克，大蒜3瓣，植物油、盐各适量。

做法：

1. 将西蓝花洗净，用手掰成小朵，入沸水中焯至变色，捞出过凉水，沥干备用；大蒜切片。
2. 炒锅内倒入植物油烧热，倒入西蓝花炒至五成熟，放入大蒜和盐，再中火炒熟即可。

功效：补脾和胃，适用于久病体虚、肢体萎软、耳鸣健忘、脾胃虚弱以及小儿发育迟缓等。

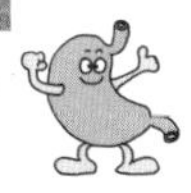

生姜

暖胃散寒，温中止呕

健脾养胃功效

生姜性温，味辛，具有暖脾养胃、温中止呕、解表散寒等作用。其特有的姜辣素能刺激胃肠黏膜，使胃肠道充血，消化能力增强，可有效缓解寒凉引起的腹胀、腹痛、腹泻、呕吐等。因受寒引起的腹泻、咳嗽、感冒等，都可以饮用生姜水，有很好的改善作用。此外，生姜还有提神、降温、防暑、杀菌解毒、温经止痛的食疗功效。

健脾养胃简易方

食欲不振： 鲜生姜汁 30 毫升，蜂蜜 2 匙，加水调匀饮服，可改善脾胃虚弱、不思饮食、呃逆等。

消化不良、腹胀： 将生姜、橘皮各 12 克煎服，可止痛止呕。

恶心呕吐： 生姜 20 克，捣汁，加入适量蜂蜜，用开水送服。

食用禁忌

生姜辛辣、性温，吃多会伤胃、生热，特别是阴虚火旺的人，切不可过多食用。

目赤内热、痈肿疮疖、肺病、胃溃疡、高血压、糖尿病、痔疮以及胆囊炎、肾炎患者，都不宜多吃生姜，以免加重症状。

健脾养胃食谱

生姜葱白大米粥

原料： 粳米 50 克，生姜、葱白各 10 克。

做法：

1. 生姜洗净切末；葱白洗净切末；粳米洗净。
2. 粳米放入锅中，加入适量清水煮粥，煮至粥熟后加入生姜和葱白，再煮沸 2 次即可。

功效： 辛温散寒、化痰止咳。适用于风寒咳嗽、寒性腹痛腹泻。阴虚内热、患痔疮者忌食。

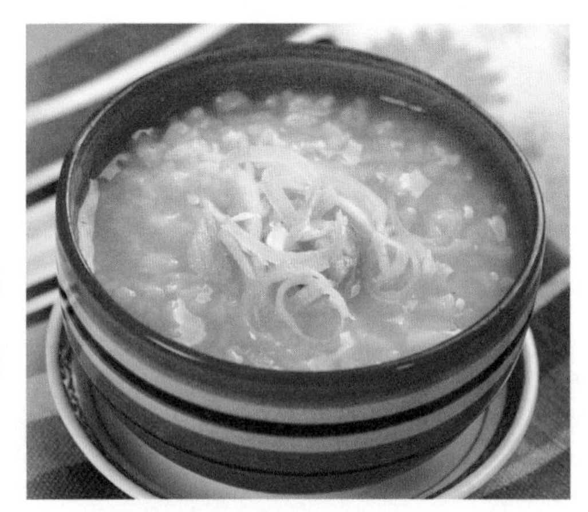

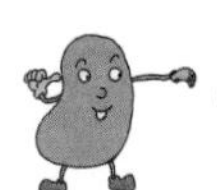

木瓜

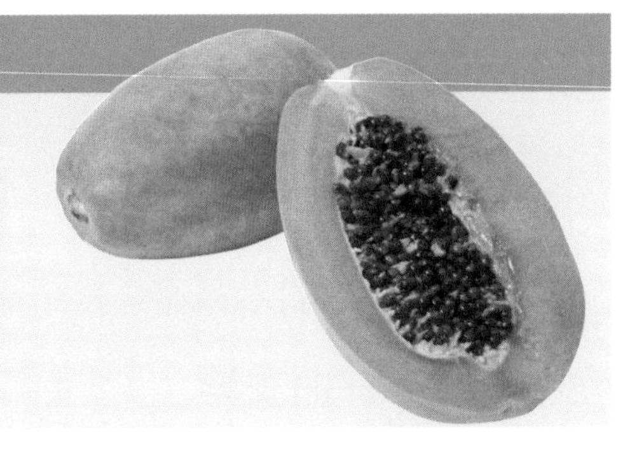

平肝和胃，舒筋祛湿

健脾养胃功效

木瓜性温，味酸，具有平肝和胃、舒筋祛湿、促进消化、滋养身体等功效。木瓜富含糖分、苹果酸、酒石酸以及皂甙、柠檬酸等营养物质，特别是木瓜中的酶，可促进肠胃对食物的消化和吸收，可护胃养胃。

健脾养胃简易方

呕吐：木瓜（干）、木香、槟榔各10克，同研成粉，以甘草煎水送服，每天1剂，分2次服。

食用禁忌

木瓜中富含番木瓜碱，多食会产生微毒，因此，木瓜一次不可过多食用。

内有郁热、脾胃伤食积滞者，以及过敏体质者不宜食用木瓜。

温馨提示

木瓜有南北之分，南方的称为番木瓜，可生食或熟食；北方的称宣木瓜，不宜鲜食，多用以入药。

健脾养胃食谱

木瓜炖鲫鱼

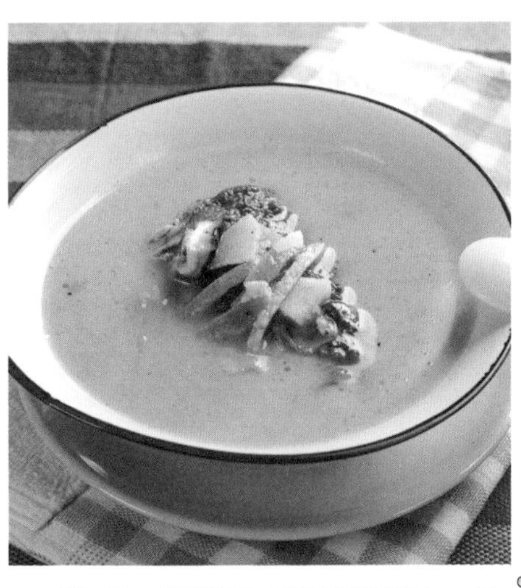

原料：鲫鱼1条，木瓜500克，姜片、葱段、盐、料酒各适量。

做法：

1. 将鲫鱼处理干净，在鱼两面各划几刀，加料酒、盐腌渍片刻；木瓜去皮、去籽，切成小块。
2. 锅中倒油烧热，放入鲫鱼煎至两面金黄，加入适量沸水，加入姜丝、葱段、木瓜，大火煮沸后改小火，加盖煮至汤色乳白，去掉姜、葱，加盐调味即可。

功效：开胃健脾，助消化。适合食欲不振、消化不良者；还有催乳作用，特别适合产后女性食用。

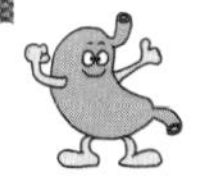

红枣

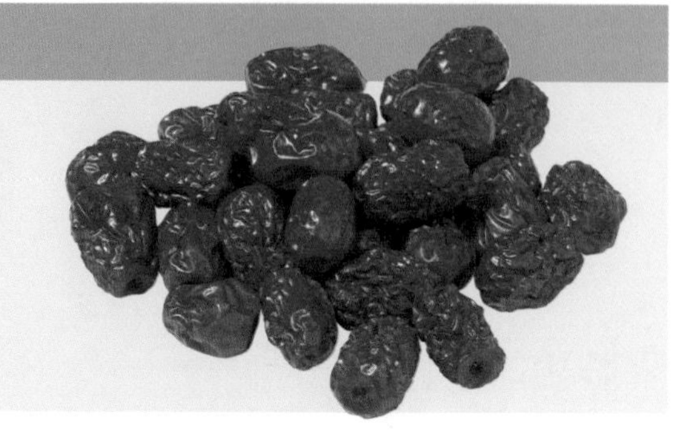

安中养脾，补血安神

健脾养胃功效

李时珍说“枣为脾之果，脾病宜食之。”红枣可以安中养脾、平胃气、养血安神，常用于脾胃气虚、血虚导致的面色萎黄，血虚导致的失眠多梦等不适。红枣富含钙、铁、维生素等营养物质，适量食用，对预防贫血、软化血管、降低血压、预防骨质疏松、预防心脑血管等有助益，儿童适量食用还能促进生长发育、健脑益智。

健脾养胃简易方

脾胃虚弱： 红枣6枚，党参、砂仁各30克，制成丸常服。

疲倦无力： 红枣20克，党参、白术各30克，煎汤或者制成药丸均可。能增强食欲，补中益气。

失眠： 红枣10枚，葱白7根，煎汤，睡前服。

心神不安： 红枣10枚，加水煎煮服用，临睡前服用。

烦躁抑郁： 红枣、甘草、小麦等分，煎水饮用。可养血安神，舒肝解郁。

这样吃更养脾胃

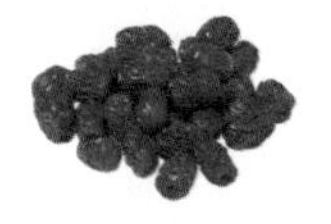

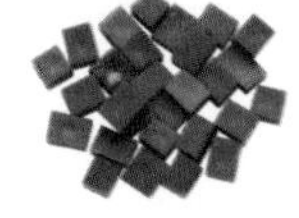

红枣 + 阿胶 → 补血益气，适用于孕期缺铁性贫血及产后气虚、血虚

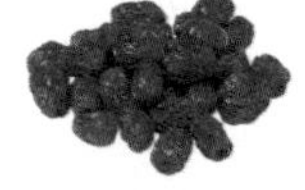

红枣 + 牛奶 → 健脾开胃，补血养血，适合脾虚、血虚者

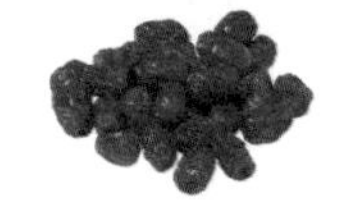

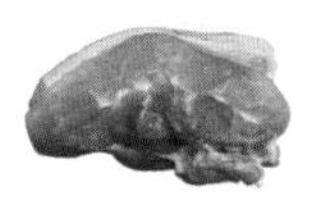

红枣 + 黄芪 + 肉类 → 益气补虚，很适合慢性疾病或大病后身体虚弱的人

食用禁忌

红枣糖分丰富，不适合糖尿病患者服用，以免引起血糖波动。

红枣不宜一次食用过多，否则会引起胃酸过多和腹胀，有损消化功能，引发便秘。

红枣味甘性温，食用过多会助湿生痰，有内热者、大便秘结、湿痰、积滞、腹部胀气者，都不宜多吃红枣。

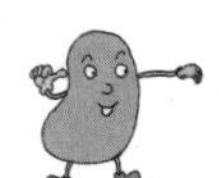

黑米红枣粥

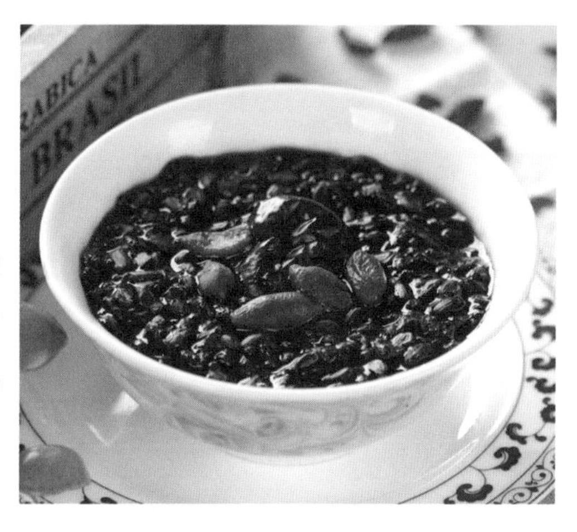

材料：黑米 50 克，红枣 4 颗，枸杞子 5 克。

做法：

1. 黑米洗净，用清水浸泡 12 小时左右；红枣、枸杞子洗净。

2. 将黑米放入锅中，加入适量清水，大火煮沸后放入红枣，用小火熬煮至粥变得黏稠后，放入枸杞子，再煮 5 分钟即可。

功效：滋阴补肾，健脾暖肝，补益脾胃，益气活血，美容养颜。

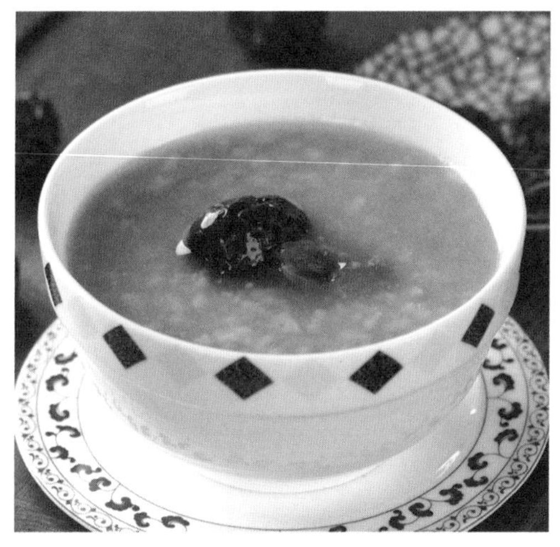

红枣桂圆粥

原料：粳米 100 克，桂圆肉 50 克，红枣 10 颗，红糖 20 克。

做法：

1. 将粳米洗净；红枣和桂圆肉分别洗净。

2. 把粳米、红枣、桂圆肉一同放入锅中，加入适量清水，大火煮沸后，小火再煮 40 分钟。

3. 粳米快煮熟透时，加入红糖，继续煮至粥稠即可。

功效：补中益气，养血安神，健脾养胃，补益心脾。

归芪红枣炖鸡

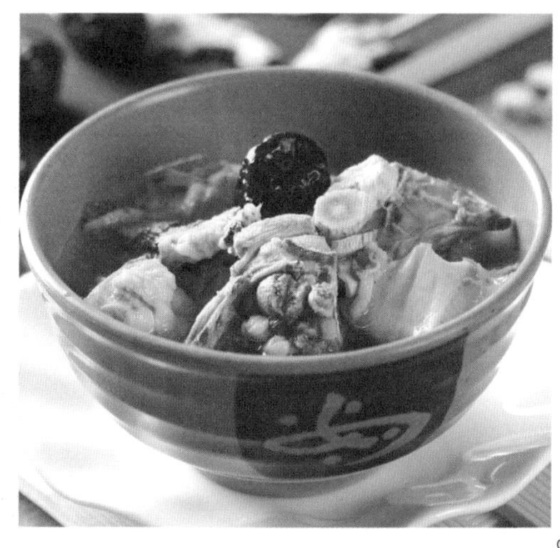

原料：母鸡 1 只，炙黄芪 10 克，红枣 10 颗，当归 5 克，米酒、食盐各适量。

做法：

1. 母鸡宰杀后去毛去内脏，洗净、切块，在沸水中烫 3 分钟，捞出；炙黄芪、当归、红枣分别洗净。

2. 将黄芪、当归、红枣和鸡块同放入锅中，加入米酒和适量清水，大火煮沸后，小火炖煮至熟烂。

3. 去除药渣，加入食盐调味即可。吃肉喝汤。

功效：补气补血，活血健脾。适合脾虚、血虚所致的面色萎黄、失眠多梦等。

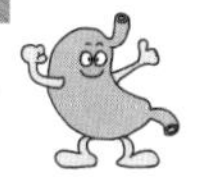

薏仁

健脾利湿，利尿消肿

健脾养胃功效

薏仁具有丰富的药用价值，《本草纲目》中说它能“健脾，益胃，补肺，清热，去风，祛湿。增食欲，治冷气，煎服利水。苡仁根捣汁和酒服，治黄疸有效”。脾虚腹泻，脾湿引起的腹胀、便溏、小便短黄、肢体困重、皮肤发痒、色斑、皮肤粗糙、水肿等，都可以用薏仁来改善。薏仁还含有水溶性膳食纤维和硒元素，有降低血压、血脂等多种功效。

健脾养胃简易方

水肿： 薏仁 50 克，郁李仁 15 克，将郁李仁研细，同薏仁共煮粥，每日两次。

色斑： 将鲜奶煮沸，加入适量薏仁粉，搅拌均匀后食用。

食用禁忌

薏仁性凉，脾虚无湿、大便燥结者及孕妇、经期女性、虚寒体质者不宜多吃薏仁。

健脾养胃食谱

薏仁冬瓜排骨汤

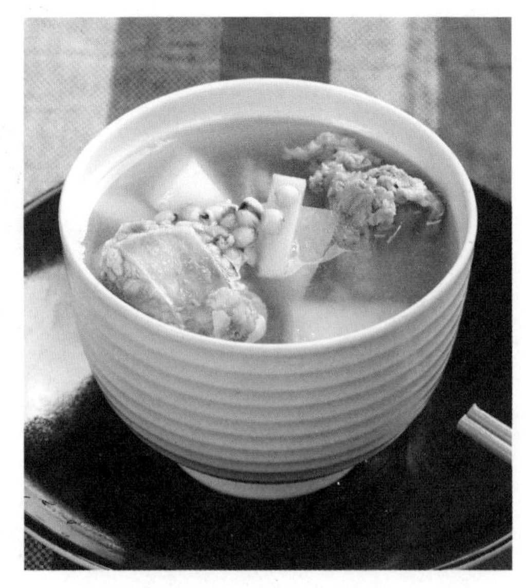

原料： 薏仁 30 克，排骨 150 克，冬瓜 100 克，冬菇 3 朵，姜 2 片，盐适量。

做法：

1. 薏仁提前用清水浸泡 3 小时；冬瓜去皮，洗净，切块；冬菇泡发，切开。
2. 排骨洗净，剁成小块，冷水下锅，撇尽血水，捞出冲净
3. 砂锅放水，下入排骨、薏仁、冬瓜块、姜片，盖上煲盖，水开后关小火，煲 50 分钟左右，加盐即可。

功效： 清热解毒，健脾祛湿。适合脾胃湿热者祛湿补益之用。

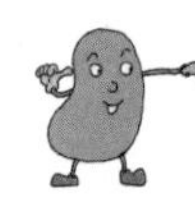

豇豆

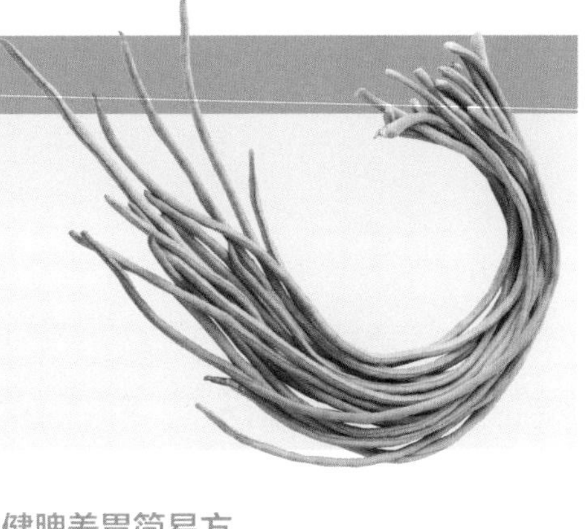

理中益气，补肾健胃

健脾养胃功效

中医认为豇豆“治脾土虚弱，开胃健脾”，对动脉硬化、高血压、水肿、消化不良、便秘等都有较好的辅助治疗效果。研究发现，豇豆中的B族维生素有维持正常的消化腺分泌和促进胃肠道蠕动的功能，可以抑制胆碱酶活性，帮助消化，增进食欲。豇豆还有预防便秘、降低血糖等功效，非常适合老年人食用。

健脾养胃简易方

脾虚：豇豆50克，粳米50克，同煮成饭，调味食用，可益气、健脾，改善小儿病后脾胃虚弱。

泄泻：嫩豇豆、香菇各适量，煮汤食。

食用禁忌

豇豆一般可炒食，也可与大米煮粥，但不能一次食用过多，否则会产生胀气。

气滞便结者不宜食用豇豆。

健脾养胃食谱

豇豆烧排骨

原料：猪排骨500克，豇豆100克，酱油、盐、胡椒粉、料酒各适量。

做法：

1. 猪排骨斩成长块，煮去血水，捞出备用；豇豆洗净，切段；姜切片。

2. 炒锅置火上，油烧至六成热时，下排骨爆炒，待水干后，下料酒、姜片、酱油继续翻炒。

3. 待排骨上色后，加足水烧开，改小火烧焖，至八成熟时，下豇豆，待排骨烧熟，下盐、胡椒粉收汁即成。

功效：健脾温胃，提升食欲。适合胃口不佳者食用。

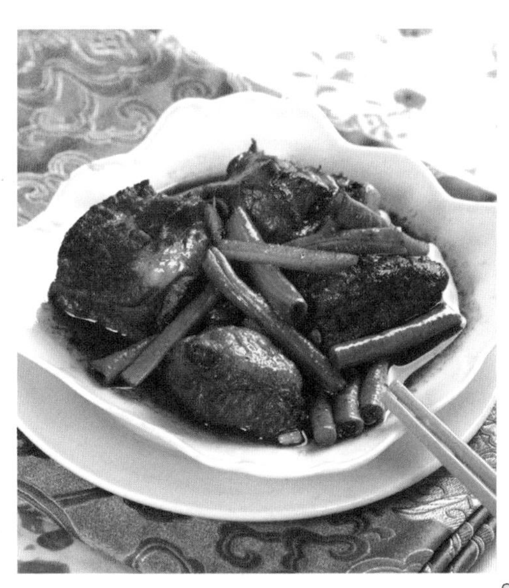

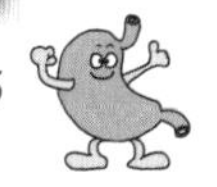

白扁豆

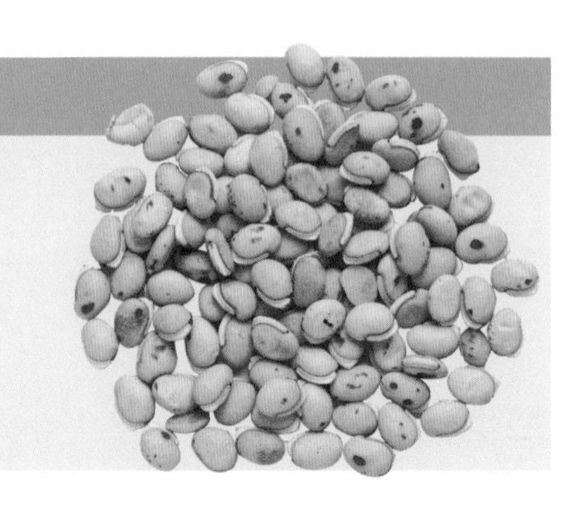

暖脾益胃，除湿祛热

健脾养胃功效

《本草纲目》称白扁豆为“脾之谷”，认为白扁豆能“止泻痢，消暑，暖脾胃，除湿热，止消渴”，可用于脾虚湿盛导致的食少便溏、呕吐泄泻、疲乏无力，以及脾胃湿热引起的女性白带过多、带下色白或淡黄，清稀无臭，伴有倦怠便溏等症状。

健脾养胃简易方

食欲不振： 炒白扁豆30克，山药30克，芡实15克，粳米100克，洗净，一同放入砂锅，加适量清水，大火煮沸，小火熬煮至米烂、白扁豆软烂即成。

食滞腹痛： 炒白扁豆15克，陈皮5克，山楂15克，一同放入砂锅，加适量清水，大火煮沸，小火熬煮20分钟。

食用禁忌

平素体质虚寒的人不宜多吃扁豆。

外感风寒者，伤风期间，不宜食用。

健脾养胃食谱

扁豆红枣汤

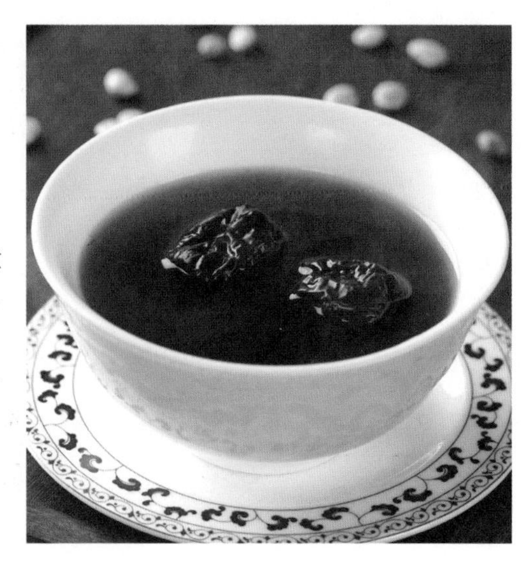

原料： 白扁豆100克，红枣30颗，白糖适量。

做法：

1. 白扁豆除去杂质，洗净；红枣洗净。
2. 锅中加入适量清水，放入白扁豆，大火煮沸后放入红枣，煮沸后改用小火煮至白扁豆熟烂，加入白糖调味即可。

功效： 清暑化湿，健脾益气。适宜暑湿心烦、腹泻、腹胀、乏力、食欲不振等症。

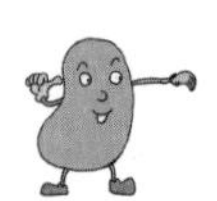

鲫鱼

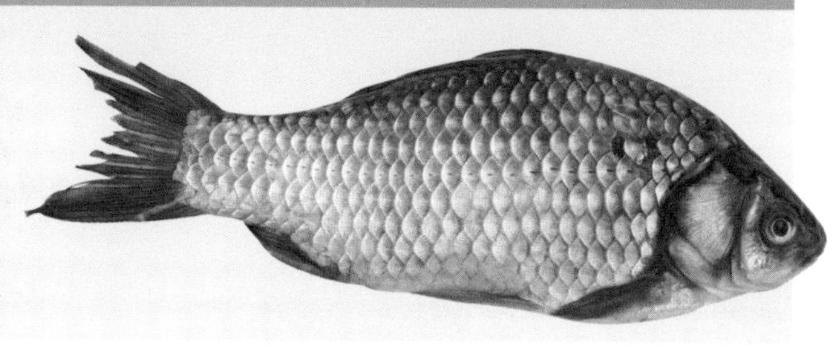

益脾生津，补虚强身

健脾养胃功效

《本草经疏》中说："鲫鱼甘温，能益脾生肌，调胃实肠，与病无碍，诸鱼中惟此可常食。"脾胃不足、身体虚弱的人经常吃鲫鱼，有很好的调理作用。另外，鲫鱼蛋白质含量丰富，而且容易消化吸收，经常食用有增强身体抵抗力的作用，有肝、肾、高血压、心脏病以及慢性支气管炎者都可食用鲫鱼来滋补和调养。

健脾养胃食谱

白萝卜鲫鱼汤

原料：鲫鱼1条，白萝卜200克，木耳10克，植物油、盐、葱末、姜片各适量。

做法：

1. 鲫鱼处理干净，在鱼身两边各划两刀，擦干水分；木耳用温水泡发；白萝卜洗净、切丝备用。
2. 用生姜在锅里涂一下以防粘锅，然后倒油烧热，将鲫鱼下锅煎至两面金黄。
3. 往锅里加入开水没过鱼（一定要加开水，才能煮出奶白的鱼汤），加入姜片煮至沸腾，加入木耳和萝卜丝。
4. 盖上锅盖，中小火慢炖20分钟，炖至汤色奶白，加盐、撒葱末即可。

功效：健脾养胃，益气。适合胃口不佳、腹胀，及术后体虚者。

健脾养胃简易方

脾胃虚寒：鲫鱼500克，胡椒2克，陈皮、砂仁各10克，大蒜3瓣（拍破），将各料放入鱼腹，煮熟后食用。

脾虚多汗：鲫鱼250克，金樱子15克，同煮成汤服用，可健脾补虚，固精止泄。

食用禁忌

感冒发热期间，以及过敏体质者不要食用鲫鱼。

鲫鱼子胆固醇较高，老年人要少吃。

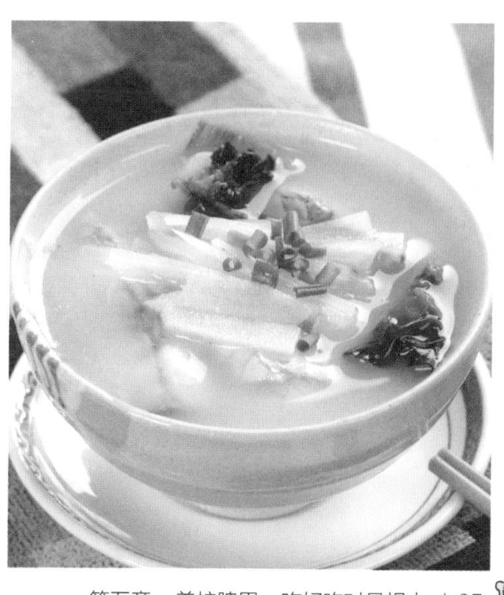

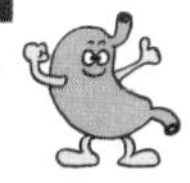

芡实

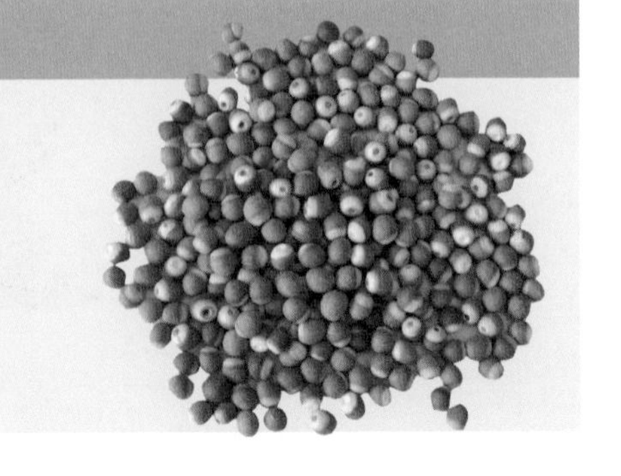

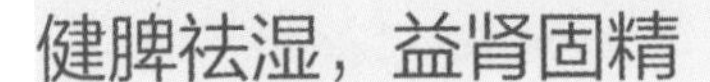

健脾祛湿，益肾固精

健脾养胃功效

芡实也叫鸡头米，具有补脾肾、祛暑湿的功效。芡实补而不峻，防燥不腻，有收涩之效，所以中医经常用它来治疗梦遗、滑精、遗尿、尿频、久泻、带下等症。脾胃功能不好、肾气不足的人，可用芡实加粳米煮粥食用，有很好的补脾益气、固肾涩精的作用。尤其是儿童，适当喝芡实粥，能让脾胃健运，不积食。

健脾养胃食谱

芡实桂圆莲子汤

原料：芡实30克，薏仁50克，莲子30克，桂圆肉8克，蜂蜜适量。

做法：

1. 莲子、芡实、薏仁分别洗净，加清水浸泡30分钟。
2. 将莲子、芡实、薏仁和桂圆肉一同放入锅中，加入适量清水，大火煮沸。
3. 改用小火煮1小时，加入蜂蜜调味即可。

功效：补脾益气，固肾益精。可改善脾胃虚弱、小便频数、尿频等症。

健脾养胃简易方

脾肾两虚：芡实、山药、茯苓、白术、薏仁、白扁豆各200克；人参50克，一起入锅炒黄，研末。每次取5克，温水送服，每日1次。

小便频数：芡实、连子、白茯苓各100克，共研为末。每次取5克，空腹服下。

食用禁忌

芡实性收敛，大便秘结、小便赤热者，以及产妇不宜食用。

芡实一次不宜食用过多，否则会不消化，发生腹胀。

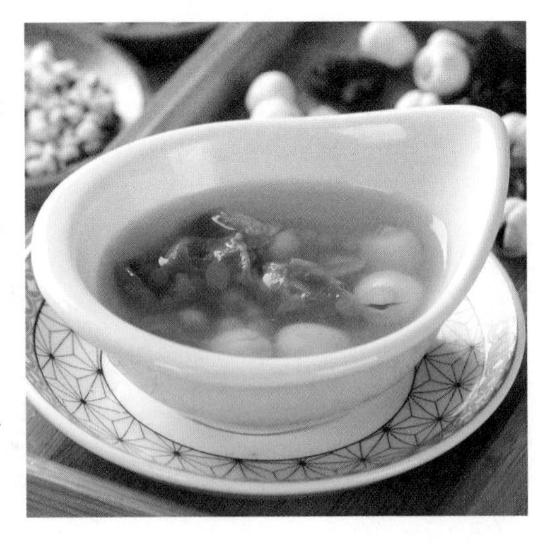

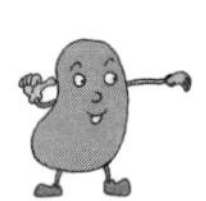

莲子

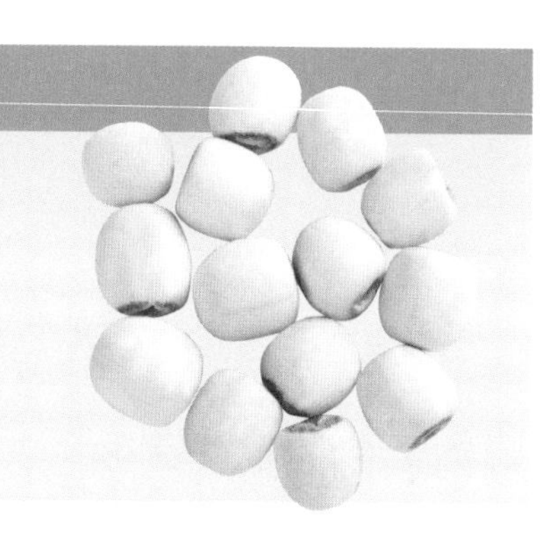

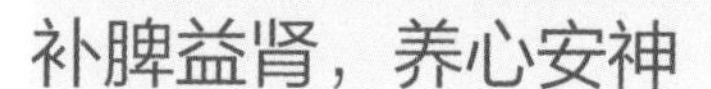

补脾益肾，养心安神

健脾养胃功效

李时珍在《本草纲目》中说："莲之味甘，气温而性涩，禀清芳之气，得稼穑之味，乃脾之果也。"莲子不仅是"脾之果"，可健脾止泻，促进消化，提升食欲，改善脾胃功能，还能补肾养心、清热滋阴——男性常吃莲子，有补肾固精、滋补元气的作用；经常失眠的人常吃莲子，可缓解失眠症状；莲子性质温凉，对于内燥、目赤、心神烦乱、头昏脑涨等上火症状都有一定的缓解作用。

健脾养胃简易方

胃弱不消化： 莲子、粳米各200克，茯苓100克，炒后研末，加白糖调和，每日取15克，以温水送服。

失眠心烦： 莲子芯20克，酸枣仁5克，远志10克，以水煎服，每日1次。

食用禁忌

莲子有收涩的作用，大便燥结者不宜食用。

莲子不宜长期食用，一般食用一段时间可隔一段时间再食，长期服用容易产生腹泻，特别是莲子心，除非医嘱，不宜长期泡水饮用。

健脾养胃食谱

冰糖银耳莲子汤

原料： 银耳50克，莲子20克，冰糖适量。

做法：

1. 银耳用清水泡发、洗净；莲子洗净。
2. 将银耳、莲子和冰糖一同放入砂锅中，加入适量清水，大火煮沸后，改用小火煮 至银耳熟烂即可。

功效： 滋阴润肺，健脾养心。适用于肺燥咳嗽、心烦失眠者食用。

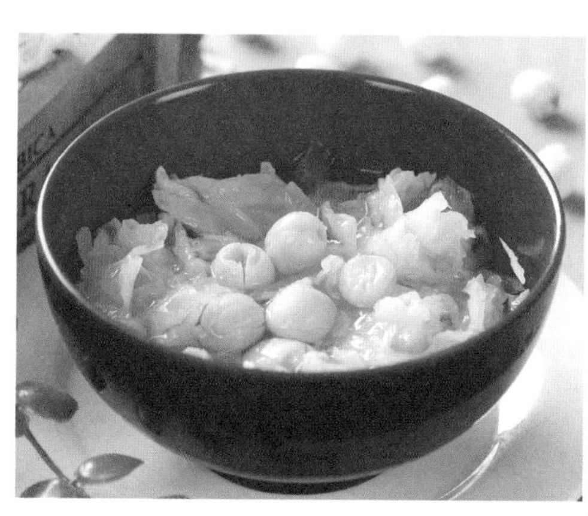

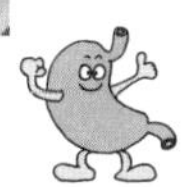

玉米

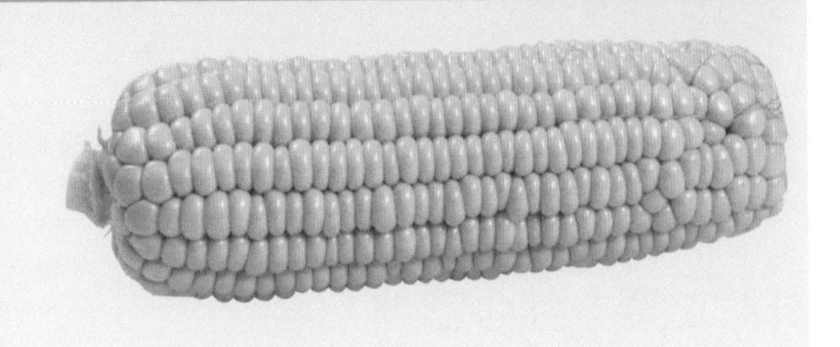

开胃调中，祛湿利尿

健脾养胃功效

玉米具有调中开胃、益肺宁心、清湿热、利肝胆、延缓衰老等功效，对脾胃不健、小便不利、高血脂、冠心病等有食疗效果。玉米膳食纤维含量丰富，常吃可以有效刺激肠胃蠕动，加速胃的消化，从而起到缓解便秘、排毒养颜、降低血脂的作用。中老年人常吃玉米，可有效预防和改善习惯性便秘。玉米的组成部分玉米须有清热利湿的作用，对脾胃湿热引起的咳嗽、水肿，以及肝胆湿热所致的高血压有改善作用。

健脾养胃简易方

消化不良：鲜玉米粒100克，刺梨（干）20克，煎成浓汤食用。

咳嗽：玉米须30克，陈皮10克，用水煎服，每日1剂。

高血压：玉米须30克，西瓜皮（干）50克，加水熬汁，去渣，每日分3次饮服。

尿路感染：玉米须30克，玉米芯60克，以水煎煮，去渣，代茶饮。

这样吃更养脾胃

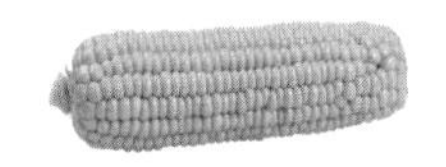

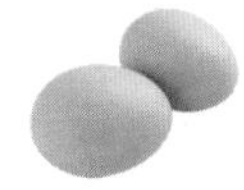

玉米＋鸡蛋 → 益气补虚，可增强体质，还能预防胆固醇过高

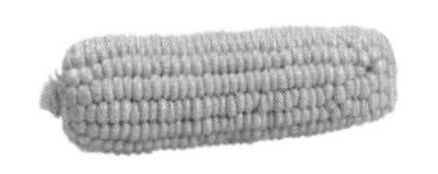

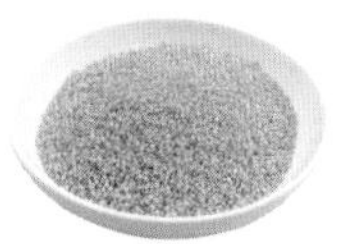

玉米＋小米 → 健脾胃，养心神，可帮助睡眠，缓解心烦症状

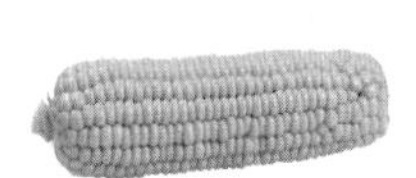

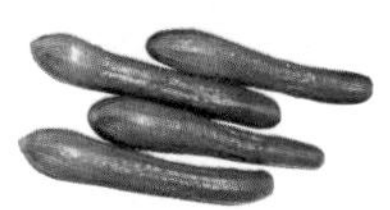

玉米＋黄瓜 → 清凉开胃，促进排毒，还有益于减肥

食用禁忌

婴儿多食玉米可会引起消化不良，伤害肠胃。

温馨提示

玉米蛋白质中缺乏色氨酸，故宜搭配豆类食品。

食用玉米时要注意细嚼慢咽，吃的过快、过多，都会引起消化压力，从而导致胃胀。

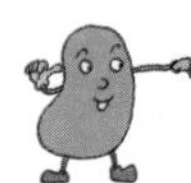

玉米菠萝枸杞汤

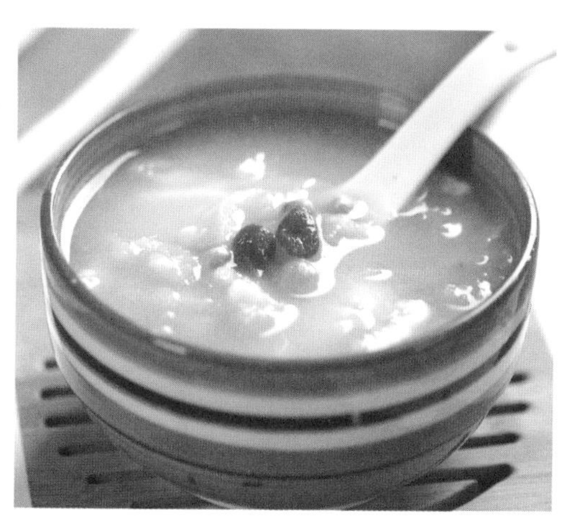

原料：鲜嫩玉米 400 克，菠萝 1 个，枸杞子 15 克，青豆 25 克，冰糖 250 克，水淀粉适量。

做法：

1. 将玉米洗净，加适量水，蒸 15 分钟取出；菠萝去皮，切小丁；枸杞子洗净，用水泡一下。

2. 烧热锅，加水和冰糖煮化，放入玉米、枸杞子、菠萝丁、青豆煮沸，用水淀粉勾芡即可。

功效：提升食欲，促进消化。适合食欲不振、消化不良、大便不畅者。

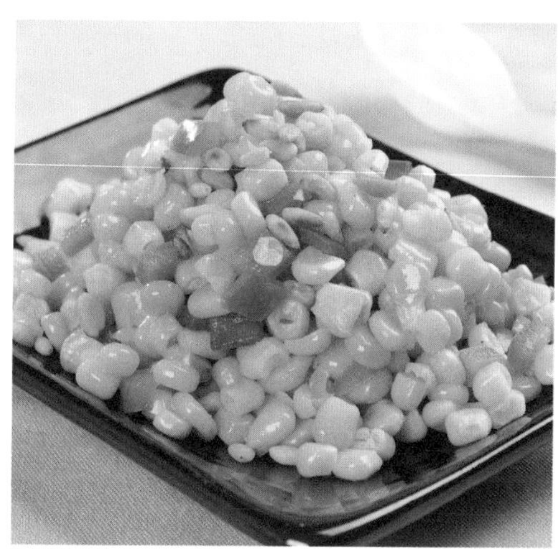

松仁玉米

原料：嫩玉米粒 200 克，松仁 50 克，青椒 1 个，葱、盐、白糖各适量。

做法：

1. 将玉米粒煮至八成熟，捞出沥干水分；青椒洗净切丁。

2. 锅加油烧热，放入松仁炒至略变金黄出香味后盛出晾凉。

3. 中火加热炒锅中的油，先入葱段煸出香味，再放入玉米粒、青椒丁和松仁煸炒 2 分钟，调入盐和白糖即可。

功效：健脾养胃，美容排毒。适合脾胃虚弱、食欲低下、便秘者食用。

丹参玉米糊

原料：玉米粉 100 克，丹参 6 克，白糖适量。

做法：

1. 把丹参浸透，切片，放入锅中，加入 100 毫升清水，煮 25 分钟后除去丹参。

2. 锅中加入 500 毫升清水，倒入药汁，大火煮沸后倒入玉米粉搅匀，煮成糊后加入白糖调味即可。

功效：活血祛瘀，养血安神，凉血消肿，通经活络。

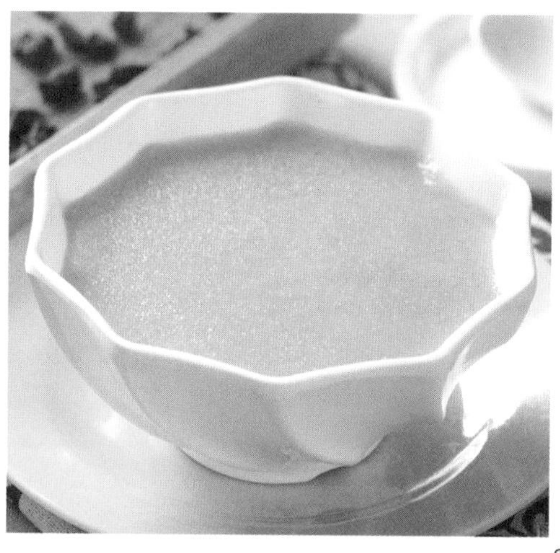

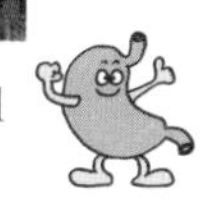

白萝卜

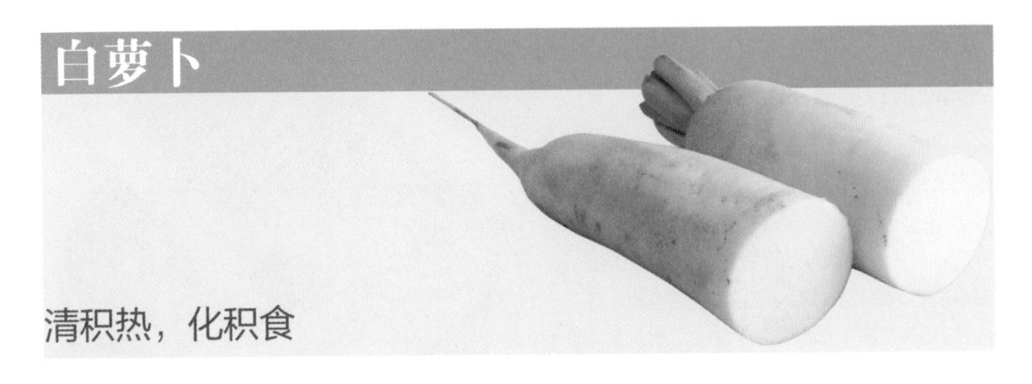

清积热，化积食

健脾养胃功效

白萝卜具有消食下气、润肺生津、利尿通便等作用，其含有的芥子油、淀粉酶和粗纤维，能促进消化、增进食欲、加快胃肠蠕动和止咳化痰，胃火上炎、阴虚火旺引起的口干舌燥、口舌生疮、目赤肿痛、便秘、小便赤黄，以及肺热引起的喉咙干痒、咽喉肿痛、咳嗽等，可以适当吃白萝卜来缓解上述症状。

健脾养胃简易方

习惯性便秘：白萝卜籽适量，炒后研末，每次取9克，温水服用，每日2–3次，有润滑肠道、促进消化、预防和改善便秘的作用。

燥热咳嗽：白萝卜1根，蜂蜜30克。白萝卜洗净，去皮切片，上锅蒸熟后加蜂蜜调味食用，可润肺止咳、养阴生津。

食用禁忌

白萝卜性质寒凉，有下气消滞的重要作用，寒性体质者、因受寒而腹泻的人不宜食用。服用中药期间不宜吃白萝卜，以免影响药效。

健脾养胃食谱

山药萝卜汤

原料：白萝卜100克，山药50克，芫荽、食盐各适量。

做法：

1. 山药洗净、去皮，切成块状；白萝卜洗净，切块；芫荽洗净，切段。

2. 山药和白萝卜一同放入锅中，加入适量清水，大火煮沸后，改用小火再煮20分钟。

3. 放入芫荽，煮沸后加入食盐调味即可。

功效：健脾益胃，助消化。适合消化不良、便秘者。

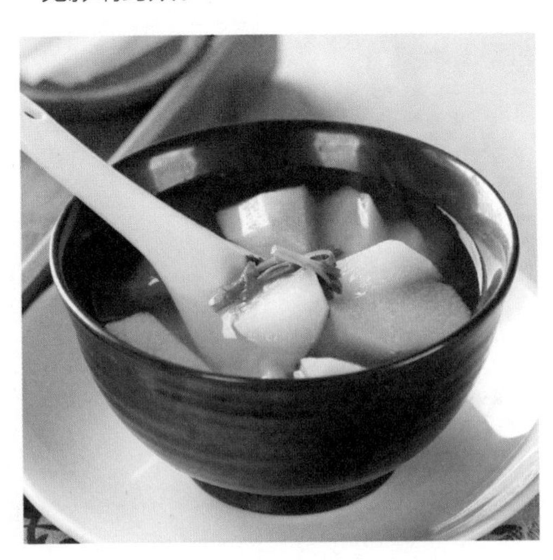

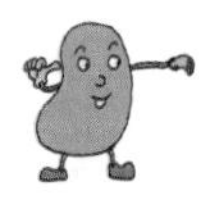

香菇

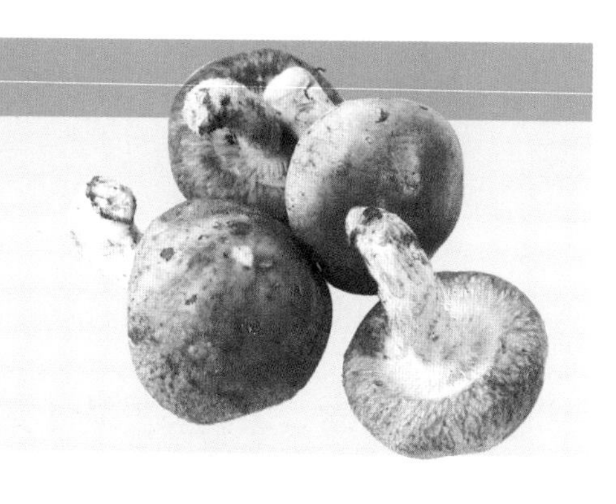

补益脾胃，降压降脂

健脾养胃功效

香菇是一种食药同源之品。中医认为其“能益胃助食，常食有养后天脾胃之功”。研究发现，香菇中的香菇多糖有预防和治疗脾胃虚弱、腹胀、四肢乏力、面黄体瘦等消化系统问题。另外，香菇还含有多种氨基酸和维生素，有益智安神、美容养颜、降低胆固醇、降低血压等多种功效。

健脾养胃简易方

胃肠不适：香菇3朵，切碎，加水煎煮，取汤饮用。

呕吐：香菇3朵，浸于热水内，泡15~20分钟，待水微黄饮用，用于食物中毒引起的呕吐和泄泻。

温馨提示

香菇味美是因为含有核糖核酸，需要在80℃左右的热水中浸泡才能水解释放出鲜味，所以干香菇最好先用80℃的热水泡发。

健脾养胃食谱

香菇肉片

原料：猪瘦肉100克，鲜香菇5朵，青椒1个，植物油、酱油、淀粉、葱、盐各适量。

做法：

1. 香菇去蒂，洗净，切片；猪瘦肉切薄片，用淀粉、酱油拌匀，腌10分钟；青椒洗净切片；葱切末。

2. 锅内放油，烧热后大火爆炒肉片，肉片将熟时捞出备用。

3. 锅留底油，下葱花炒香，放入香菇，加两大勺水，大火烧开后调入盐，继续翻炒，香菇变软后加入青椒片略炒，再放入肉片翻炒均匀即可。

功效：补养脾胃，补虚强身。适合营养不足、身体虚弱者。

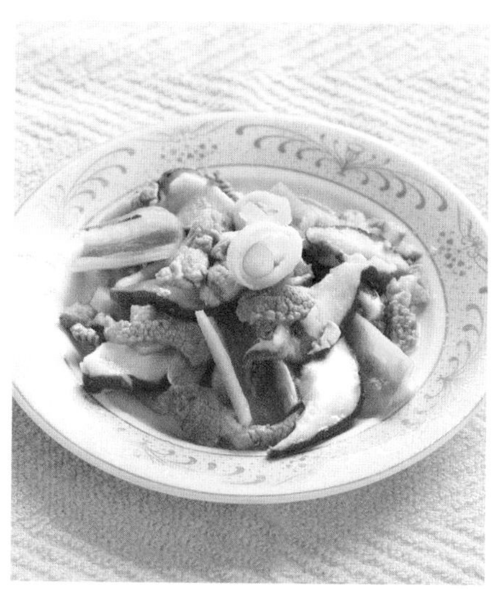

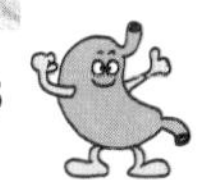

莲藕

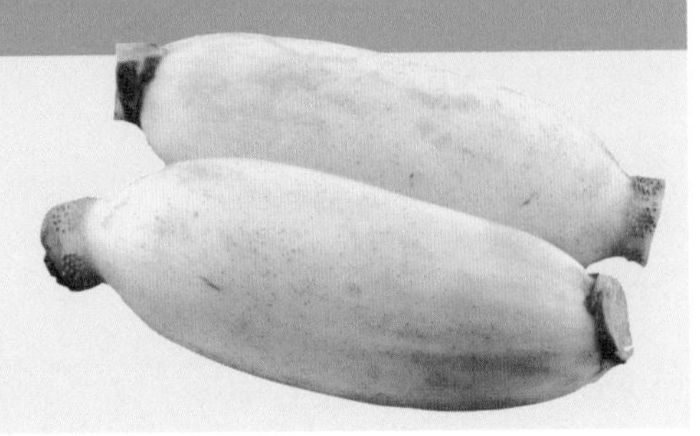

生吃清热解毒，熟吃健脾开胃

健脾养胃功效

莲藕微甜而脆，可生食也可做菜，而且药用价值相当高。中医认为，莲藕生用性寒，有清热凉血的作用，可用来改善口干口臭、牙痛、口舌生疮、喉咙痛、烦热、口渴等胃火上炎之症；熟吃能健脾和胃，改善肠胃疲劳，还能补血、强健五脏、抗衰老。

健脾养胃简易方

暑热烦渴： 莲藕250克，切成薄片，加适量冰糖煎汤，代茶饮。

便秘、痔疮： 莲藕400克，红糖30克。煎水，连汤服下，每天1剂，连服1周。

食用禁忌

莲藕性寒凉，脾胃虚寒、容易腹泻者不宜生吃莲藕，应煮熟后食用。

温馨提示

莲藕切块后易被微生物入侵造成腐烂，所以如果要保存，最好保持莲藕的完整。在挑选莲藕的时候，切记不可选择发黑、有异味的。

健脾养胃食谱

枸杞山药莲藕汤

原料： 莲藕、山药各250克，枸杞子10克，姜、盐、高汤各适量。

做法：

1. 莲藕去皮切片；山药去皮切块；枸杞子泡入碗里备用；姜洗净，切丝。

2. 锅置火上，注入高汤，放入姜丝，待汤开时，放入莲藕片、山药块、枸杞子，大火烧开，再改用小火炖20分钟，加入盐调味即可。

功效： 调中补虚，健脾益胃。适合体虚、食少、便溏者。

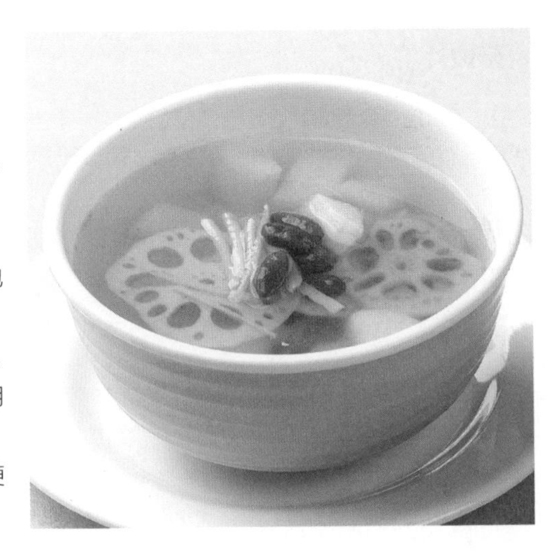

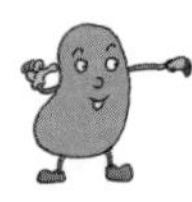

菜花

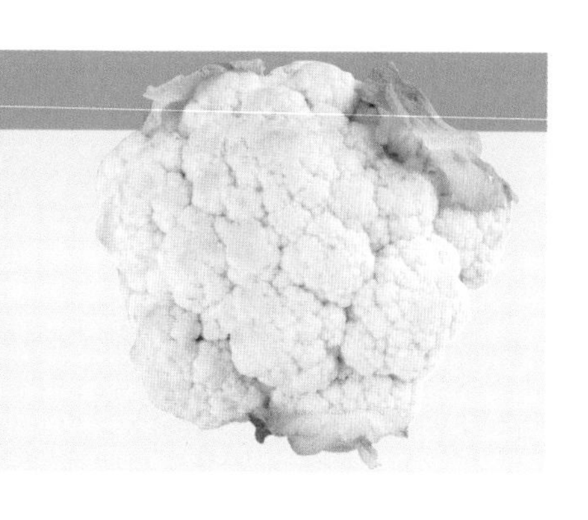

和胃补脾，补肾填精

健脾养胃功效

菜花质地细嫩，口感爽脆，有开胃的作用，而且极易被肠胃消化吸收，因而适合脾胃虚弱、消化功能不强的人食用。菜花富含维生素、蛋白质、膳食纤维、碳水化合物等多种营养物质，有清热解渴、利尿通便等功效，可促进人体代谢，经常食用可和胃健脾、补肾填精、促进胃肠健康。此外，菜花中的类黄酮含量很高，常吃对防止胆固醇氧化、维护心脏健康等有辅助食疗的作用。

健脾养胃简易方

脾胃虚弱： 菜花200克，水发木耳50克，猪肾1个，炒后佐餐食用。可补脾胃虚弱，改善饮食不香、面色晦暗。

胃热上火： 菜花250克，银耳30克，菊花5克，煲汤食用。

食用禁忌

菜花一次不可多食，以免引起腹内胀气。

健脾养胃食谱

香菇菜花

原料： 菜花250克，鲜香菇3朵，鸡汤100毫升，香油、盐、葱段、姜片、淀粉各适量。

做法：

1. 菜花择洗干净，切成小块，放入沸水锅内焯一下捞出；香菇洗净、切条；葱洗净，切段；姜洗净，切片。

2. 炒锅加花生油烧热，下葱段、姜片煸出香味，加鸡汤、盐，烧开后捞出葱、姜不要，放入香菇、菜花，用小火稍煨入味后，用水淀粉勾芡，淋上香油即可。

功效： 益气健胃，补虚强身。适合吐泻乏力、食欲不振者，也可防治佝偻病。

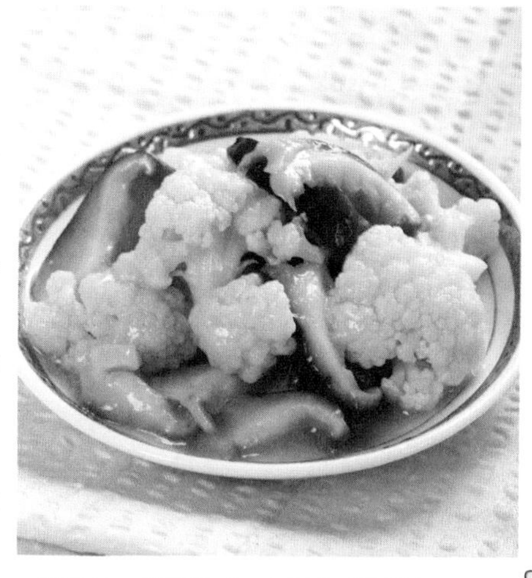

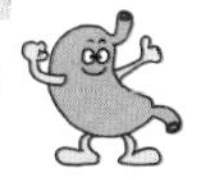

桂圆肉

益气补血，健脾养心

健脾养胃功效

桂圆肉具有开胃益脾、安神补虚、益气血、增强体质等功效，可用于心脾两虚证、气血双亏证及心悸怔忡、失眠焦虑、神倦乏力、食欲不振、脘腹胀满、大便溏泄、病久衰羸及老弱之人等。女性适当吃桂圆肉，不仅可以益气补血，还能改善月经不调、更年期综合征以及产后体虚等问题。

健脾养胃简易方

失眠：每天睡前，直接食用桂圆肉10粒，能养心安神，改善睡眠。或用桂圆肉15克，粳米60克，莲子10克，芡实15克，加水煮粥，用白糖调味。

气血不足、神疲乏力：桂圆肉30克，白糖适量，加水一同蒸至稠状，分2次用开水冲服。或用桂圆肉15克，红枣10枚，粳米50克，共煮粥，加红糖食用，早晚各1碗。

食用禁忌

桂圆肉性温味甘，能助火化燥，阴虚内热、湿阻中满及痰火体质者不宜多吃。

孕妇大多有阴虚内热的症状，不宜多吃桂圆肉，以免增加内热而引起不适。

健脾养胃食谱

银耳桂圆菊花汤

原料：桂圆肉、莲子各50克，水发银耳20克，杏仁10克，桂花、菊花各2克，蜂蜜适量。

做法：

1. 水发银耳洗净去蒂，撕成小朵，与莲子、杏仁、桂圆肉一起放入锅中，加入适量清水，大火煮沸后，用小火炖1小时，关火。

2. 将桂花和菊花放入锅中，搅拌均匀，待汤羹放至温热时，调入蜂蜜即可。

功效：滋阴养颜，美容去皱。改善脾虚、血虚所致的面色萎黄、色斑、皮肤粗糙等问题。

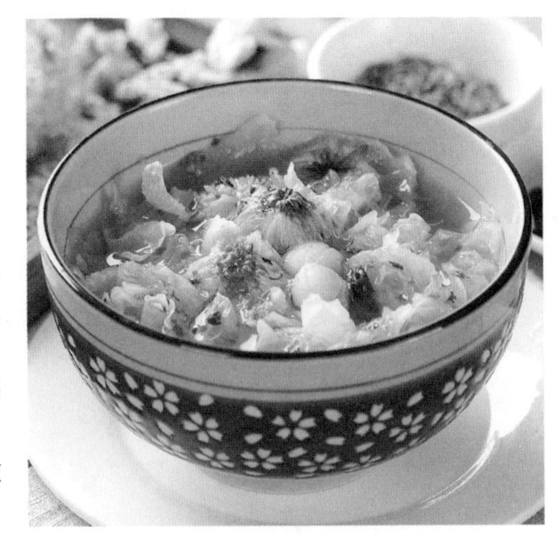

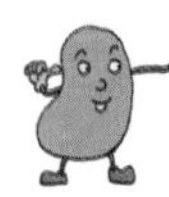

第六章

最简单的中药，用对养出强健好脾胃

脾胃是后天之本，气血生化之源，
而气血又是进行生命活动的物质基础，
所以调养五脏，应以脾胃为先。
生活中很多常见的中药是调养脾胃的利器，
只要对症用药，配伍得宜，
调养脾胃也可以事半功倍。

健脾常用中药

茯苓

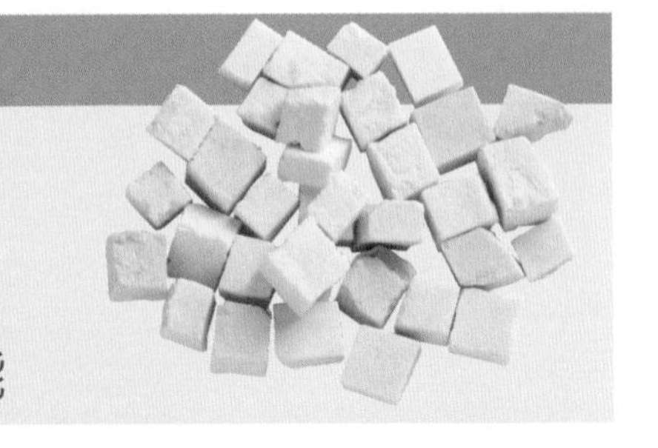

醒脾、利湿、消食，改善脾胃功能

健脾养胃功效

茯苓自古被视为中药八珍之一，是一味极好的利水渗湿药，还有健脾和胃、宁心安神的功效，对于脾虚不能运化水湿、停聚化生痰饮之证，具有治疗作用。中医临床上常将茯苓用于脾胃虚弱、食少纳呆、倦怠乏力、脾虚泄泻，心脾两虚导致的心悸、失眠，以及各种痰症的调治。

健脾养胃简易方

消化不良：白茯苓 35 克，白术 50 克，捣碎煎汤，取浓汁服用，饭前服下，有助于消化。

胃火上炎：白茯苓 50 克，泽泻 80 克，白术 25 克，猪苓 20 克，捣为细末，煎汤，每日分 3 次温服。可清热化湿、清除胃火。

服用禁忌

阴虚无湿热、虚寒精滑者慎用茯苓；阴虚火旺、口干咽燥者不宜服用茯苓。

低血糖、低血压、水及电解质紊乱等患者不宜大量长期食用茯苓。

中医提示

茯苓不能直接使用，需要炮制，可分为白茯苓（即茯苓）和朱茯苓。茯苓的炮制很简单，取茯苓浸泡，然后蒸熟，切片晒干即可，其健脾开胃效果良好。朱茯苓是用朱砂进行包裹，晾干使用，安神效果更佳。

健脾养胃药膳

茯苓红枣粥

原料：粳米 10 克、茯苓粉 6~9 克，红枣 3 颗，白糖适量。

做法：

1. 将红枣去核洗净、切碎，放入锅中加水浸泡 20 分钟；粳米洗净。
2. 把粳米放入砂锅中，加入适量清水，再放入茯苓粉和红枣，大火煮沸后，改用小火煮成粥，加入白糖调味即可。

功效：健脾补中，利湿止泻。适用于小儿泄泻止后的调养。

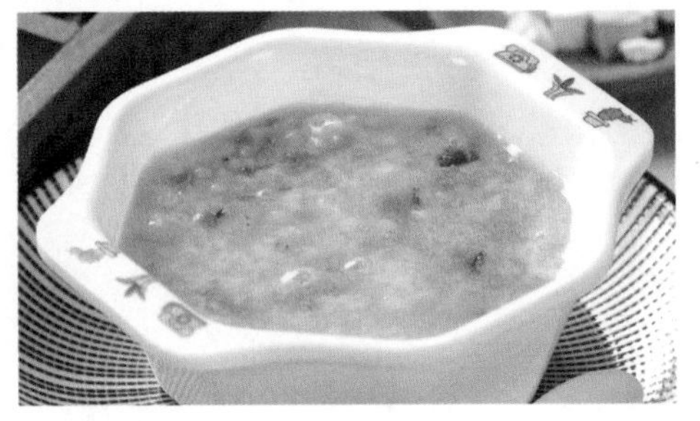

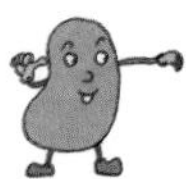

藿香

卫气和中，专治夏季脾胃不适

健脾养胃功效

中医认为，藿香具有解暑化湿、和中卫气、解表止呕的功效，常用于湿阻中焦所引起的脾胃不适。夏季暑湿重，很多人容易出现呕吐、腹泻、不思饮食、身热无汗、肢体倦怠等症状，可用藿香散表邪、开腠理、解暑湿、健脾胃。现代研究还发现，藿香含有的挥发油成分能刺激消胃黏膜分泌胃液，从而起到促消化、健脾胃的作用。

健脾养胃简易方

中暑吐泻： 藿香10克，炒滑石80克，丁香10克，捣为末，每日3次，每次10克，以米汤送服。

胃肠炎： 藿香、厚朴、陈皮各6克，半夏、苍术各9克，甘草3克，以水煎服，每天2次。

胃肠型感冒： 白扁豆花9克，藿香5克，竹叶2克，葱白5根，煎水代茶饮。

服用禁忌

便秘患者不能服用藿香，阴虚火旺者、邪实胃热者也不能用藿香。

中医提示

藿香药性容易挥发，煎煮时间不宜过长，一般5~10分钟为宜。

健脾养胃药膳

藿香粳米粥

原料： 粳米50克，鲜藿香叶30克。

做法：

1. 将藿香洗净，撕碎；粳米洗净，放在清水中浸泡半小时。

2. 将粳米放入锅中，加入适量清水煮粥，煮至粥熟时放入鲜藿香叶，煮沸后焖10分钟即可。每日1次，连续服用5~7日。

功效： 醒脾开胃，宽中止呕。适用于暑湿肠胃不适。

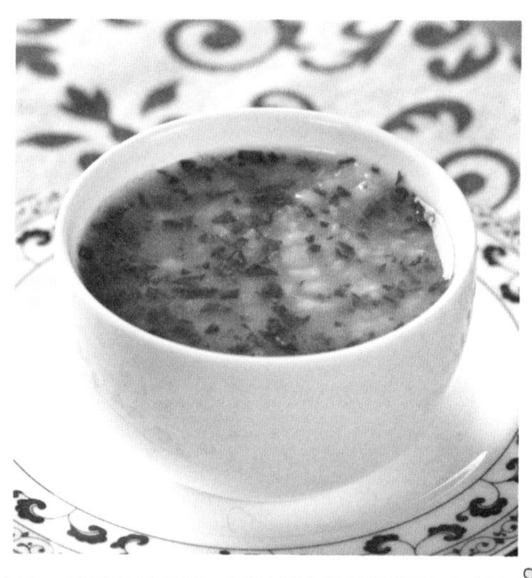

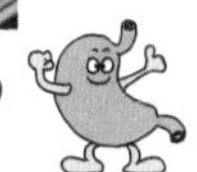

陈皮

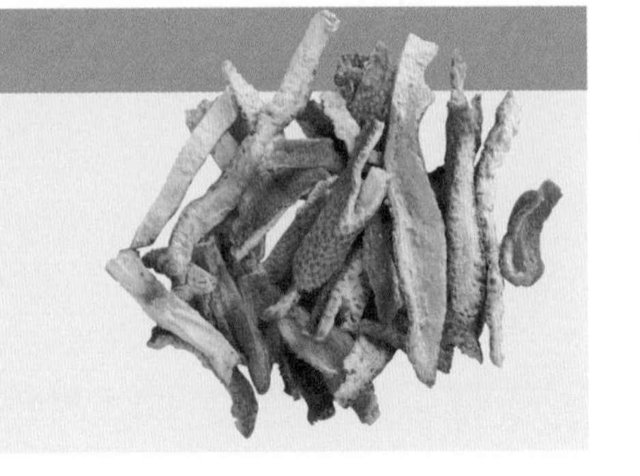

温能养脾，辛能醒脾，苦能健脾

健脾养胃功效

陈皮性温，能温养脾胃、燥湿化痰，改善脾胃虚弱、饮食减少、消化不良、大便泄泻等症； 陈皮气味芳香，味辛苦，可醒脾健脾、理气调中，故而中医又常用陈皮治疗胃失和降、胃热呕吐、胸腹胀满、中焦湿阻等脾胃气滞问题。其中，陈皮理气调中、健脾消失的功用不但强大，而且用法简单，可用来泡茶、煮粥，还可作为烹调的调料，平时炖肉时放入几片，还可以提香去腥、解油腻、开胃。

健脾养胃简易方

胃寒：陈皮3克，生姜5克，红糖10克，煎水服用，1日2次。

胃炎：陈皮20克，干姜3克，苍术10克，早晚用水煎服，3个月为一疗程。

口臭：陈皮10克，生姜3片，甘草5克，茶叶5克，用沸水冲泡饮用，可解渴消暑、止咳化痰、健胃消食、缓解口臭。

服用禁忌

陈皮属于温燥之药，无痰干咳、口舌干燥者不宜多用，以免加重阴虚症状。

这样吃更养脾胃

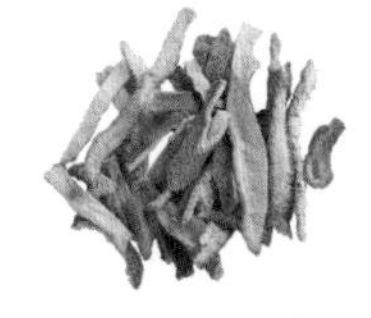

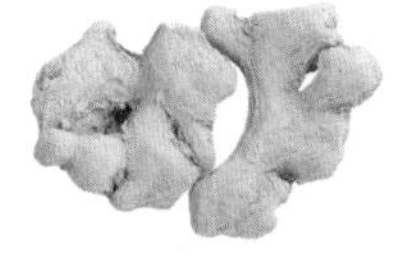

陈皮＋姜　→　温中散寒，改善胃寒、受凉腹泻腹痛等

温馨提示

脾虚水湿：可用陈皮与茯苓、桑白皮、大腹皮等药搭配，以健脾利水。

脾胃气滞：用陈皮与苍术、厚朴、甘草搭配，可去燥湿行气健脾。

肺失宣降、胸闷胀满：需用陈皮配半夏以止咳化痰。

大肠气秘：用陈皮配杏仁，或陈皮与桃仁搭配，以润肠下气。

胃肠有热：可用陈皮与黄连相配，以清热泻火。

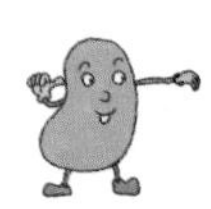

健脾养胃药膳

乌梅陈皮粥

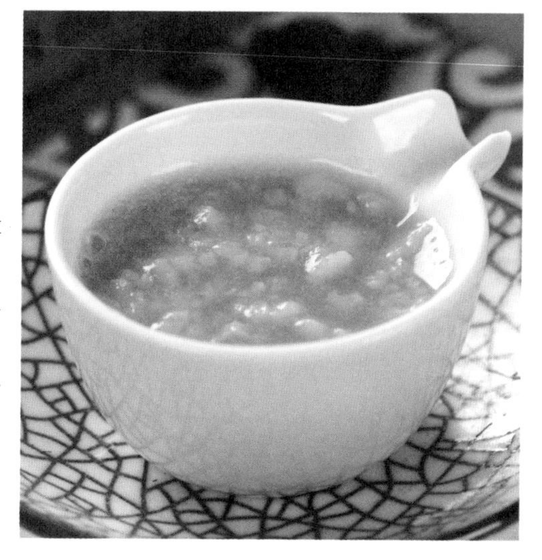

原料：粳米 50 克，陈皮 30 克，乌梅 20 克。

做法：

1. 将乌梅、陈皮洗净，放入锅中，加入适量清水，煎煮 30 分钟，去渣取汁；粳米洗净。

2. 粳米放入锅中，倒入乌梅、陈皮汁，加入适量清水煮粥，煮至粳米熟烂即可。

功效：生津开胃，助消化。适合脾胃气滞引起的脘腹胀满、呕吐、消化不良等。

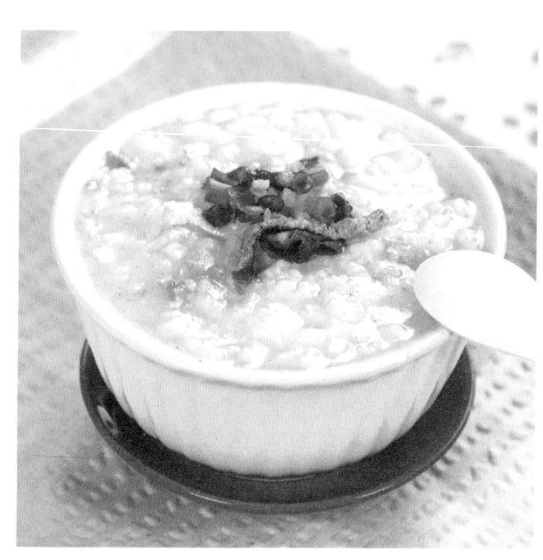

陈皮瘦肉粥

原料：粳米 150 克，猪瘦肉 50 克，陈皮 10 克，葱末、姜末、盐各适量。

做法：

1. 粳米用冷水浸泡半小时，捞出沥干，猪瘦肉洗净，剁成末；陈皮润透切片；

2. 锅中加入粳米、陈皮片、姜末，倒入适量水，大火烧沸，加入猪瘦肉末，改小火熬成粥，加盐调味，撒葱末，稍煮片刻即可。

功效：健胃消食。用于食欲不振、消化不良、腹胀等。

陈皮萝卜牛肉汤

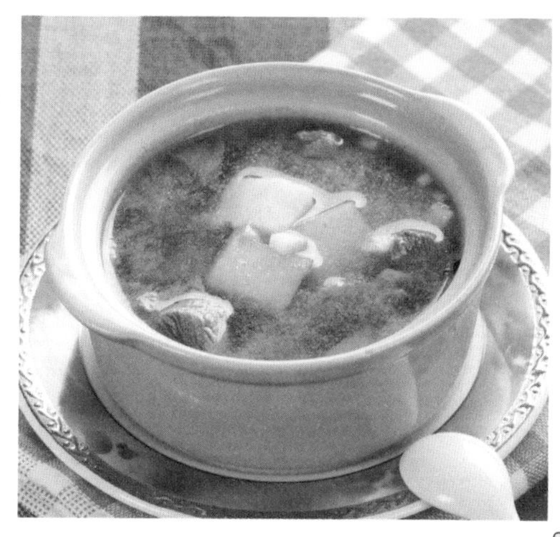

原料：牛肉 500 克，陈皮 30 克，白萝卜 200 克，盐各适量。

做法：

1. 将牛肉洗净，切块，用清水浸泡半小时捞出，控干水分；白萝卜切块备用。

2. 锅内加清水烧开，放入牛肉煮沸，撇去浮沫，煮至牛肉熟透时加入陈皮、白萝卜，改用小火炖，待白萝卜煮烂后下盐调味即可。

功效：理气调中，开胃健脾。

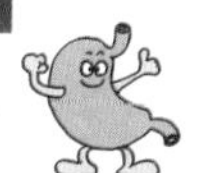

白术

调补脾气，燥湿利水

健脾养胃功效

白术是一种常用的健脾之品，中医认为其性温，味苦、甘，归脾、胃二经，可健脾益气、燥湿利水，对脾虚所致的腹胀、食欲不振、大便溏稀、气虚自汗等症有调治作用。现代药理学研究发现，白术可以促进肠胃消化功能，还有抗氧化、抗衰老、抗过敏、增强机体免疫力的作用。

健脾养胃简易方

食欲不振：生白术100克，枳实50克，研成细末，做成绿豆大小的药丸，每天1次，一次30丸，用米汤送下。

泄泻：焦白术15克，煎水服用。

脾虚：炒白术100克，陈皮200克，共研为末，以蜜调和做成绿豆大的药丸，每日饭前用木香煎汤送服，每次30丸。

服用禁忌

胃痛生火者，忌用白术。

痈疽多脓、面色黑瘦、气胀阴虚者不宜服用白术。

这样吃更养脾胃

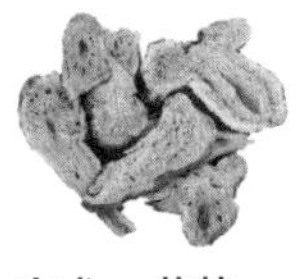

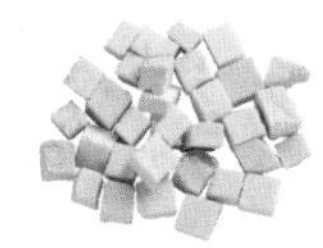

白术 + 茯苓 → 健脾燥湿，可用于脾虚湿困之头晕目眩、胸满腹胀、四肢倦怠、面黄形瘦、便溏腹泻等

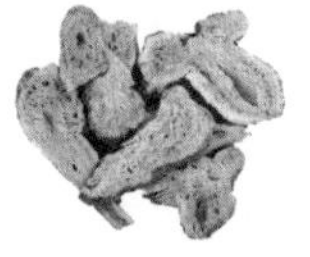

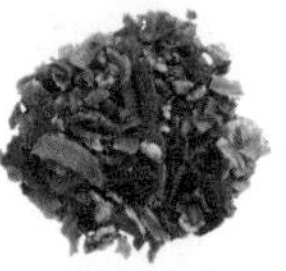

白术 + 鸡内金 → 对食欲不振、食后不消、倦怠乏力、腹泻便溏等效果较好

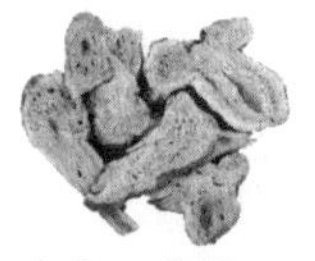

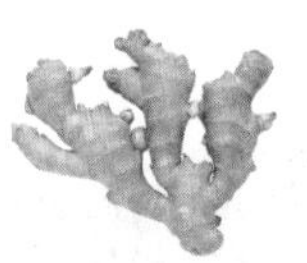

白术 + 生姜 → 适用于脾胃虚寒、脾胃气虚出现的胃脘冷痛、食少、呕吐者

温馨提示

白术可分为麸炒白术、土炒白术、焦白术以及白术四种。

麸炒白术、土炒白术：功效类似，以补气健脾为主。

焦白术：有收涩之功，主要用于脾湿有寒。

白术：即为生白术，健脾而不燥。

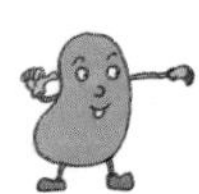

健脾养胃药膳

白术鲫鱼粥

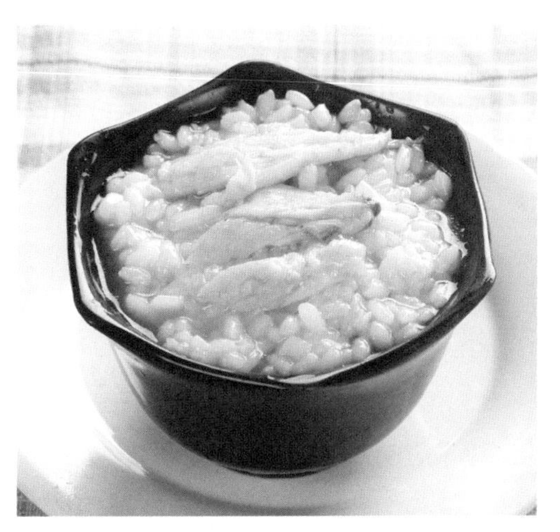

原料：白术 10 克，鲫鱼 1 条，粳米 100 克，盐适量。

做法：

1. 鲫鱼处理干净，取鱼肉；白术洗净煎汁 100 毫升。

2. 将鱼与粳米煮粥，粥将成时加入药汁搅匀，加盐调味即可。

功效：燥湿利水，养脾益气。适用于脾虚痰湿所致腹泻等症。

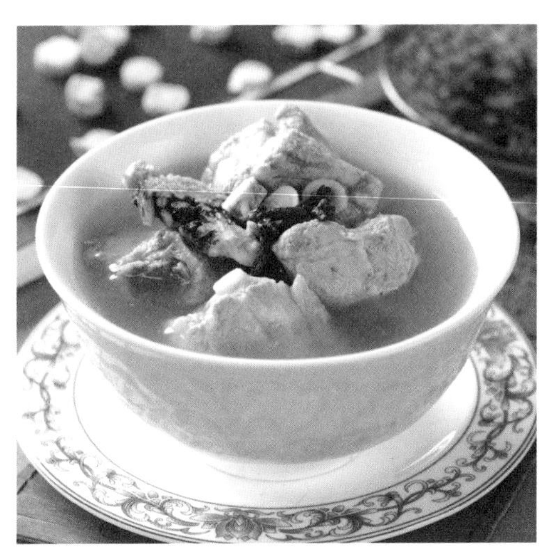

黄芪白术猪骨汤

原料：猪骨 500 克，黄芪、白术各 15 克，丁香 1 克，食醋、食盐各适量。

做法：

1. 将猪骨洗净；黄芪、白术、丁香分别洗净。

2. 将黄芪、白术、丁香和猪骨一同放入锅中，加入适量清水，大火煮沸后，改用小火煲 2 小时，加入食醋和食盐，煮熟即可。

功效：补中益气，滋阴益髓，健脾固表。

白术茯苓山药粥

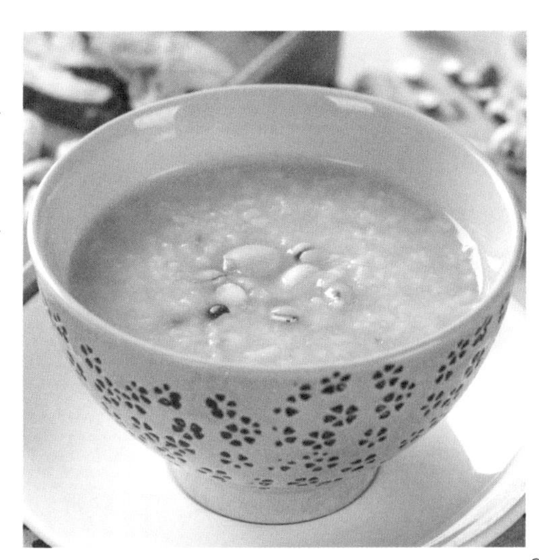

原料：粳米 200 克，芡实、山药、白术、薏仁、扁豆、茯苓、莲子各 30 克。

做法：

1. 将芡实、山药、白术、薏仁、扁豆、茯苓、莲子分别洗净；粳米洗净。

2. 将所有材料一同放入锅中，加入适量清水，熬煮成粥即可。

功效：健脾和胃，滋养肠胃。适用于脾胃虚弱。

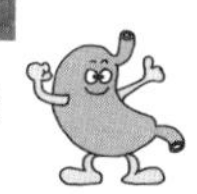

党参

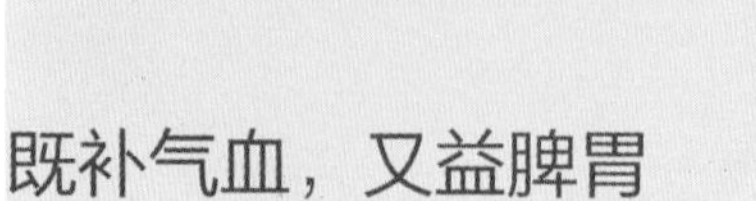

既补气血，又益脾胃

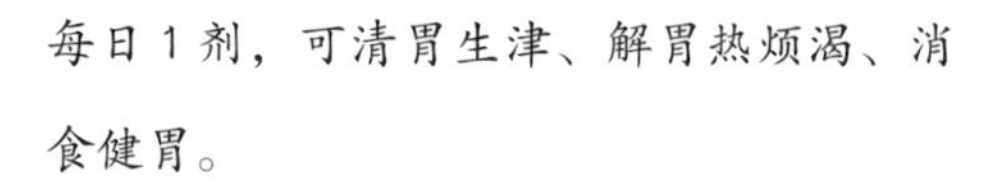

健脾养胃功效

中医认为：“（党参）健脾运而不燥，滋胃阴而不湿，润肺而不犯寒凉，养血而不偏滋腻，鼓舞清阳，振动中气，而无刚燥之弊。”适当服用党参，可补中益气、健脾益肺，对食少便溏、内热消渴、食欲不振等有调治作用。同时，党参补气兼能养血，所以气血两虚、气短心悸、疲倦乏力、面色苍白、头昏眼花、胃口不好、大便稀软、容易感冒的人，都宜服用党参。

健脾养胃简易方

体倦无力：党参10克，花茶3克。用300毫升开水冲泡后饮用，冲饮至味淡。可补中益气、生津、降血压，用于气血两亏、体倦无力、食少口渴等症。

气血亏虚：黄芪、党参各15克，红枣10枚，一同煎汁，加适量白糖服用。每日1剂，连服1周。

脾胃气虚：党参、甘草各5克，水煎取汁，或用200毫升沸水闷泡10分钟。代茶饮用，每日1剂，可清胃生津、解胃热烦渴、消食健胃。

脾虚腹泻：党参10克，红茶3克，用250毫升沸水闷泡5分钟。代茶饮用，每日1剂，可助消化、防腹泻，改善胃肠道功能。

服用禁忌

气滞、怒火盛者，以及热症、阴虚火旺者不宜服用党参。

这样吃更养脾胃

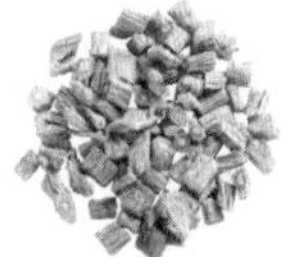

党参＋黄芪 → 健脾益气，可用于体虚气弱、倦怠无力

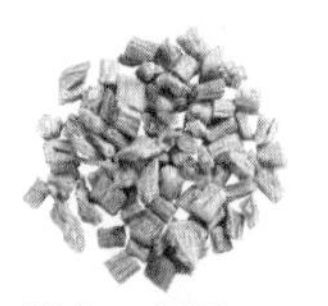

党参＋甘草 → 消食健胃，益气生津，适合脾胃气虚者

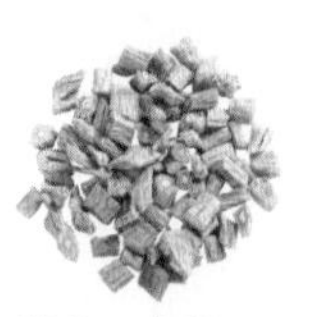

党参＋红茶 → 暖脾胃，益气，改善食欲不振、大便稀溏

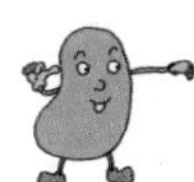

健脾养胃药膳

党参山药茶

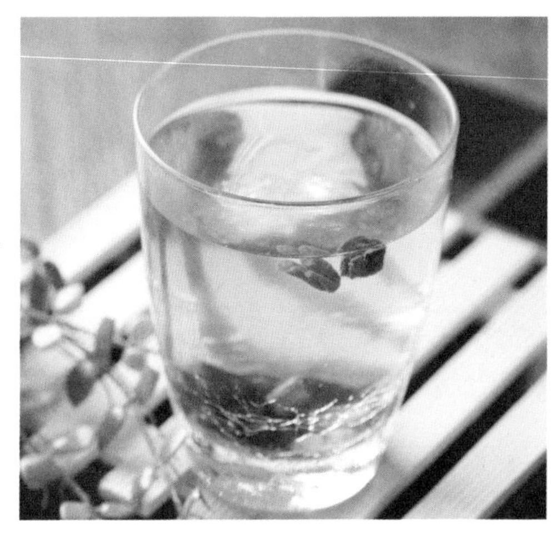

原料：党参 12 克，山药（干）20 克。

做法：

将党参、山药放入保温杯中，倒入 200 毫升沸水，闷泡 20 分钟即可。代茶饮用，每日 1 剂，可多次冲泡。

功效：补气滋养，可有效地补益身体而不致出现阴阳失衡的情况。

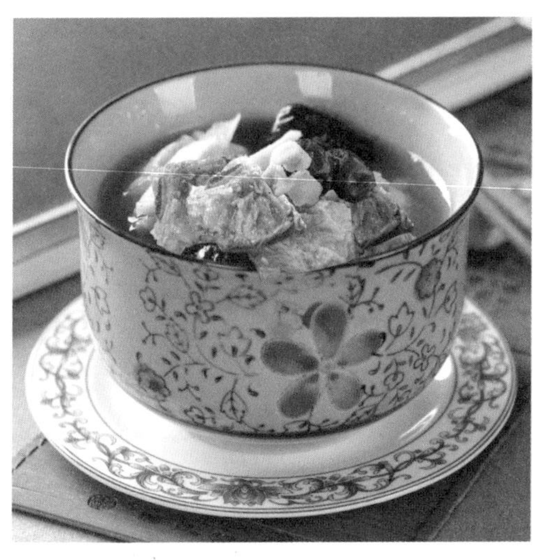

党参红枣排骨汤

原料：排骨 500 克，党参 30 克，红枣 8 颗，生姜、葱、食盐、胡椒粉、料酒各适量。

做法：

1. 将党参洗净，切成 3 厘米左右的段，红枣洗净去核；生姜洗净拍松；葱洗净切段。

2. 排骨洗净，剁成约 4 厘米的段，放入沸水中汆出血沫，捞出沥干。

3. 将排骨、党参、红枣、生姜、葱、料酒 一起放入锅中，加入适量清水，大火煮沸后改用小火炖至排骨熟烂，加入食盐、胡椒粉调味即可。

功效：补血益气，增强抵抗力。

党参枸杞红枣鸡汤

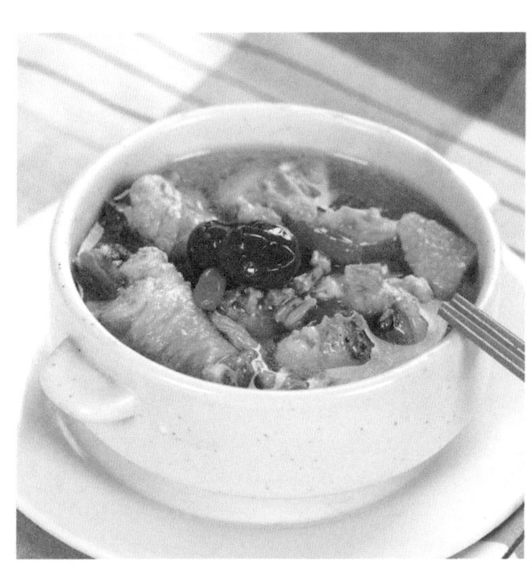

原料：党参 30 克，鸡肉 150 克，红枣 10 枚，枸杞子 15 克，盐适量。

做法：

1. 鸡肉处理干净，切块；枸杞子、红枣、党参冲洗干净。

2. 将所有材料放进炖盅，加适量清水，盖上盖，隔水炖 1 小时即可。

功效：健脾胃，养气血。适用于倦怠乏力、食欲不振者。

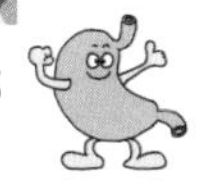

人参

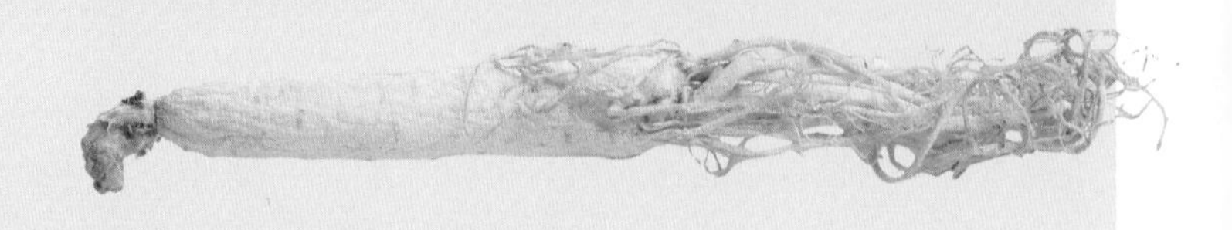

固本修元、大补五脏首选

健脾养胃功效

人参自古就是大补之品,《神农本草经》中记载:“(人参)主补五脏,安精神,止惊悸,除邪气,明目,开心益智”,《本草纲目》中说它“治男妇一切虚证,发热自汗,眩晕头痛,反胃吐食……”。中医临床上,常将人参用于劳伤虚损、脾胃不佳、食少反胃、自汗暴脱、惊悸、久虚等症。此外,一切气血津液不足之症都可使用人参进补。

健脾养胃简易方

脾虚食少: 白参10克,茯苓8克,甘草3克,白术10克,水煎服。有助于重病、久病后体力恢复。

心下烦躁: 生晒参25克,肉桂1克,水煎取汁,分2次温服。

下痢不愈: 人参5克,莲子肉10克,姜汁少许,水煎,慢慢饮服。

服用禁忌

人参虽然大补,但“虚不受补”,身体过度虚弱的人不宜服用人参。

有实证、热证者,以及无气虚者不宜服用人参。

女性月经期间慎服人参,如需使用,一定要先咨询医生。

这样吃更养脾胃

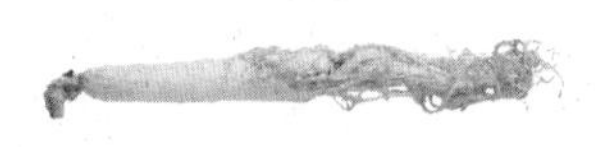
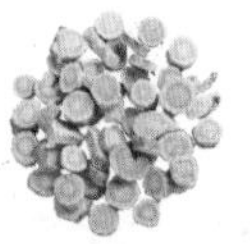

人参+黄芪 → 健脾益气,可用于体虚气弱、倦怠无力

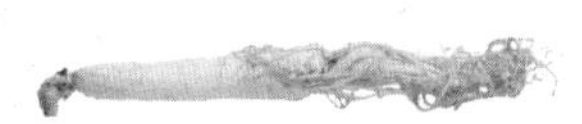
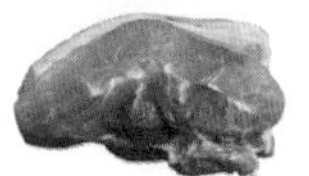

人参+肉类 → 补虚强身,适合气虚、体虚者进补之用

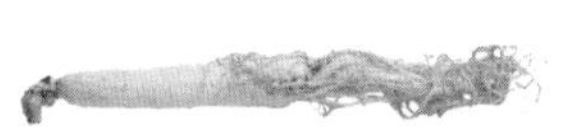
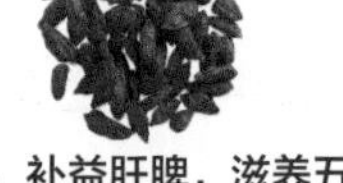

人参+枸杞子 → 补肾填精,补益肝脾,滋养五脏

温馨提示

人参的种类与使用:

生晒参:不湿不燥,用于增强体质最佳。

白参:效用较小,但更适合健脾益肺之用。日常补脾胃常用白参。

红参:温补,长于滋阳,专用来急救回阳。

野山参:名贵量少,大补元气且不湿不燥。

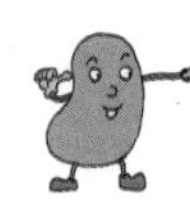

健脾养胃药膳

桂圆人参茶

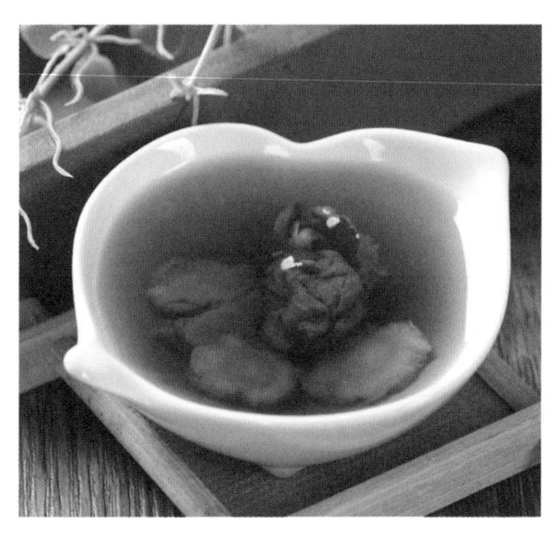

原料：桂圆肉 50 克，人参 25 克，冰糖 30 克。

做法：

1. 人参洗净切片，桂圆肉用清水稍微冲洗一下，冰糖捣碎。

2. 将所有材料一起放入保温杯中，加入 200 毫升沸水，闷泡 20 分钟即可。代茶饮。每天 1 次，可反复冲泡。

功效：补血安神，益肾固精，益气健脾。适用于气虚自汗者，还可帮助劳累过度者快速恢复体力。

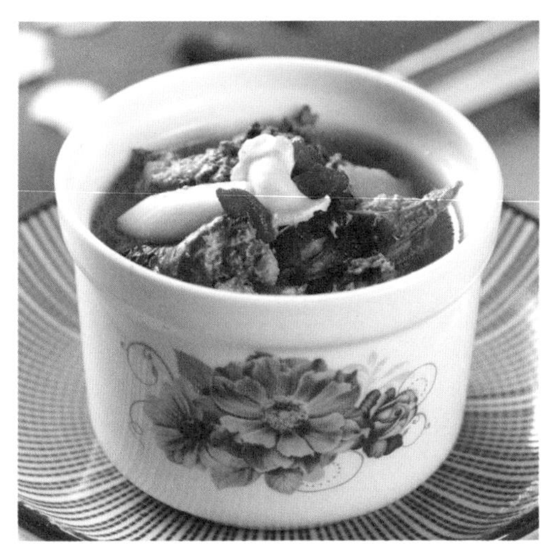

人参枸杞乌鸡汤

原料：乌鸡 500 克，人参 5 克，枸杞子 15 克，料酒、食盐、胡椒粉、葱段、姜片各适量。

做法：

1. 人参洗净；乌鸡去杂洗净，切成小块，放入沸水中氽一下，捞出沥干；枸杞子泡发洗净。

2. 乌鸡放入锅中，放入人参、枸杞子、姜片、葱段、胡椒粉、食盐和料酒，加入适量清水，大火煮沸后改用小火炖煮，煮至乌鸡肉熟烂即可。

功效：强健脾胃，益气补肾，延缓衰老，强筋健骨。

人参香菇炖母鸡

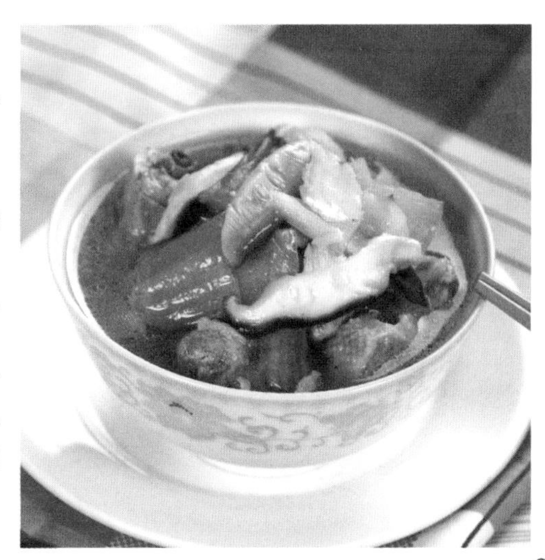

原料：母鸡 1 只，人参 15 克，香菇 5 朵，油菜心 50 克，盐、料酒、葱段、姜片各适量。

做法：

1. 将鸡切块，焯水后捞出；人参、香菇泡透后切片。

2. 将鸡放入锅中，加入人参、香菇、葱段、姜片、盐和适量水，炖至熟烂。

3. 捞出鸡、人参、香菇片放入碗中，取汤汁加热，加入油菜心略煮，调味，连汁浇在鸡上即成。

功效：开胃健脾，强身健体。适合身体虚弱、胃口不佳者。

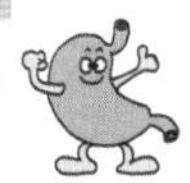

猪苓

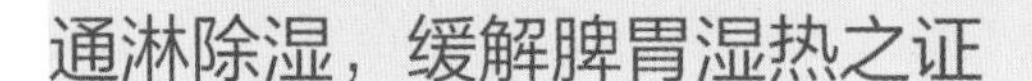

通淋除湿，缓解脾胃湿热之证

健脾养胃功效

猪苓具有利水渗湿、开达腠理的作用，是中医方剂中常用的佐药。猪苓虽不做主剂，但功效不减，助补药可以实脾，领泻药以理脾，佐温药则暖脾，同凉药可清脾。所以，在调理脾胃时，一般都会配以茯苓、厚朴等，以起到去湿暖胃、通淋健脾之功效。

健脾养胃简易方

肠胃湿寒： 猪苓25克，肉豆蔻2枚，黄檗3克，共捣成末，以米粥和成绿豆大小的丸，每日饭前服用10丸。

胃热上逆： 猪苓、茯苓、白术各30克，捣为细末，1日3次，每次1勺，饭汤送服。

小便不利： 猪苓250克，研而为末，1日3次，每次1勺，温水送下。

服用禁忌

机体燥结，无水湿症状者，不可服用猪苓；有湿但肾虚的人也要慎用猪苓入药。

眼睛赤红，无湿而渴者，不可用猪苓。

健脾养胃药膳

二苓泽泻粥

原料： 猪苓、茯苓各10克，泽泻6克，粳米100克，白糖少许。

做法：

1. 将猪苓、茯苓、泽泻清洗干净，放进锅内，加2碗水煎煮10分钟，滤去药渣，取汁备用。
2. 粳米淘净，放进药汁中，再添适量清水，煮成稀粥，然后加白糖搅开，再煮片刻即可食用。

功效： 利水渗湿，清热消渴。适用于脾虚水湿内停引起的食欲不振等症。

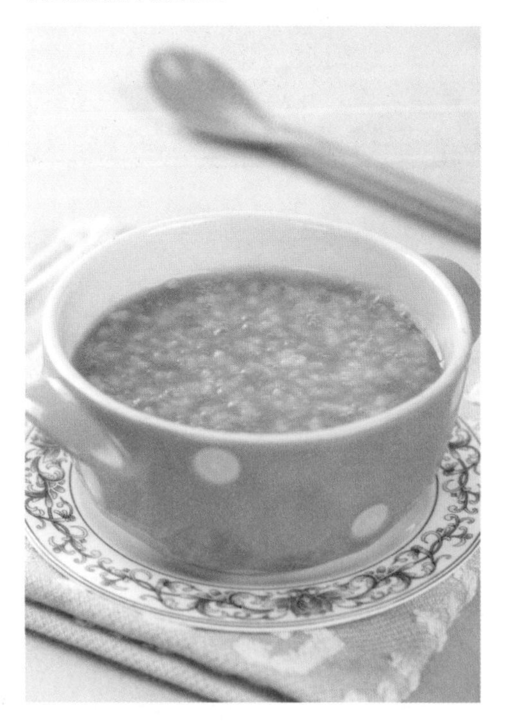

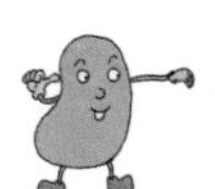

甘草

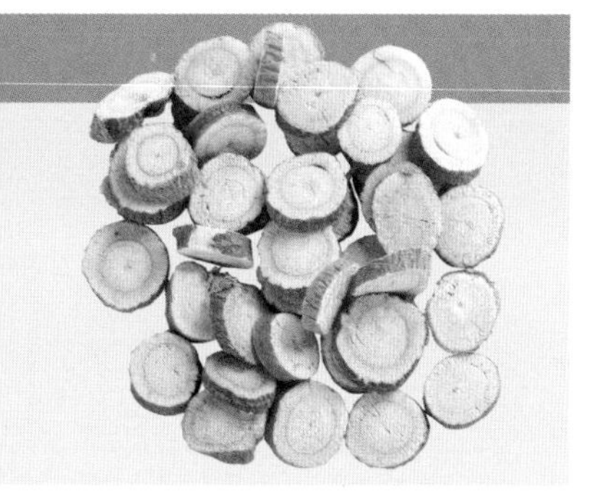

健脾益气，调和诸药

健脾养胃功效

甘草具有补脾益气、润肺止咳、缓急止痛、清热解毒的功效，可用于脾胃虚弱、中气不足、气虚血亏等症。甘草含有的甘草酸及黄酮甙物质，可以很好地抑制溃疡，从而保护胃肠，故而临床上常用甘草制剂调治慢性消化性溃疡及十二指肠溃疡。另外，甘草药性甘平，归十二经，能调和诸药，因而甘草也作为臣药、佐药运用于药方之中。

健脾养胃简易方

胃火躁烦：甘草5克、石菖蒲2.5克，以水煎服，每日1剂，分2次服。

气短不舒：甘草15克，小麦60克、红枣10枚，三味同加水煎汤，分3次服下，可补脾气、理情志。

服用禁忌

甘草味甘甜，能令湿气加重阻遏气机，故湿盛而胸腹胀满、呕吐的人不可服用。

患有水肿、肾病、高血压、低血钾、充血性心力衰竭者慎用甘草。

健脾养胃药膳

甘草糯米粥

原料：糯米50克，甘草10克。

做法：

1. 将甘草洗净，放入砂锅中，加入适量清水，煎煮10分钟，去渣取汁；糯米洗净。
2. 糯米放入锅中，倒入甘草汁，加入适量清水，煮至成粥即可。

功效：用于脾胃虚寒型口腔溃疡。

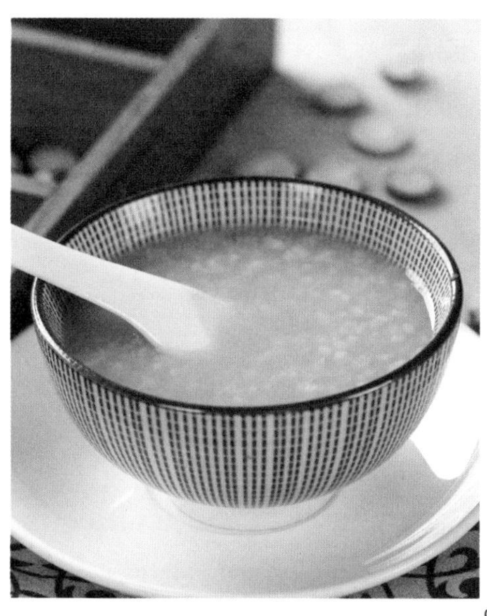

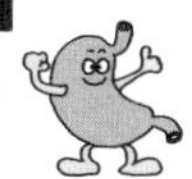

开胃常用中药

厚朴

行气消积，燥湿除满

健脾养胃功效

厚朴性温，味苦、辛，具有行气消积、燥湿除满、降逆平喘的作用，食积气滞、腹胀便秘、湿阻中焦、脘痞吐泻、痰壅、气逆、胸满喘咳等症有调治作用。另外，研究发现，厚朴还有一定的防治胃溃疡、降血压的作用。

健脾养胃简易方

脾胃不和： 厚朴125克，甘草75克，苍术、陈皮各130克，研末，与红枣、生姜煎煮，制成蜜丸服用，每日1次，每次10丸。

便秘腹满： 厚朴20克，大黄5克，枳实5枚，共煮水服用。

胃虚泄泻： 厚朴、甘草、干姜各10克水煎热服，每天1剂，连服2天。

服用禁忌

厚朴性温，胃虚火上，血虚脾阴不足者，不宜服用。

厚朴行气作用较强，产后血虚腹痛、气满气喘的女性不宜擅自服用，应在医生指导下使用。

健脾养胃药膳

厚朴粳米白糖粥

原料： 厚朴10克，粳米100克，白糖适量。

做法：

1. 将厚朴洗净，放入砂锅中，加适量清水，浸泡10分钟，然后开火煎30分钟，去渣留汁。
2. 将粳米淘洗干净，放入做法1的厚朴药汁中继续煮成粥（如果水不够，可适当加水），加白糖调味即可。

功效： 消食化滞、燥湿消痰。适用于湿滞脾胃、食积、腹胀、便秘、痰咳等症。

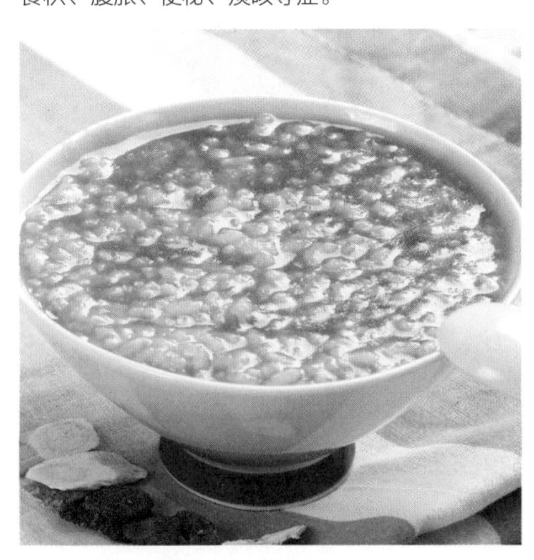

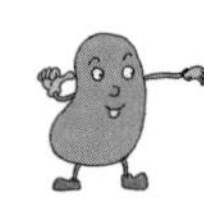

肉豆蔻

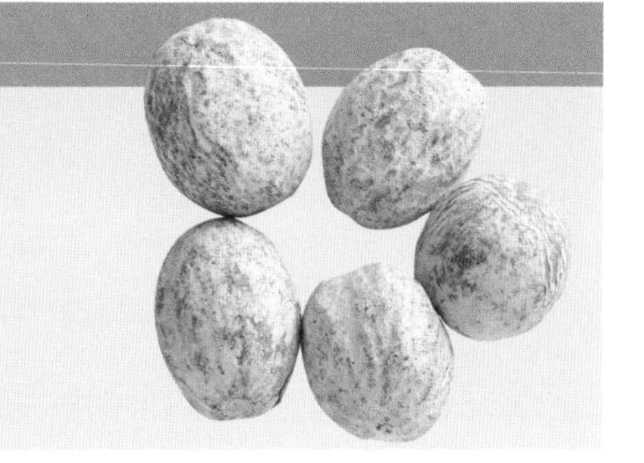

调中下气、开胃暖胃之上品

健脾养胃功效

肉豆蔻具有温中下气、消食固肠的作用，中医常用于虚泻冷痢、脘腹冷痛、呕吐之症。现代药理研究发现，肉豆蔻所含挥发油对胃肠道有刺激作用，少量服用能促进消化液的分泌，并刺激肠胃蠕动。另外，在炖肉时加点儿肉豆蔻，有祛腥增香、增加补益功效的作用。

健脾养胃简易方

脘腹饱胀、呕吐： 肉豆蔻10克，煎水饮服，每天1~2次。

胃病： 肉豆蔻6克，砂仁6克，广木香3克，公丁香3克，共研细末，早晚饭前各服1次，每次2克。

服用禁忌

肉豆蔻不宜过量服用，过量反会抑制消化。

湿热泻痢、大肠有火、胃火牙痛及阴虚火旺者不宜服用肉豆蔻。

健脾养胃药膳

肉豆蔻生姜粥

原料： 粳米100克，肉豆蔻10克，生姜适量。

做法：

1. 粳米淘洗干净，用冷水浸泡半小时，捞出，沥干水分；肉豆蔻捣碎，研成细末；姜切片。

2. 取锅加入冷水、粳米一同煮粥，粥将成时加入肉豆蔻末、姜片，搅拌均匀，再略煮片刻即可。

功效： 温中行气。适用于经常脘腹冷痛、泄泻者。

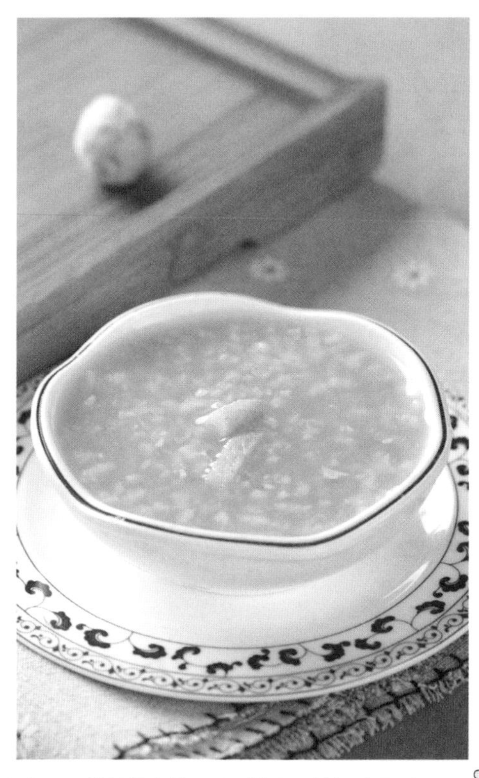

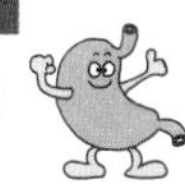

木香

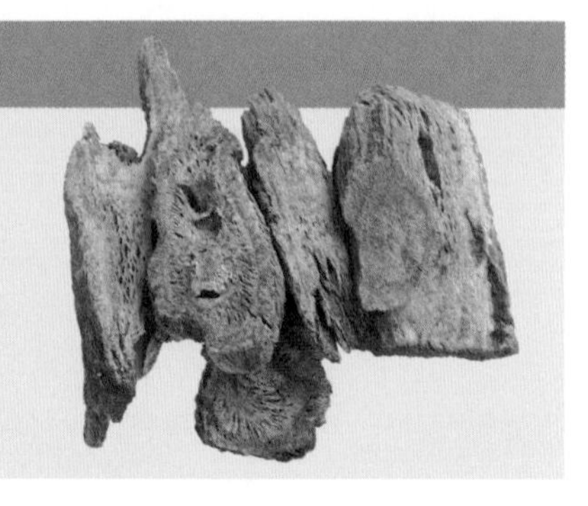

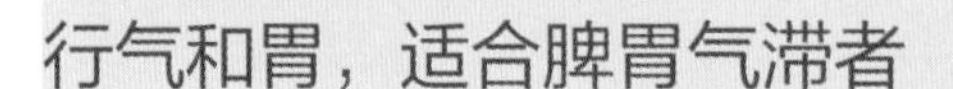

行气和胃，适合脾胃气滞者

健脾养胃功效

木香气味芳香，性温，味辛、苦，具有行气止痛、理气疏肝、健脾消滞等作用。《本草纲目》中说:“木香,乃三焦气分之药，能升降诸气。”故而中医临床上常将木香用于脘腹胀痛、食少呕吐、胃肠滞气、肝胆气滞等病症的调治。

健脾养胃简易方

腹痛气满：木香、乳香、没药各15克，水煎服用，每天1次。

积食腹胀：木香、牵牛子、槟榔各30克，研成末，做成绿豆大小的药丸，每天1次，每次30丸，用生姜萝卜汤送下。

胃冷不食：木香、蜀椒、干姜各50克，三味捣而为末，融蜜为丸，每日1次，每次7丸，以温酒送服。

服用禁忌

肺虚热躁者、阴虚津液不足者，诸病有热者，都不可服用木香。

中医提示

木香味芳香，不宜久煎，如果是用以行气，以生用为佳；若用以止泻，应煨用。

健脾养胃药膳

陈皮木香肉片

原料：陈皮3克，木香3克，瘦猪肉200克，油、盐各适量。

做法：

1. 将陈皮，木香焙脆研末备用。

2. 在锅内放少许油烧热，放入猪肉片，炒片刻，放200毫升清水烧熟，待熟时放陈皮，木香末及盐搅匀，略煮片刻即可。

功效：健脾胃，提食欲。适合脾胃功能虚弱证。

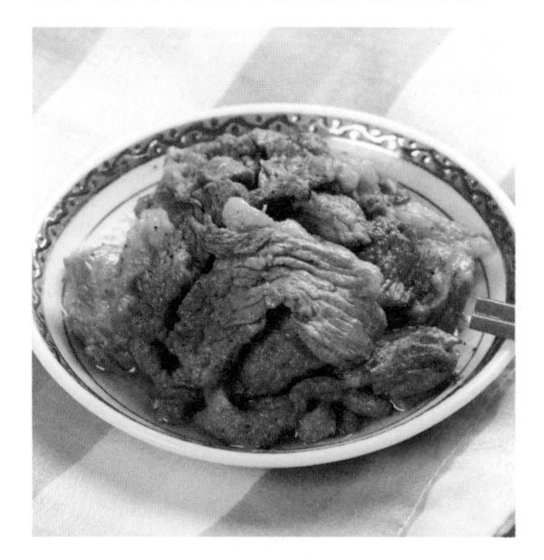

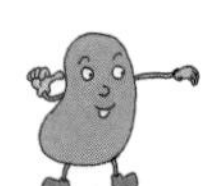

蒲公英

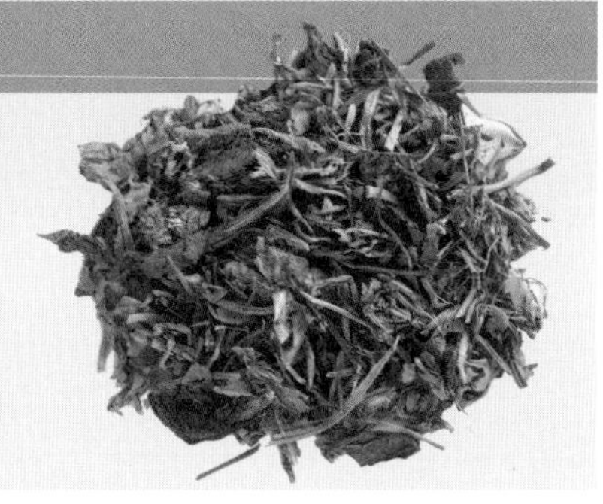

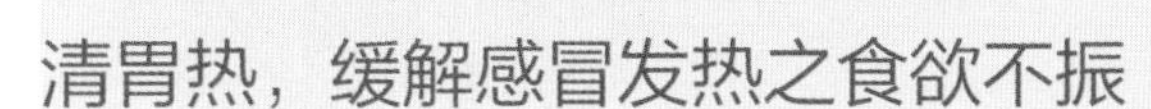

清胃热，缓解感冒发热之食欲不振

健脾养胃功效

蒲公英性寒，味苦、甘，入肝、胃经，《医林纂要》说它能“补脾和胃，泻火，通乳汁，治噎膈”，中医临床上也常用于治疗痈肿疔毒、乳痈肿痛、湿热黄疸、肝火过盛引起的目赤肿痛，以及胃火炽盛引起的牙痛、口腔溃疡等。蒲公英也是常见的药食同源之物，干品泡茶饮用，鲜品直接入菜，可清热解毒，预防和缓解上火症状。

健脾养胃简易方

胃火牙痛： 蒲公英花水泡代茶饮。

暑热、目赤肿痛： 蒲公英 5 克，苦瓜片 15 克，冰糖适量。将蒲公英片和苦瓜片放入纱布中，用沸水冲泡 20 分钟，加冰糖化开。代茶饮用，每日 1 剂。可清暑涤热、清肝明目、清凉降火。

服用禁忌

阳虚外寒、脾胃虚弱者不宜服用蒲公英。

大量服用蒲公英易导致各种胃肠不适，每天服用蒲公英不宜超过 20 克，鲜品可适当加量。

健脾养胃药膳

黄瓜蒲公英粥

原料： 大米 100 克，黄瓜 30 克，蒲公英 10 克。

做法：

1. 黄瓜洗净切片；蒲公英洗净切碎；大米洗净。
2. 将大米放入锅中，加入适量清水，大火煮至粥熟后，放入黄瓜和蒲公英，煮沸即可。

功效： 清胃火，平肝火，利尿消肿。

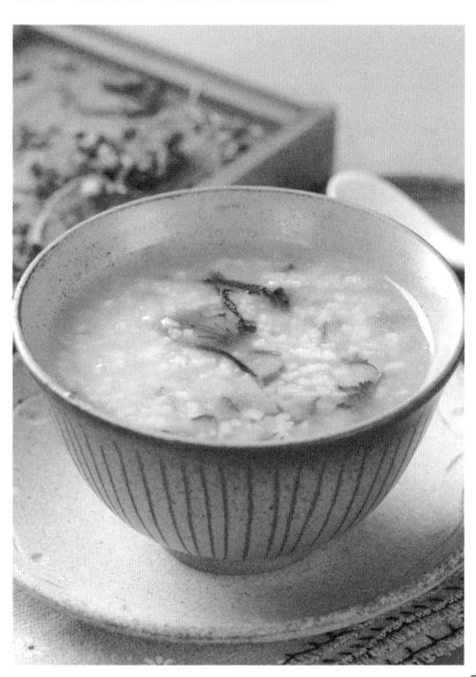

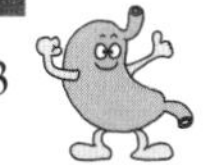

温中常用中药

砂仁

温脾止泻，适合受寒腹泻

健脾养胃功效

砂仁性温味辛，气味芳香，是化湿醒脾的要药，有行气化湿、温脾开胃、止泻理气等功效，可用于脾胃气滞引起的脘腹胀痛、脘闷呕恶，脾寒泄泻、胎动不安等症。研究还发现，砂仁中的挥发性物质可促进肠胃蠕动，有提升消化吸收能力的作用；砂仁还有抗溃疡、抑制血小板聚集、刺激肾上腺素等作用。

健脾养胃简易方

小儿消化不良：砂仁、焦苍术各200克，炒车前子100克，同研为细末，每天服用3次，每次二三克。

胃虚气逆：砂仁10克，研为细末，加少许姜汁，煎煮服用，每天1次。

服用禁忌

砂仁性温，阴虚有热、气虚不足、上火腹痛、泄泻、咽痛肿满、咳嗽湿热者忌服，便秘者慎用。

健脾养胃药膳

砂仁猪肚汤

原料：猪肚200克，砂仁10克，胡椒粉、花椒、生姜、料酒、食盐、面粉各适量。

做法：

1. 猪肚去筋膜，用面粉搓洗干净后切片；生姜洗净切片。

2. 猪肚放入锅中，加入适量清水，煮沸后撇去浮沫，放入砂仁、花椒、生姜、料酒和胡椒粉，小火炖至猪肚熟烂，加入食盐调味即可。

功效：健胃理气，醒脾化湿。用于慢性胃炎、食欲不振。

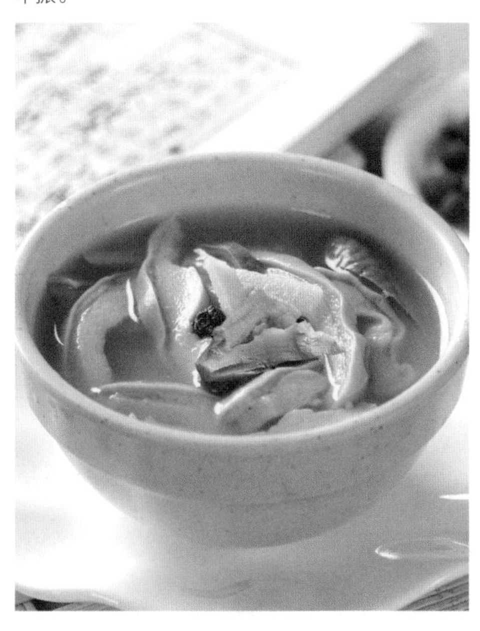

小茴香

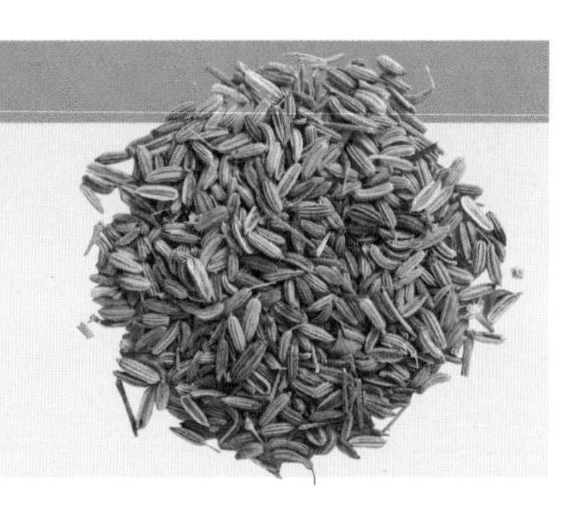

祛寒气，暖脾胃，补肾阳

健脾养胃功效

小茴香性味温辛，有调中醒脾、理气止痛之功，可开胃进食，故而常用于胃寒呕吐、食欲减退之症。对受寒引起的腹痛、腹胀、腹泻和胃寒呕吐尤为有效。小茴香还有调经止痛、暖肝温肾的功效，也常用于胸胁脘腹疼痛、经闭痛经、产后瘀阻、跌打肿痛等症。冬季天寒，寒性体质的人可用小茴香煎汁煮粥食用，能散寒止痛、健脾开胃，预防手脚冰凉、痛经、受寒腹痛等不适。炖肉时适当加点儿小茴香，能起到调香祛腥的作用。

健脾养胃简易方

胃脘部胀痛：小茴香30克，枳壳15克，微炒研末，每次服6克，温水送下。

小腹冷痛：小茴香16克，胡椒10克，研末，每次服3克，温酒送下。

服用禁忌

小茴香易伤阴助火，阴虚火旺者慎用。

中医提示

大茴香又称八角茴香，系木兰科常绿小乔木八角茴香树的果实，性味、功效与小茴香相近，但入药一般用小茴香。

健脾养胃药膳

小茴香粳米粥

原料：小茴香5克，粳米100克。

做法：

1. 将小茴香放入砂锅内加水煎煮，取汁；粳米淘洗干净。
2. 锅置火上，放入粳米、药汁熬煮成粥。

功效：行气止疼，健脾开胃，通乳。适用于脘腹冷痛、腹泻、产后缺乳等症。

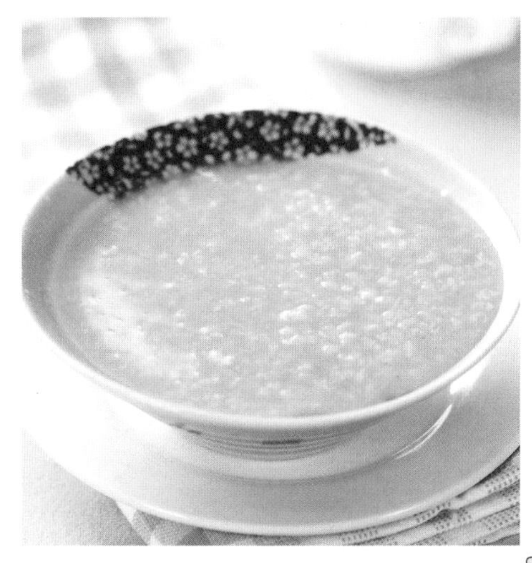

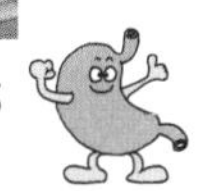

肉桂

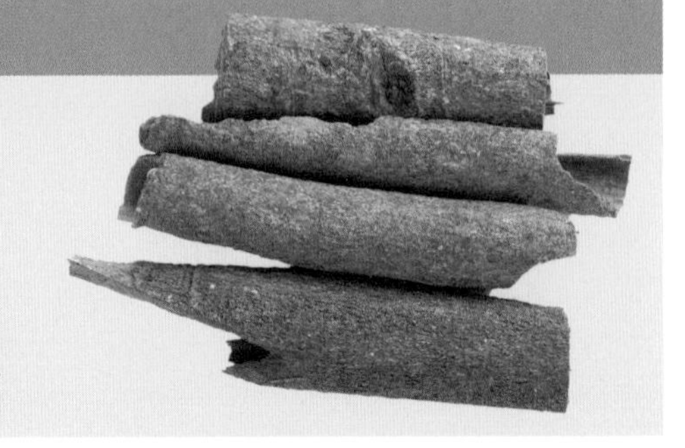

温胃止痛，改善受寒腹泻腹痛

健脾养胃功效

肉桂是生活中常见的佐料，炖肉时适当加一些，可以有效祛除腥气，增加香气，有开胃的作用。此外，肉桂还是中医里常用药之一，其性热，味辛、甘，归肾、脾、心、肝经，具有温脾阳、散胃寒、补肾阳、温通经脉、温煦气血等功效，对脾胃虚寒引起的腹泻、腹痛、痛经、手脚冰凉、面色萎黄、水肿，肾阳不足引起的腰膝冷痛、宫冷，以及产后瘀滞腹痛等有较好的调治作用。

健脾养胃简易方

脾虚水肿：附子、肉桂、宣木瓜、绿茶各6克，用200毫升沸水闷泡20分钟。代茶饮用，每日1剂，早、晚各冲泡1次，适用于脾虚水肿、关节肿痛等。

服用禁忌

肉桂性热，阴虚火旺、里有实热、血热妄行出血者及孕妇忌用。

脑出血等出血性疾病患者、低血压患者、婴幼儿、老年人等不宜长期大量食用。

健脾养胃药膳

肉桂鸡肝

原料：鸡肝2副，肉桂1克，料酒、食盐各适量。

做法：

1. 肉桂用清水浸泡后洗净；鸡肝洗净切片。
2. 将肉桂和鸡肝一同放入炖盅内，加入食盐和料酒，将炖盅放在沸水锅中，隔水炖至鸡肝熟，拣出肉桂即可。

功效：温补心肾，健脾暖胃，祛寒补阳。

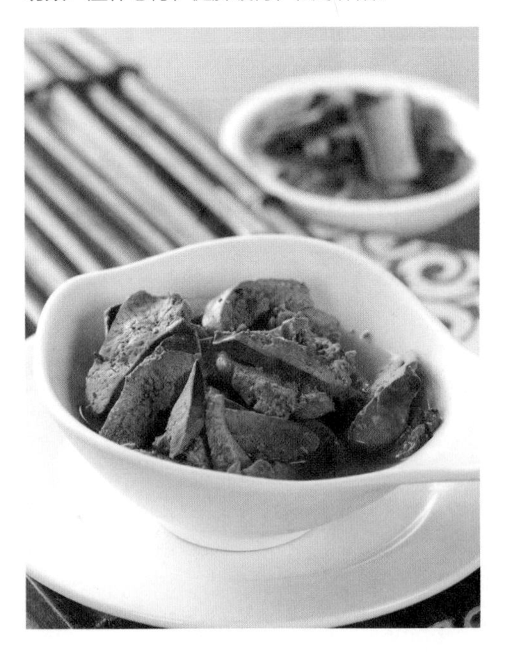

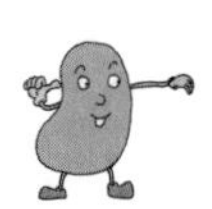

消食常用中药

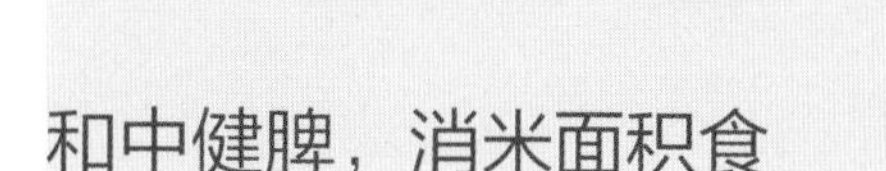

神曲

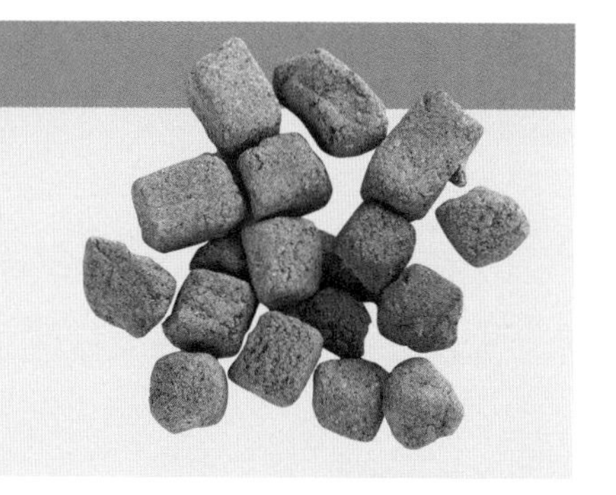

和中健脾，消米面积食

健脾养胃功效

神曲具有和中止泻、消食健脾的功效，尤其擅长消除米面积食。神曲还对脾胃虚弱有很强的助运化能力，因饮食过度、纵食甘肥而引起的胃滞积壅、赤白痢下、泻而不爽、腹疼拒按等症，神曲都有很好的调治作用。

健脾养胃简易方

积滞： 炒神曲10克，以清水煎汤服用；或研末，做成丸药服下。

泄泻： 炒神曲6克，山茱萸50克，共研末，加醋做绿豆大小药丸服用，每日1次，一次30丸。

脾胃虚弱： 生神曲180克、麦蘖90克，干姜、乌梅各120克，共研为末，加蜜做成绿豆大小药丸，1日3次，每次30丸。

服用禁忌

手足心热、大便干结、食欲不振者应在医生指导下使用神曲。

中医提示

养脾健胃宜用生神曲，消积滞宜用炒神曲。

健脾养胃药膳

神曲粳米粥

原料： 神曲15克，粳米50克。

做法：

1. 将神曲研成细末，放入锅中，加适量清水，浸泡10分钟。

2. 用大火煮神曲，然后在汁水煮至一半时，放进粳米，再添加适量清水，煮成稀粥即可。

功效： 醒脾健胃，助消化。适用于消化不良、积食、恶心、胃痛、返酸等症。

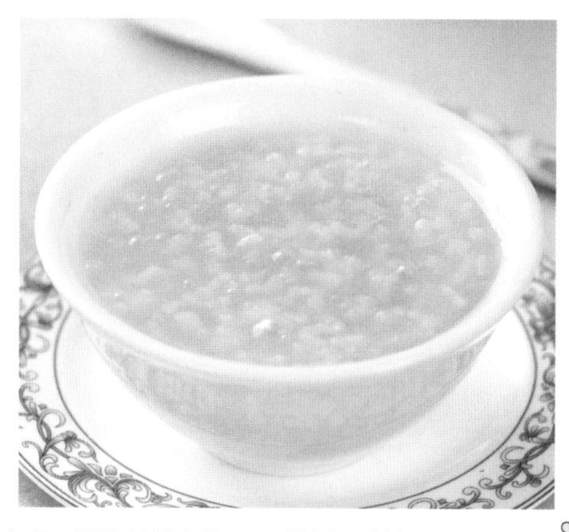

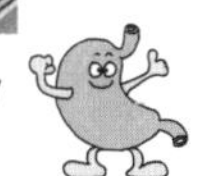

山楂

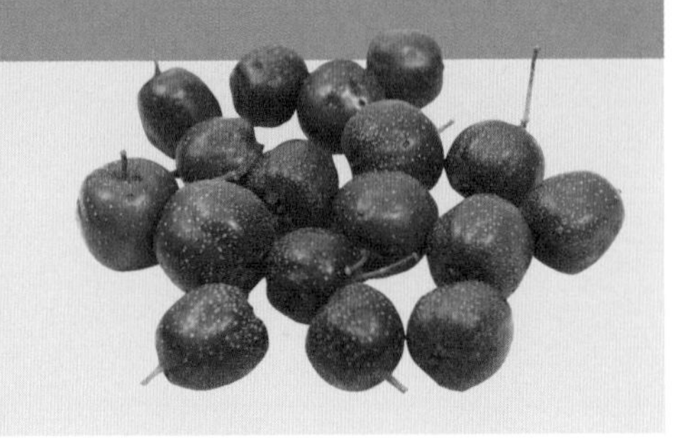

行气活血，消除肉类积滞

健脾养胃功效

山楂性温，味酸，最能化瘀行气，但又不伤正气，令气血并走，是最能消食积滞的药食两用之物，可用于食滞不化、脘腹胀痛、泄泻等。山楂中含有丰富的苹果酸、山楂酸、柠檬酸、维生素以及胡萝卜素等有机酸，这些都能增强消化功能。平时肉吃多了不消化，山楂正是好帮手！此外，山楂还能行气活血，可用于产后瘀阻腹痛、恶露不尽，同时还有降低血压的作用。

健脾养胃简易方

消化不良： 焦山楂 10 克，研成末与红糖一起冲水服用，1 日 3 次。

胃脘闷痛： 桂皮 6 克，山楂肉 10 克，红糖 30 克，以水煮桂皮、山楂，滤汁放入红糖调匀热饮之。适用于受寒及食积阻滞于胃脘而引起的胃脘闷痛。

高血压： 山楂 15 克，荷叶 12 克，水煎，代茶饮，能降压降血脂，扩张血管。

服用禁忌

山楂下消作用较强，但补的功效较弱，因此脾胃虚弱者不可多食。

山楂有散瘀破血功效，怀孕早期女性不宜使用。

空腹或消化性溃疡者慎食山楂，以免刺激胃黏膜。

温馨提示

山楂有炒山楂、焦山楂、炭山楂之分。

炒山楂：山楂切片，放进炒制容器中，中火加温，炒至颜色加深的成品，用于健胃消食。

焦山楂：山楂片炒至外表焦褐色，内里发黄，用于止血。

炭山楂：山楂用大火加热，炒至表面焦黑色，内部焦褐色，取出放凉，更侧重于止泻痢，兼有止血、凉血之功。

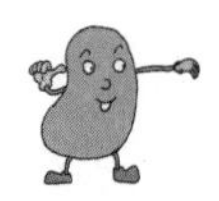

健脾养胃药膳

山楂小米红糖粥

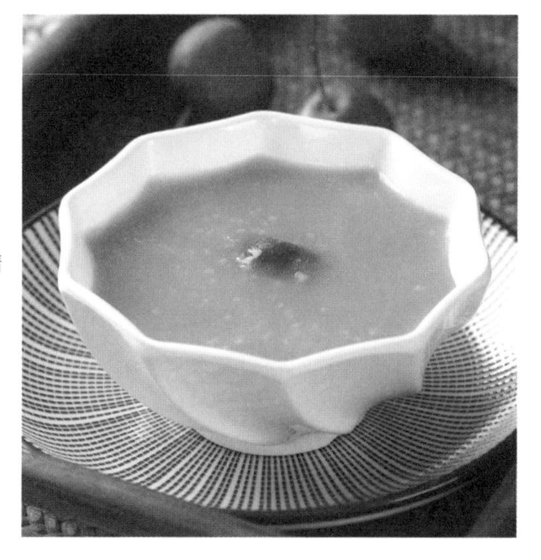

原料：小米 100 克，山楂 40 克，红糖 30 克。

做法：

1. 山楂洗净，对半切开；小米淘洗干净备用。
2. 将小米和山楂一同放入锅中，加入适量清水，煮至成粥，加入红糖调味即可。

功效：健胃消食，补脾散瘀。

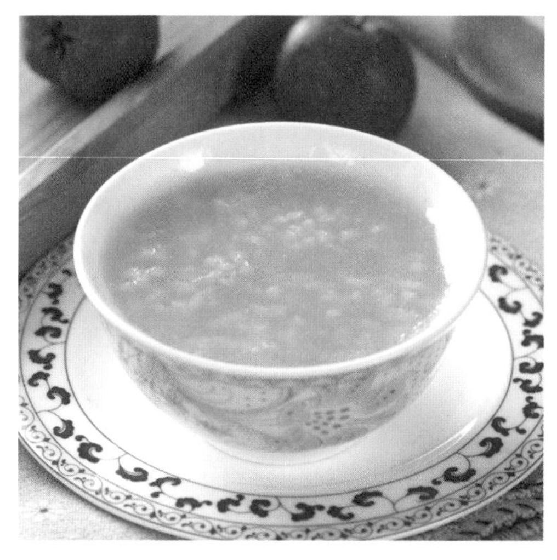

山楂粳米粥

原料：粳米 100 克，鲜山楂 60 克，白糖适量。

做法：

1. 将山楂洗净、去核，煎取浓汁，去渣取汁；粳米洗净。
2. 把粳米放入锅中，加适量清水，大火煮沸后改小火煮至粥快熟时放入白糖和山楂汁，继续煮至粥熟即可。

功效：开胃消食，去脂降压，降胆固醇。

山楂枸杞兔肉汤

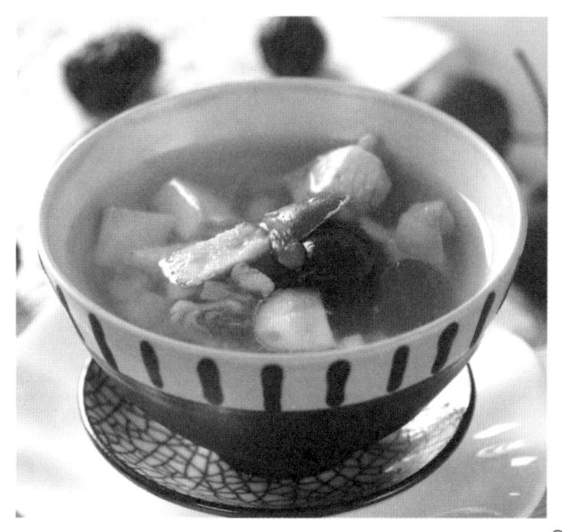

原料：兔肉 500 克，山楂 30 克，山药 20 克，枸杞子 15 克，红枣 7 颗，食盐、料酒、清汤各适量。

做法：

1. 将兔肉去杂洗净，切成小块，放入沸水汆一下，捞出沥干；山药去皮洗净、切块；山楂、枸杞子分别洗净；红枣洗净去核。
2. 在砂锅中放入清汤、料酒，放入兔肉，大火烧开后撇去浮沫，加入山药、山楂、枸杞子、红枣，大火烧开后，改用小火煮至兔肉酥烂，加入食盐调味即可。

功效：健脾补中，凉血解毒，活血化瘀。

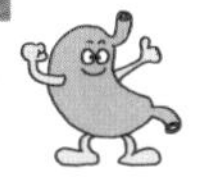

麦芽

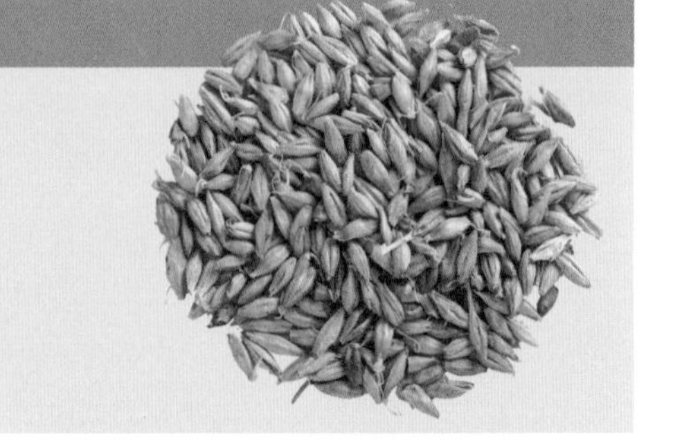

温胃止痛，改善受寒腹泻腹痛

健脾养胃功效

麦芽，即小麦发的芽，性平，味甘，归脾、胃、肝经，中医认为麦芽能平肝解郁，行气消食，健脾开胃，因此多用于进食不香、脾虚食少等症。此外，麦芽还有回乳的功效，对哺乳期女性断乳、乳房胀痛等有调治作用。

健脾养胃简易方

食积： 焦麦芽 200 克，山楂、甘草各 50 克，研成细粉备用，每日 3 次，每次 2 克，开水冲服。

高血脂： 生麦芽 40 克，丹参 30 克，元胡 15 克，红花 5 克，煎汤服用，每日 1 次。

回乳： 炒麦芽 120 克，煎服，每日 1 次，连服 3 天。

服用禁忌

脾胃虚弱无积滞者慎用，胃酸过多、消化性溃疡等患者忌用麦芽。

麦芽有回乳功效，哺乳期妇女不宜服用。

中医提示

麦芽分为麦芽、炒麦芽、焦麦芽三种。麦芽长于健胃，还能通乳；炒麦芽行气消食，用于回乳；焦麦芽促消化，可消食导滞。使用麦芽，健脾养胃宜生用，行气消积宜炒用。

健脾养胃药膳

麦芽山楂饮

原料： 炒麦芽 10 克，炒山楂片 3 克，红糖适量。

做法：

将炒麦芽和炒山楂一同放入锅中，加入 1 碗清水，煎煮 15 分钟后，取汁，加入红糖调味即可。

功效： 消食化滞，健脾开胃。用于伤食泄泻、厌食、腹胀等。无积滞者、胃酸分泌过多者、病后体虚及患牙病者不宜食用。

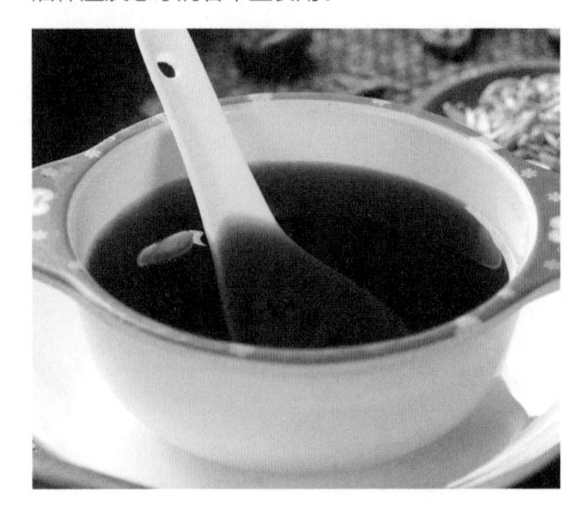

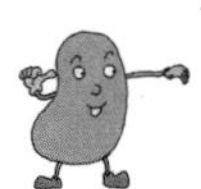

谷芽

开胃下气，消食化积

健脾养胃功效

谷芽是稻的成熟果实经发芽干燥而成，其所含的淀粉酶等成分有助于淀粉和蛋白质的消化，能够起到消食开胃、消胀的作用，故中医很早就将其作为健胃消食的良药。尤其是消化功能差的老人和儿童，适当用谷芽做食疗，可消食和中、健脾开胃。《本草纲目》中就有记载：“（谷芽）快脾开胃，下气和中，消食化积。”另外，谷芽中的B族维生素也能促进消化、加快代谢，增加食欲。

健脾养胃简易方

消化不良：谷芽10克，热水冲泡后饮用。症状消除后停服。

积食：莲子肉、生谷芽、麦芽各15克，山楂10克。水煎服。

慢性胃炎：麦芽、谷芽各30克，鸡内金、山药各15克，党参10克，甘草5克。水煎服。

健脾养胃简易方

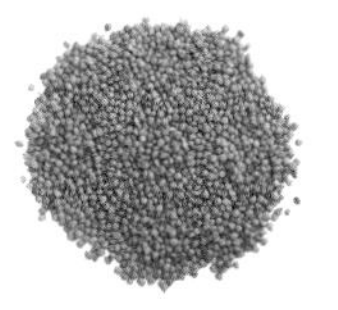

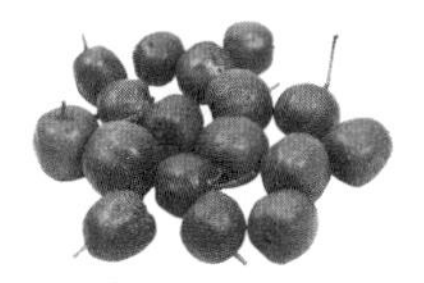

谷芽 + 山楂 → 健脾开胃，增进食欲，促进消化

健脾养胃药膳

谷芽神曲汤

原料：大麦芽30克，谷芽20克，神曲15克。

做法：

大麦芽、谷芽、神曲共置锅中，加水适量，先用大火煮沸，再改用小火煮30分钟，去渣取汁，早、晚分饮。

功效：消食散积，提振食欲。适用于慢性胃炎引起的消化不良、厌食等。

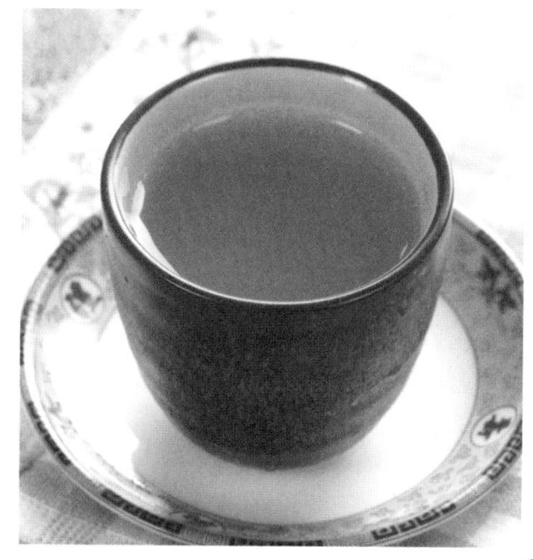

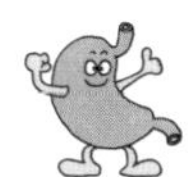

莱菔子

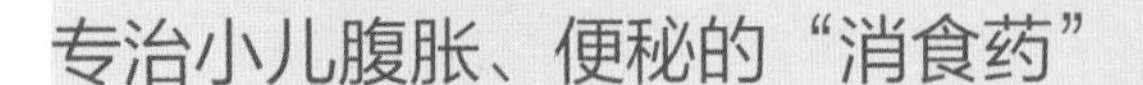

专治小儿腹胀、便秘的“消食药”

健脾养胃功效

莱菔子即白萝卜的种子，中医认为其性平，味辛、甘，归肺、脾、胃经，具有消食除胀、降气化痰的功效，对饮食停滞、脘腹胀痛、大便秘结、积滞泻痢、嗳气吞酸、痰多气逆、咳喘胸闷等症有调治作用。平时可用莱菔子加粳米煮粥食用，可消食除胀，改善小儿积食、腹胀、便秘等。

健脾养胃简易方

便秘：炒莱菔子适量，研末，每次取 15 克，于饭后开水冲服，可消食顺气，预防和改善便秘。

服用禁忌

莱菔子能耗气，气虚血弱者禁用，无食积、痰滞者不宜用。

健脾养胃简易方

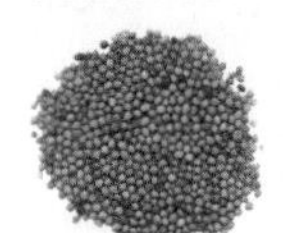
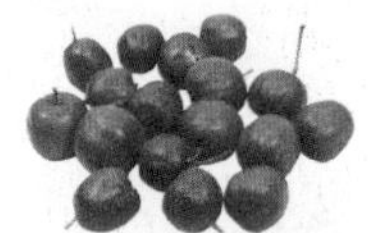

莱菔子 + 山楂 → 消食化积、活血散瘀，适用于小儿积食、便秘、食欲不振等

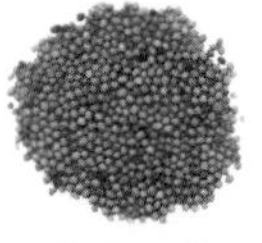
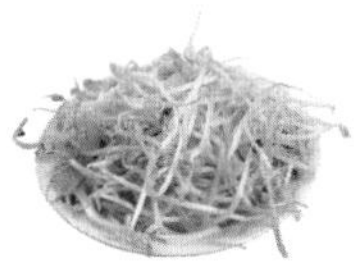

莱菔子 + 黄豆芽 → 养阴生津、祛痰化瘀，适用于阴虚火旺、咳嗽痰多等

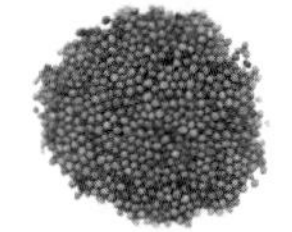
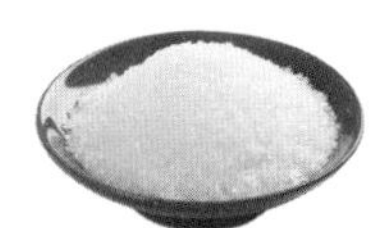

莱菔子 + 白糖 → 养阴生津、祛痰化瘀，适用于阴虚火旺、咳嗽痰多等

健脾养胃药膳

陈皮山楂茶

原料：陈皮 15 克，焦山楂、莱菔子各 10 克。

做法：

1. 将陈皮、焦山楂和莱菔子一同研磨成粗末。
2. 将研好的药末放入杯中，加入适量沸水冲泡，代茶饮用。每日 1 剂，2 岁以下小儿药量减半。

功效：健脾开胃、化食理气，适用于小儿厌食。

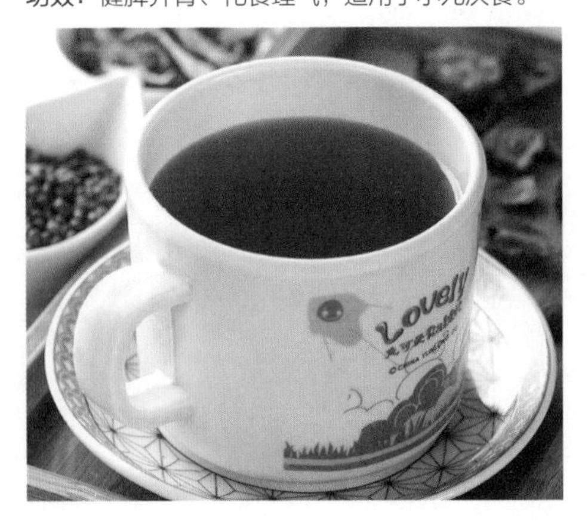

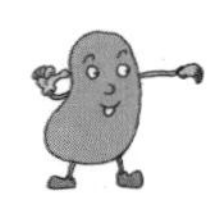

鸡内金

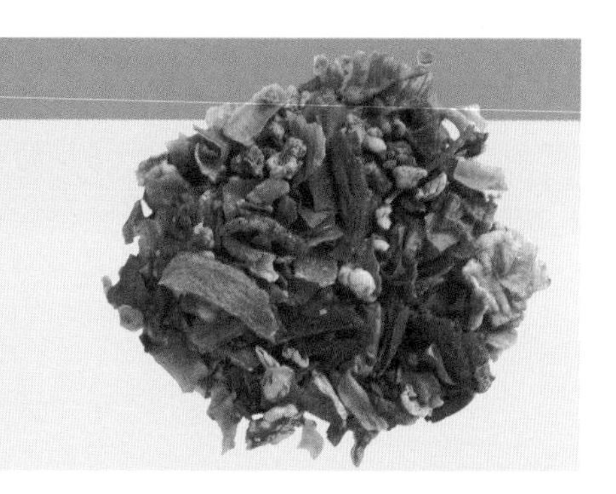

健脾胃，消积滞，小儿积食首选

健脾养胃功效

鸡内金，即鸡的干燥砂囊内壁，其味甘，性平，具有健脾消食、养胃化积、固精止遗的作用，可用于消化不良、食积不化、小儿疳积、遗精盗汗等症。现代药理研究发现，鸡内金所含胃激素角蛋白、氨基酸淀粉酶和胃蛋白酶，可促进胃液分泌，提高胃酸度，进而提高胃的消化能力。中医临床上，常用鸡内金研末，或直接服食，或煮粥食用，以治疗小儿积食。

健脾养胃简易方

反胃、呕吐： 醋炙鸡内金6克，研末，以温水或酒送服。

脾胃湿寒： 炒鸡内金、干姜各100克，白术200克，红枣250克（去核），打成细粉，调和成枣泥小饼，细细嚼咽，每日酌量食用。

服用禁忌

脾虚无积滞者慎用，忌空腹状态下服用。

中医提示

鸡内金可煎服，但磨成散剂服用效果更佳，因为煎服会破坏鸡内金中胃激素的成分，从而降低药效。

健脾养胃药膳

鸡内金红豆粥

原料： 粳米30克，红豆40克，鸡内金20克，白糖适量。

做法：

1. 将鸡内金洗净研碎；红豆洗净；粳米洗净。
2. 将红豆和粳米一起放入锅中，加入适量清水，大火煮沸后，改用小火煮至成粥，放入鸡内金粉末和白糖，拌匀后煮沸即可。

功效： 健脾养胃，促进消化。适用于小儿食积不化。

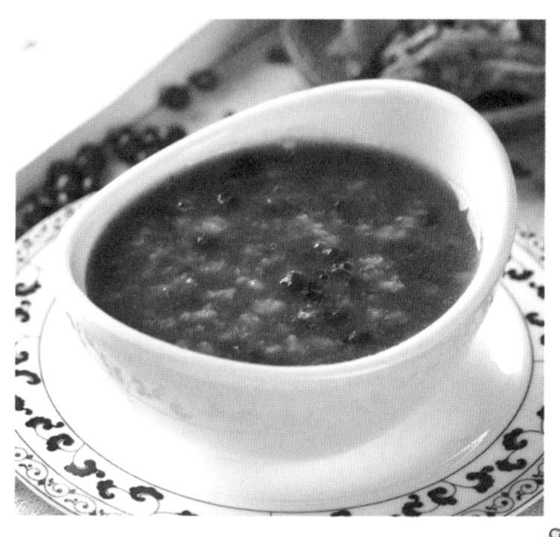

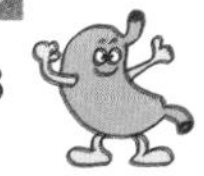

中医养脾胃特效方

温脾汤

温补脾阳，攻下冷积

温脾汤出自《备急千金要方》，是在四逆汤的基础上，增加人参、当归、大黄、芒硝四种药物组成，善于温补脾阳、驱逐寒积，主治脾阳不足之证，中医临床上常用于治疗冷积便秘、腹部冷痛、手脚冰冷等。

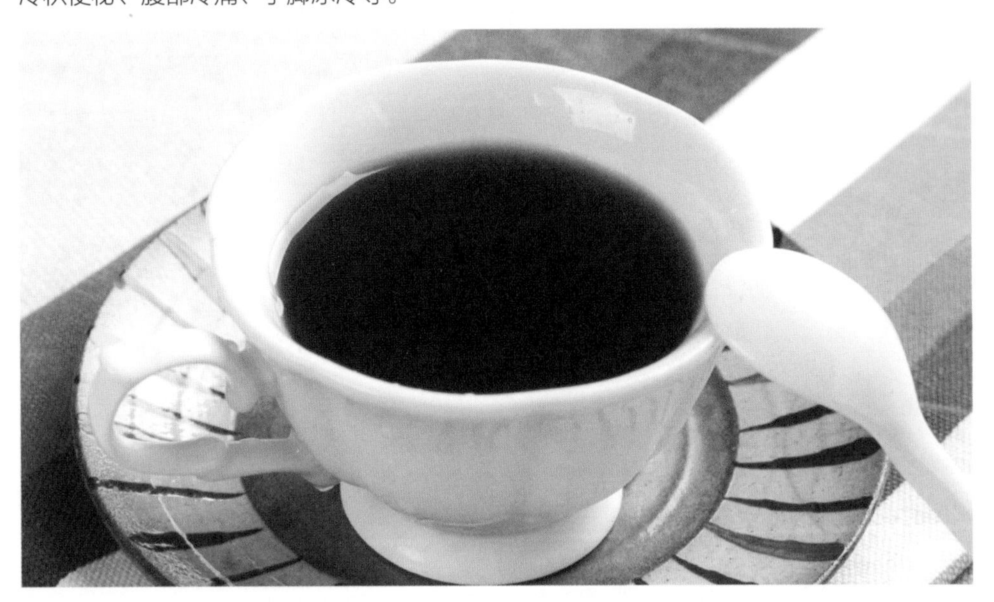

【名方组成】大黄15克，当归、干姜各9克、附子、人参、芒硝、甘草各6克。

【名方用法】 除大黄之外，其他6味中药放进适量清水中煎煮，煮到水分剩下1/4时下入大黄，煮开即可。每日1剂，分3次服用。

【名方详解】方中附子、干姜都是祛寒要药，而人参、甘草又能补脾益气，大黄则清除体内积滞；诸药共用，可达到生脾阳、祛积滞的效果。

【名方活用】

温脾汤＋厚朴、木香 → 行气止痛，适用于腹中胀痛者

温脾汤＋肉桂、吴茱萸 → 增强温中驱寒之力，适用于腹中冷痛者

【名方禁忌】热症、阴虚火旺者不宜使用本方。

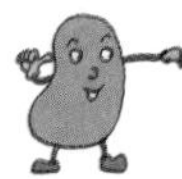

四逆散

疏肝解郁，理气健脾

四逆散是《伤寒论》中的经典名方，具有疏肝解郁、理气健脾的功效，主治阳郁厥逆、肝脾气郁等证，症见胁肋胀闷、脘腹疼痛、腹痛、泄痢下重，临床上常用于治疗慢性肝炎、胆囊炎、肋间神经痛、胃溃疡、胃炎等属肝胆气郁、肝胃不和者。

【名方组成】柴胡、枳实、芍药、炙甘草各6克。

【名方用法】以上4味中药，捣成细末。每天3次，每次2克，以温水送服。

【名方详解】方中柴胡是理想的疏解肝郁之药，同时又能帮助脾气上升；芍药养血敛阴，和柴胡一升一敛，祛热又不伤阴；枳实益气散结，以炙甘草相辅，可达到缓急和中的作用，调理肝脾最为理想。

【名方禁忌】肝阴虚或中气虚寒者不宜使用四逆散。

半夏泻心汤

调和肠胃，消痞散结

半夏泻心汤来源于《伤寒论》，是调和胃肠的常用名方，具有寒热平调、止呕止泻的功效，临床上常用急慢性肠胃炎引起的呕吐、腹泻等。寒热互结、中气受损等，可影响脾胃气机升降，引起呕吐、腹泻等，此时可用半夏泻心汤，以调寒热、益气和胃。

【名方组成】半夏9克，黄芩、干姜、人参、炙甘草各6克，黄连3克，红枣4枚。

【名方用法】水煎服，每日1剂，分2次服用。

【名方详解】方中柴胡提升脾气，半夏、干姜可祛寒和胃，止呕吐；而黄连、黄芩则能清肠内燥湿；加之人参、红枣、炙甘草益气养胃，共奏调和肠胃、消痞散结之效。

【名方禁忌】因气滞或食积所致的心下痞满者不宜使用本方。

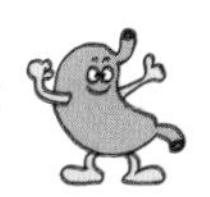

香薷散

祛暑解表，化湿和中

香薷散出自宋《太平惠民和剂局方》，具有祛暑解表，化湿和中。主治饮食不节、冷热不调或生冷过度引起的脾胃寒凉、消化不良等症。夏季天气炎热，很多人贪凉吹空调、过食冷饮冷食，从而感受寒湿而导致感冒、四肢无力、胸闷恶心、上吐下泻等，香薷散可有效改善上述诸症。

【名方组成】香薷、陈皮各 5 克，白扁豆、茯苓各 15 克，厚朴 6.5 克，黄连 2 克，甘草 1.5 克。

【名方用法】此为 1 剂的量，水煎服，每日 1 剂，连服 2 日。

【名方详解】方中香薷解表散寒、祛暑化湿；厚朴行气除满、祛湿行滞；扁豆也是祛湿的良药，再加之陈皮、黄连开胃消热，故能和脾胃、祛暑化湿。

【名方禁忌】中暑发热、心烦口渴者不宜使用本方。

清暑益气汤

清暑化湿，益气生津

清暑益气汤是《温热经纬》中的祛暑良方，具有清暑益气、养阴生津的功效，主治心烦口渴、胸闷气短、尿赤便溏等症，对暑热气津两伤所引起的中暑症状，以及夏季急性胃肠炎等有显著的效果。

【名方组成】西洋参 5 克，石斛 15 克，麦冬 9 克，黄连、甘草各 3 克，竹叶、知母、荷梗各 6 克，西瓜皮（干）30 克。

【名方用法】水煎取汁，空腹温服，每日 1 次。

【名方详解】方中西洋参养阴功效很强，补而不燥，而西瓜皮清热最好，两者搭配最滋养阴津；荷梗、知母、石斛可辅助西洋参清热生津；黄连泻火，甘草又能养胃。诸药合用可清热化湿、益气生津。

【名方禁忌】暑湿挟热者不宜使用本方。

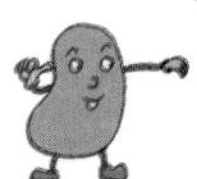

理中汤

温中祛寒，补气健脾

理中汤出自《伤寒论》，又称治中汤（《备急千金要方》）、人参汤（《金匮要略》），具有温中祛寒、补气健脾的功效，主治脾胃虚寒证之呕吐腹痛、自利不渴、腹满不食、倦怠少气，四肢不温等。中医临床上也常用于治疗急、慢性胃炎等病症。

【名方组成】人参、炙甘草、干姜、白术各 9 克。

【名方用法】 水煎服，每日 1 剂，分 3 次温服，后可喝热粥少许。

【名方详解】本方中，人参能补脾气，协助干姜振奋脾阳、温中祛寒；白术健脾；甘草调和药效，不但以甘味入脾，还能止吐治泻。诸药合用，共奏温中祛寒、补气健脾之功效。

【名方禁忌】阴虚火旺、热性体质者不宜服用本方。

小建中汤

温中补虚，和里缓急

小建中汤最早见于《伤寒论》，是张仲景创制的温中补虚、和里缓急的经典名方，因可使中气强健，故而以“建中”命名。其主治肝脾不和证，对神疲乏力、虚怯少气、手足烦热、咽干口燥有调治作用，中医临床上也常用于治疗胃及十二肠溃疡、慢性肝炎、胃炎、功能性发热等病症。

【名方组成】饴糖 30 克，桂枝、生姜各 9 克，芍药 18 克，炙甘草 6 克，红枣 6 枚。

【名方用法】 除饴糖外的五味药加适量清水煎煮，至水剩余 1/3 时，去渣，加饴糖融化即可。每日 1 剂，早晚各 1 次，温服。

【名方详解】方中用桂枝、生姜来祛寒温阳，芍药添补阴津，而饴糖、红枣都是生气血补虚弱的药物，炙甘草调和诸药，起到阴阳平衡，温寒和谐的作用。诸药合用，对中焦虚寒所致诸症有良好的效用。

【名方禁忌】阴虚火旺、热性体质者不宜使用本方。

四君子汤

益气健脾，温中平胃

四君子汤出自宋《太平惠民和剂局方》,有“天下补气第一名方”之美称,其从《伤寒论》中的“理中丸”脱胎，把原方中秉性燥烈的干姜去掉，换成了性质平和的茯苓，由驱除大寒变成温补中气，且方药补性平和，品性中正，不偏不倚，犹如君子有中庸之道，所以得名“君子”。四君子汤有益气健脾、温中平胃的功效，对脾胃气虚之食少便溏、气短乏力、语声低微，以及慢性胃炎、胃及十二指肠溃疡等调治作用。

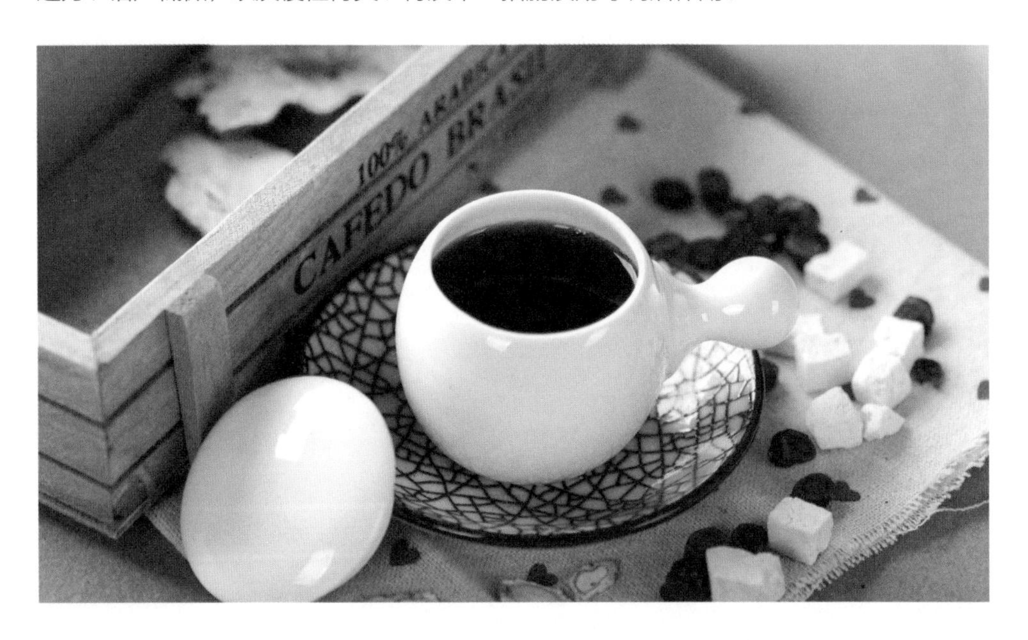

【名方组成】人参、白术、茯苓各 9 克，炙甘草 6 克。

【名方用法】 水煎取汁，每日 1~2 剂，可常服。

【名方详解】本方人参甘温益气,健脾养胃;白术苦温，健脾燥湿，可加强人参益气助运之力；茯苓甘淡，健脾渗湿，与白术配伍则健脾祛湿功效显著；甘草益气和中，调和诸药。古人说“君子致中和”，本方采用人参、白术、茯苓、炙甘草入药，不热不燥，效力适中，恰合此意。《太平惠民和剂局方》中记载：“荣卫气虚，脏腑怯弱。心腹胀满，全不思食，肠鸣泄泻，呕哕吐逆，大宜服之。”

【名方禁忌】本方温补，阴虚火旺者不宜使用本方；孕妇或哺乳期女性也不宜使用。

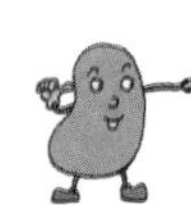

香砂六君子汤

益气健脾，行气化痰

香砂六君子汤是《古今名医方论》中用以治疗脾胃气虚所致的呕吐、腹胀、不思饮食、腹部胀痛等的良方。香砂六君子汤益气健脾、行气化痰，是健运脾胃的理想选择。

【名方组成】白术6克，人参、半夏各3克，甘草、木香各2克，陈皮、砂仁各2.5克。

【名方用法】上述药物加生姜6克，水煎服。

【名方详解】方中人参甘温益气，健脾养胃；白术健脾燥湿，与人参配伍可增强人参的补脾益气功效；陈皮、半夏、砂仁、木香行气化痰、益气和胃，与人参、白术配伍益气效果更佳；甘草益气和中，调和诸药。

【名方禁忌】本方中的药物多偏于温燥，胃中有湿热者不宜服用；服药本方期间，忌食生冷、油腻食物。

参苓白术散

渗湿止泻，补益脾胃

参苓白术散源自宋《太平惠民和剂局方》，是在四君子汤的基础上加入山药、莲子、白扁豆、薏苡仁、砂仁、桔梗而成，不仅具有四君子汤益气健脾作用，还多了渗湿止泻的功效。脾虚湿困者若有消化不良、胸闷、腹泻、四肢乏力、身体疲劳消瘦的症状，可选用本方进行调治。

【名方组成】莲子肉、薏仁、砂仁、桔梗各5克，白茯苓、人参、炙甘草、白术、山药各10克，白扁豆7克。

【名方用法】以上诸药研为细末，每天3次，每次取6克，温水送服。

【名方详解】方中人参、白术、茯苓益气健脾、渗湿；山药、莲子健脾益气；白扁豆、薏苡仁、白术、茯苓具有健脾利湿的功效；砂仁可醒脾和胃，行气化滞；桔梗通调水道，补脾益肺；甘草健脾和中，调和诸药。

【名方禁忌】高血压、心脏病、肾脏病、糖尿病严重患者及孕妇应在医生的指导下服用本方。

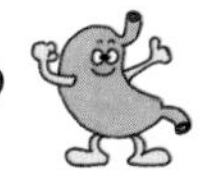

保和丸

消食和胃，缓解腹胀腹痛

保和丸出自《丹溪心法》，是治疗儿童消化不良、食欲不振的经典名方。保，即保护人的胃气；和是调和的意思。儿童消化功能不强，暴饮暴食之后经常出现不想吃饭、大便酸臭或燥结等症状，这都是食积的表现。食用保和丸能起到消积、健胃、化食的作用。

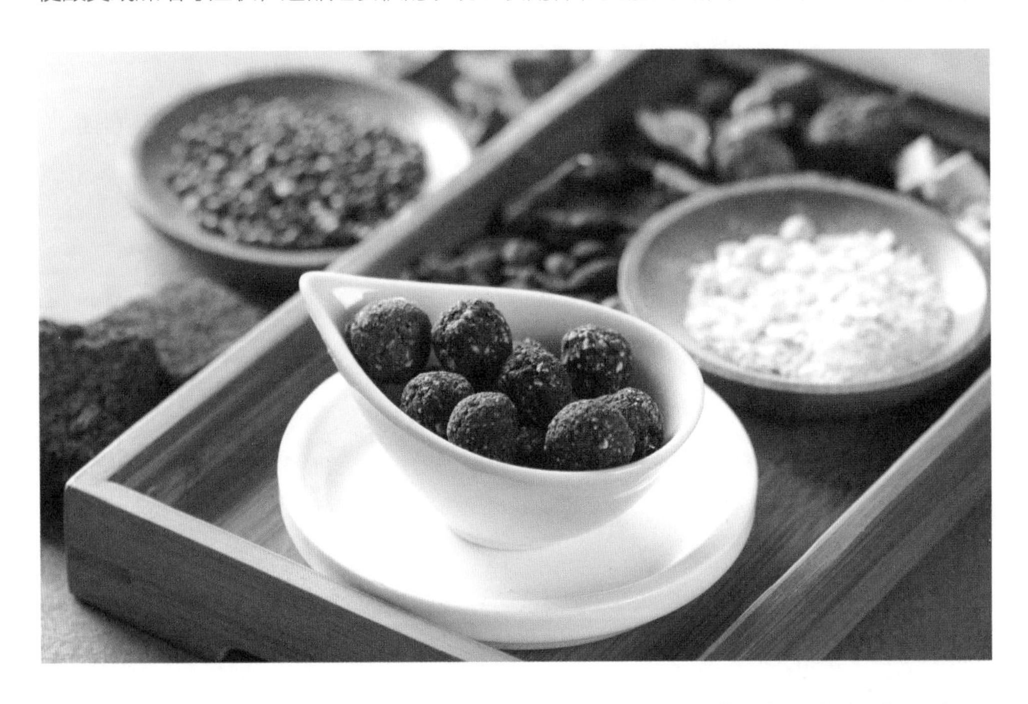

【名方组成】山楂 18 克，神曲 6 克，半夏、茯苓各 9 克，连翘、陈皮、莱菔子各 3 克。

【名方用法】上述药物研为细末，水泛为丸，每次服用 6~9 克，温水送下。

【名方详解】方中山楂性温、味酸，能消一切饮食积滞，特别擅长消肉食油腻积滞；神曲味甘辛、性温，消食健胃，擅长化酒食陈腐积滞；莱菔子味辛甘、性平，下气消食、除腹胀，擅长消面食积滞。三药配伍，能消各种食物积滞。食积容易阻气、生湿、化热，方中使用半夏、陈皮，可理气化食、和胃止呕；茯苓甘淡，可健脾利湿、和中止泻；连翘味苦微寒，能散结助消积及清解食积之热。诸药配伍，有消食积、和胃气的作用。

【名方禁忌】服用保和丸期间，忌生冷油腻食物和滋补中药。

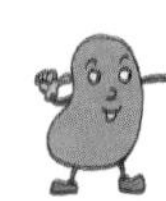

归脾汤

健脾益气，养血养心

归脾汤原载于宋朝严用和《济生方》，原方中没有当归、远志，后来明朝名医薛己在使用时补充了这2味药物，使方药的益气补血、健脾养心效果更加显著。现代研究表明，归脾汤对心脾气血两虚所导致的健忘失眠、盗汗、食欲不振、肢体倦怠、便血、低血压、低血糖、贫血、心脏病等有较好的疗效。

【名方组成】 人参6克，木香1.5克，甘草（炙）1克，白术、当归、白茯苓、黄芪（炒）、龙眼肉、远志、酸枣仁（炒）各3克。

【名方用法】 加生姜、大枣，水煎服。

【名方详解】 方中人参、黄芪、白术、甘草补脾益气，身体气足可促进生血；当归、龙眼肉补血养心；白茯苓、酸枣仁、远志宁心安神；木香辛香而散，理气醒脾，调和药性；用法中姜、枣可调和脾胃，促进药物的吸收。

【名方禁忌】 胃火上炎、心阴不足者不宜使用本方。

黄芪建中汤

温养脾胃，缓解虚寒性胃痛

黄芪建中汤是《伤寒论》中治疗肝脾不和诸症的经典名方，它既是温中补虚、缓急止痛之剂，又是调和阴阳、柔肝理脾的常用方，对胃及十二指肠溃疡、慢性肝炎、慢性胃炎、神经衰弱等属中焦虚寒、肝脾不和者有良好的疗效。

【名方组成】 桂枝（去皮）、生姜各9克，甘草（炙）6克，大枣6枚，芍药18克，饴糖30克，黄芪5克。

【名方用法】 水煎取汁，兑入饴糖，加热溶化。每日1剂，分2次温服。

【名方详解】 黄芪建中汤是在小建中汤的基础上加入黄芪而配成。方中以黄芪、大枣、甘草补脾益气，桂枝、生姜温阳散寒，白芍缓急止痛，饴糖补脾缓急，重在温养脾胃，是治疗虚寒性胃痛的主方，用于喜温喜按、腹中拘急疼痛。

【名方禁忌】 阴虚火旺、胃火炽盛者不宜服用本方。

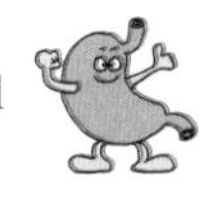

越鞠丸

行气解郁，增加食欲

越鞠丸又名芎术丸，出自《丹溪心法》，有行气解郁、理气健脾的功效，对肝脾不和引起的心情郁结、食欲不振、消化不良、胸胁胃脘胀满疼痛等症状有很好的调治作用，临床上常用于治疗慢性胃炎、慢性肠炎、胃及十二指肠溃疡、慢性肝炎、胆囊炎等。

【名方组成】香附、川芎、苍术、栀子、神曲各等分（一般 6~10 克）。

【名方用法】上述药物研为细末，水泛小丸，每次服 6~9 克，温开水送服。

【名方详解】方中香附行气解郁；川芎辛温，可增强香附行气解郁功效；栀子苦寒，可清热泻火，能治火郁；苍术性温、味辛苦，可燥湿运脾，治湿郁；神曲性温、味甘，入脾胃经，可消食导滞，治食郁。诸药合用，能助人体解肝郁，调理气机，使肝与其他脏腑“和平相处”。

【名方禁忌】脾胃虚弱者慎用。

大山楂丸

消食化积，醒脾和胃

大山楂丸源自《通行方》，具有消食化积的作用，临床上常用于食积停滞、嗳腐臭秽、脘腹胀满、消化不良等，成人和儿童均可使用。

【名方组成】干山楂 50 克，麦芽（炒）、神曲（炒）各 20 克。

【名方用法】制成大蜜丸，每丸重 9 克，每服 1 丸，日服 1~3 次。

【名方详解】方中的三味药均为消食药，其中山楂善消油腻肉食积滞，麦芽善消米面食积，神曲消食积兼能醒脾和胃。这三味药相配，助消化，除油腻，健脾胃，适用于肉、米、面等食物积滞。

【名方禁忌】脾胃虚弱、无积滞和食欲不振者不宜使用本方。

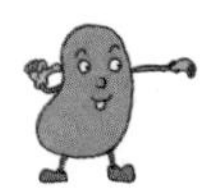

厚朴温中汤

温中行气，燥湿除满

厚朴温中汤出自《内外伤辨惑论》，原书记载："治脾胃虚寒，心腹胀满，及秋冬客寒犯胃，时作疼痛。"中医临床上常用厚朴温中汤治疗急性胃炎、慢性肠炎、胃及十二指肠溃疡、胃肠功能紊乱等脾胃气滞寒湿证。

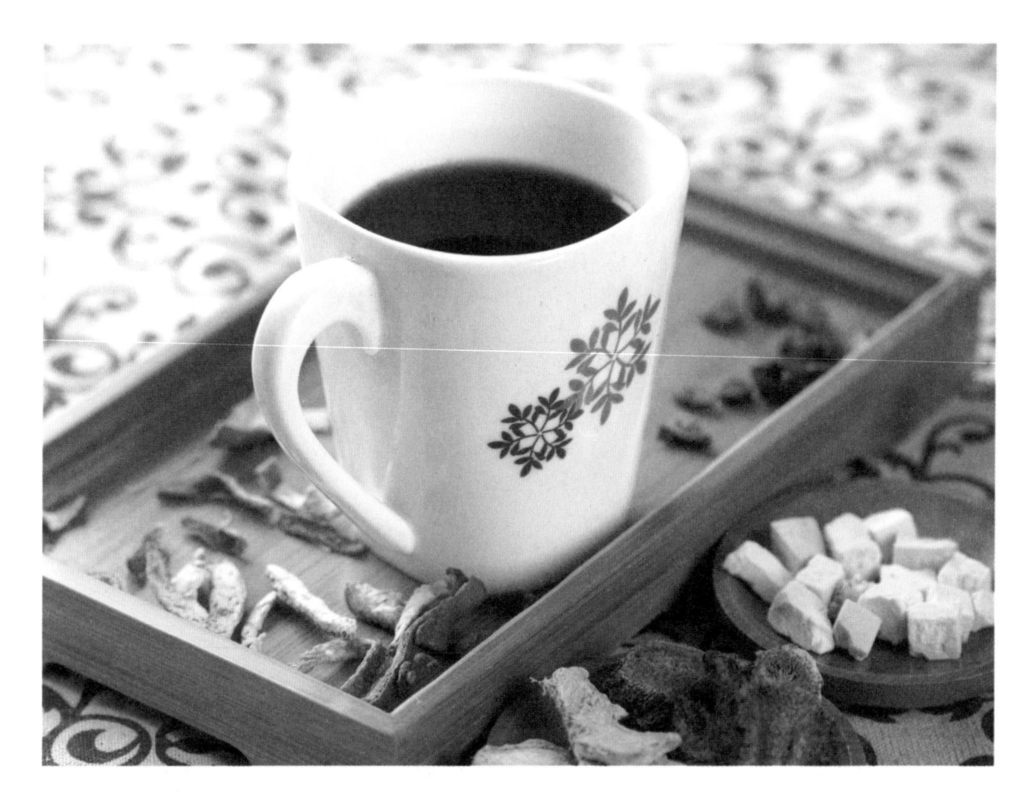

【名方组成】干姜2克，厚朴（姜制）、陈皮（去白）各10克，甘草（炙）、茯苓（去皮）、草豆蔻仁、木香各10克。

【名方用法】上述药物合为粗散。每次取15克，加生姜3片，取水煎煮至药汁剩余一半时，去滓温服，食前温服。

【名方详解】方中厚朴行气消胀，燥湿除满；草豆蔻仁温中散寒，燥湿除痰；陈皮、木香行气宽中；干姜、生姜温脾暖胃、温经散寒；茯苓渗湿健脾；甘草益气健脾，调和诸药。诸药合用，寒湿得除，气机得畅，脾胃功能恢复正常，则胀痛自然消除。

【名方禁忌】服用本方期间，忌食用生冷油腻食物。

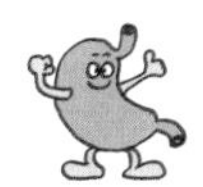

二陈汤

理气和胃，燥湿祛痰

二陈汤出自《太平和剂局方》，被历代医家视为燥湿祛痰、理气和中的经典名方。“二陈”寓意有二：一为等量合用，相辅相成；二为半夏、橘红都以陈久者为佳，以防性质过燥。二陈汤主治痰湿症，咳嗽痰多、恶心呕吐、胸闷、身体倦怠困重等痰湿阻滞脾肺之证。

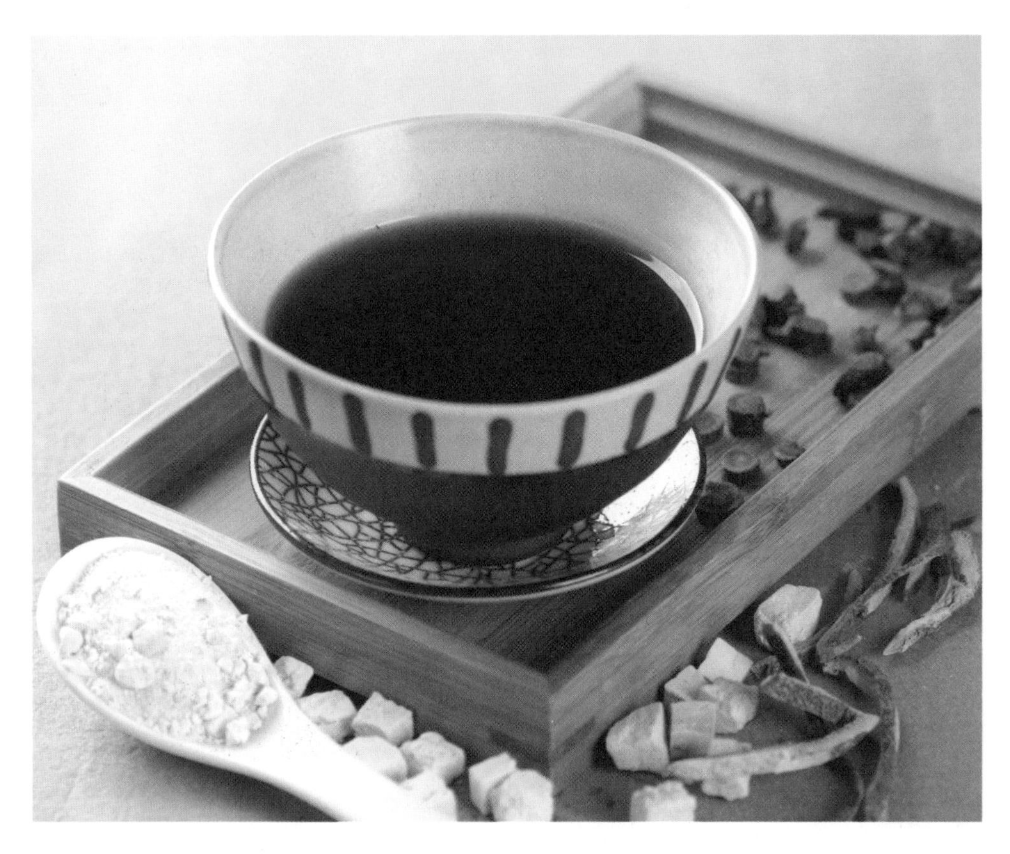

【名方组成】甘草（炙）4.5克，白茯苓、半夏（汤洗七次）、橘红各9克。

【名方用法】加生姜7片、乌梅1个，水煎温服。

【名方详解】方中半夏燥湿化痰，和胃降逆；橘红理气行滞，燥湿化痰；茯苓健脾渗湿，助半夏、橘红化痰；煎加生姜，既能制半夏之毒，又能协助半夏化痰降逆、和胃止呕；用少许乌梅，可收敛肺气；甘草健脾和中，调和诸药。

【名方禁忌】本方性燥，燥痰者慎用；阴虚、血虚者不宜使用本方。

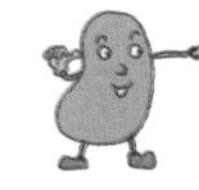

第七章

人体自带大药，用对经络穴位脾胃好

经络穴位是人体自带的“药库”，

其中经络沟通表里，

穴位是经络上的重要节点，

适当刺激穴位、疏通经络，

就相当于开启人体“药库”，

能起到调理脏腑、祛病缓疾的作用。

因此，调理脾胃一定要疏通脾经和胃经，

用好特效穴位，让脾胃强健起来。

敲打足太阴脾经，无病一身轻

十二经络中足太阴脾经与脾的关系最为密切，按摩脾经不仅能强健脾胃，治疗腹胀、腹泻、呕吐、胃痛、嗳气、身重无力等脾胃病，还有助于生养气血。脾经起于足大趾内侧端，终于腋下中线处大包穴。

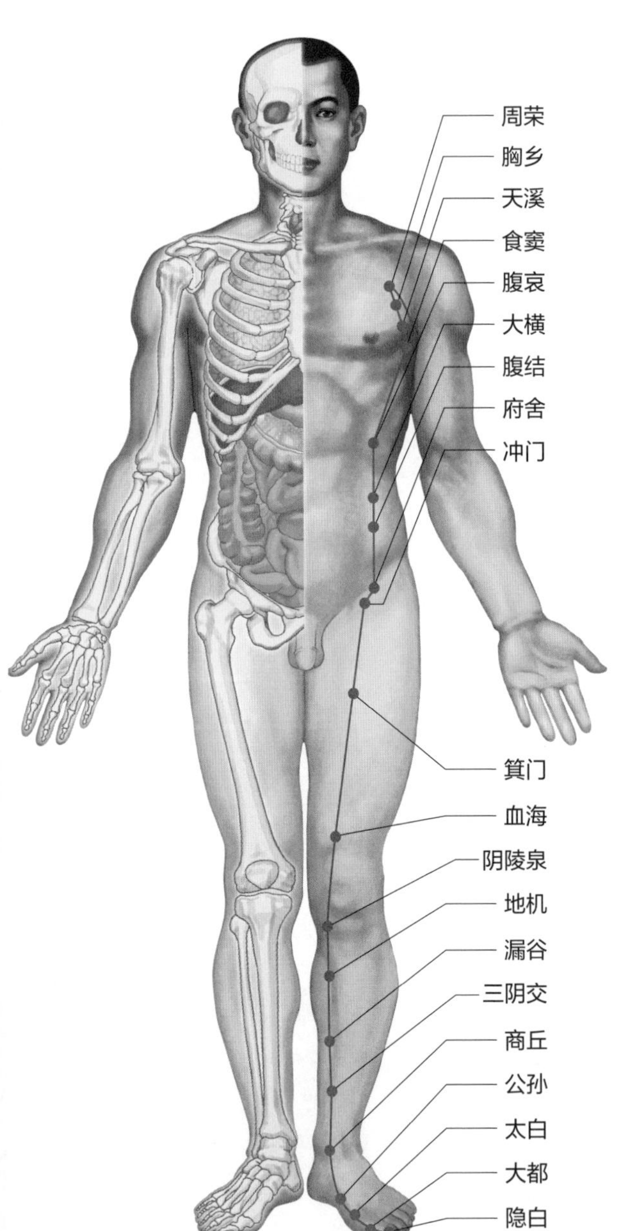

中医认为脾主运化，对于维持消化功能及将食物化为气血起着重要的作用。平时我们可以时不时敲敲脾经，能调理脾胃，让脾胃消化更好。脾还主生血统血，经常敲脾经，按揉脾经穴位，可生血调血，是改善贫血最有效的方法之一。女性常敲脾经，可调经止带，调理脾胃，增强脾胃消化功能，调理各种女性疾病。

敲打脾经的方法

将一只脚的外踝压在另一条大腿上，将脾经暴露出来。拍打时要握空拳，用掌指关节端由上至下一路拍打下来，用力适中，对于大腿部位的脾经拍打时可稍用力。两只腿都要敲，每侧每次敲打 10 分钟为宜。

敲打脾经的最佳时间

脾经经气旺在巳时，即早晨 9~11 点，此时为敲脾经的最佳时间。而且此 时人体阳气正处于上升期，这时敲打脾经可达到很好的平衡阴阳的作用。

中医提示

敲打脾经的过程中如果发现痛点，表明脾经上有堵塞的地方，这时可以用点按和指揉的方法对其进行按揉，将瘀堵的穴位打通，从而通畅整条脾经的气血。

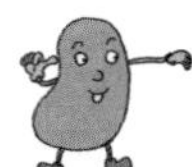

养好足阳明胃经，消化好，不衰老

足阳明胃经起于鼻旁迎香穴，从头走足，终于足第 2 趾外侧端厉兑穴，全经共计 45 个穴位，左右两侧总共 90 穴。本经主治肠鸣腹胀、腹痛、胃痛、腹水、呕吐、消谷善饥、口渴、咽喉肿痛、鼻衄、胸部及膝髌等本经循行所过部位的疼痛，以及热病、胃火等证。

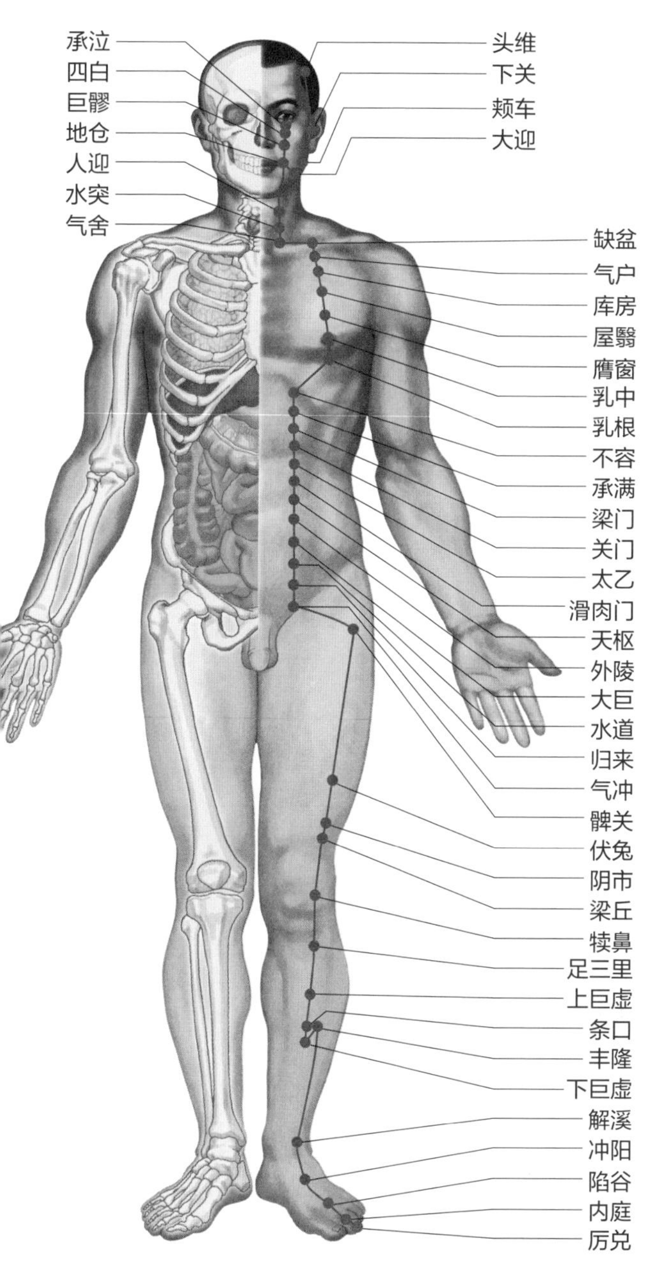

平时经常敲打胃经，不仅能助经络通畅，充实胃经之气，还能调理脾胃，让人胃口好、消化好，预防和改善各种脾胃疾病。

敲打胃经方法 1

双手垂于大腿两侧，然后先用一只手来回搓大腿前侧的胃经路线，另一只手则握空拳，轻轻敲打，做 10 次。来回轮换，每天 15 分钟即可。

敲打胃经方法 2

从大腿前面的伏兔穴开始，沿经络向下敲打至解溪穴，每天敲打 15 分钟即可有效的改善胃功能。

敲打胃经最佳时间

每天早上 7~9 点是胃经经气最旺的时段，此时敲胃经效果最好。

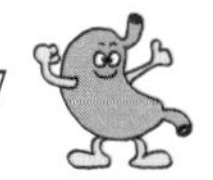

捏脊，让宝宝吃饭好，睡觉香，少生病

捏脊是中医按摩疗法中常用的手法。人的脊柱两侧分布着膀胱经，人体最重要的心俞、肺俞、 肝俞、胆俞、胃俞、脾俞六个俞穴都在这一条线上；俞，通也。捏脊通过对这些经络穴位进行刺激，可以给孩子带来全面的气血改善，从而增强孩子的体质，有效调理对孩子吃饭不香、睡觉不稳、体弱等问题。

捏脊手法分步详解

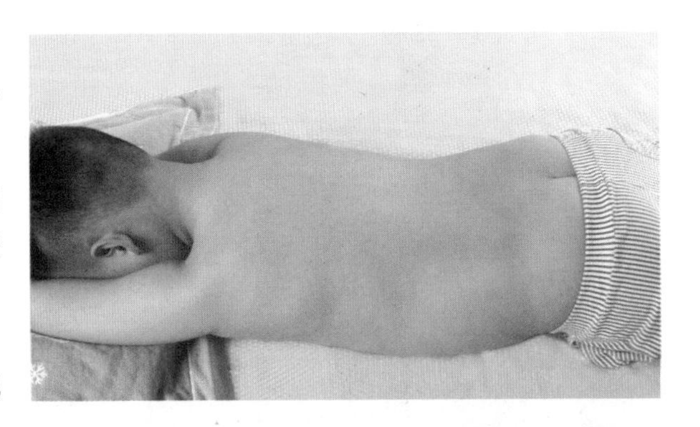

1. 捏脊时，让孩子俯卧在床上，背部保持平直、放松。
2. 家长站在后方，双手拇指在上朝前，其余四指在下自然弯曲呈握空拳的姿势。
3. 用食指背面抵在孩子的尾骨处，向前推动，同时与大拇指配合，把孩子的皮肤捏起来。
4. 食指向前推动，大拇指一捏一放，像波浪似地由下而上捏孩子脊柱两侧的皮肤，一直到大椎穴。

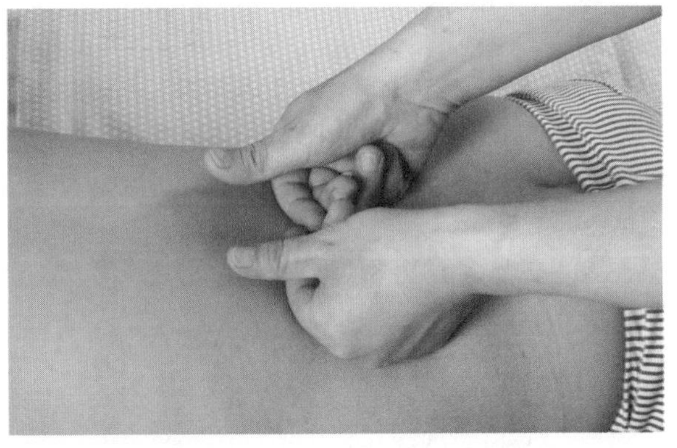

一次捏脊要做 6 遍，第 1~3 遍按照上面的步骤进行，第 4~5 遍需要“3 捏 1 提”。“3 捏 1 提”即捏 3 下，然后向上提一次。注意，“提”这个动作不是直接向上提拉的，而是有点向后回旋的提。

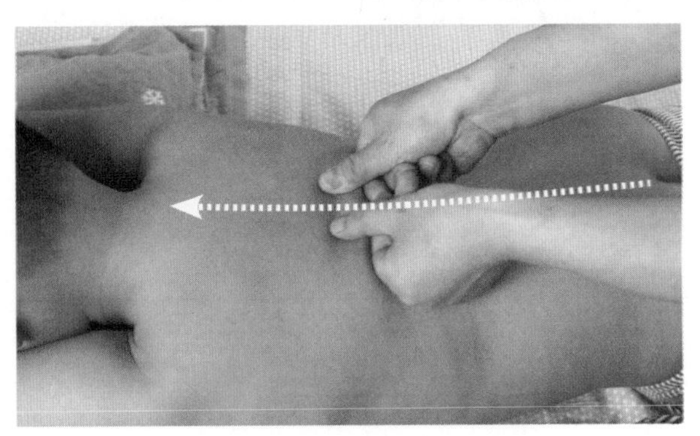

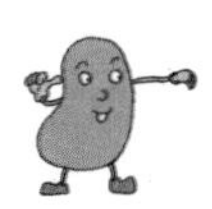

常见脾胃问题的捏脊手法

◎ **厌食、积食：**从长强穴开始，拇指及食指将皮肤提起，食指向前推动，拇指向下形成捏拿、推捻动作，一捏一放，两手交替， 沿着脊柱中线徐徐向前推进，然后重提脾俞穴、胃俞穴、大肠俞穴，一直捏到大椎穴为止，连续2遍。

◎ **疳积（营养不良）：**常规捏脊3~5次，重提脾俞穴、胃俞穴，大椎穴。亦可加摩腹、按揉足三里穴。

◎ **呕吐：**常规捏脊3遍，从长强穴捏至大椎穴。伤食吐者，重提脾俞穴、胃俞穴；热吐者，指力稍重，重提并按揉心俞穴、脾俞穴、大椎穴；寒吐者，重提脾俞穴、胃俞穴、大椎穴，并加按揉2~3分钟。

◎ **腹泻：**从长强穴捏至大椎，来回3遍。湿热泻者，重提大肠俞穴、胃俞穴、大椎穴，脾俞穴、肾俞穴，然后按揉以上5个穴位2~3分钟；伤食泻者，重提按揉脾俞穴、胃俞穴，大肠俞穴；脾虚泻者，重提按揉脾俞穴、胃俞穴、大肠俞穴，指揉命门穴、肾俞穴1~2分钟。

◎ **便秘：**实热便秘者，从命门穴向下推到长强穴，再从长强穴捏到大椎穴，指力宜重，重提胃俞穴、大肠俞穴、大椎穴，反复3遍；虚性便秘者，从长强穴捏到大椎穴，指力轻柔，反复3遍，并按揉脾俞穴、大肠俞穴、胃俞穴，长强穴、命门穴3~5分钟。

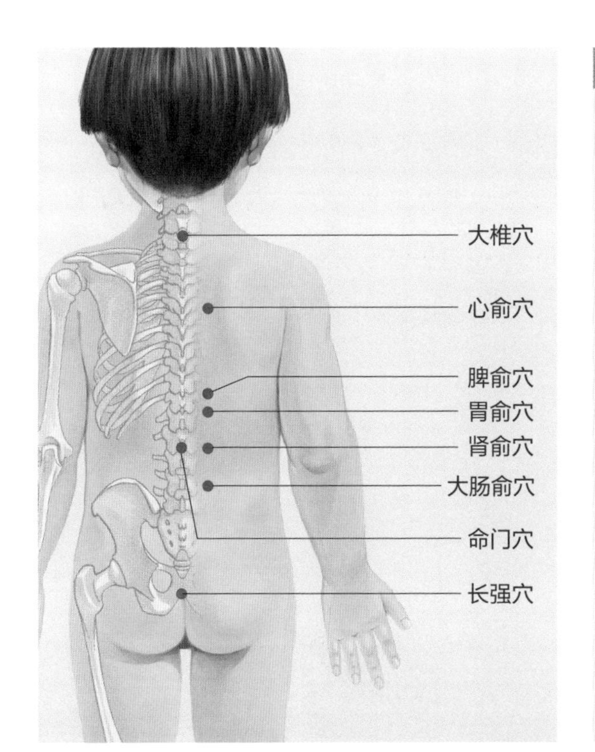

中医提示

◎ 一般来讲，捏脊疗法适用于1岁以上的小儿；

◎ 捏脊最好在早晨空腹时进行；

◎ 捏脊疗法虽然看似简单，但理论内涵非常丰富，在手法运用上，也需要较强的专业技能。因此，建议由专业捏脊的医务人员进行，或在医生指导下进行；

◎ 捏脊过程中要注意室内保暖，不要吹风，天气寒冷时更要做好保暖措施。

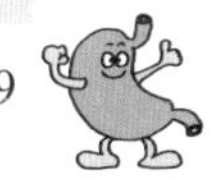

足太阴脾经养护脾胃穴位

太白穴　有效解决腹胀、胃口差

定位：在足内侧缘，足大趾本节（第 1 跖趾关节）后下方赤白肉际凹陷处。

取穴方法：在足部中心会有一条弧线，即足弓，在弧线的前起点处，用手指按压有酸胀感处即是太白穴。

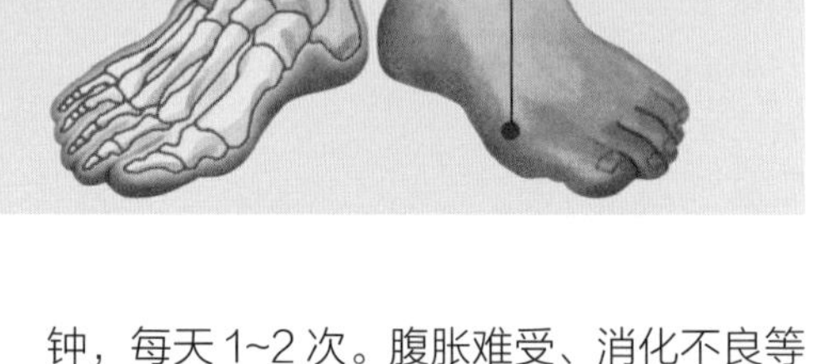

《黄帝内经》中说："脾也，其原出于太白。"太白穴是足太阴脾经原穴和腧穴，既是脏腑元气经过和留止的部位，也是本经经气的输出之处。中医认为，凡是脏腑有病都可以取相应的原穴来治，故太白穴可以调理各种原因引起的脾虚，主治胃痛、腹胀、吐泻、痢疾等。

补脾最简单的方法就是按摩：用拇指指腹按揉穴位 3 分钟，每天早晚各 1 次。也可以用小保健锤敲打太白穴，力度由轻渐重，以感觉酸胀为宜，每次敲打 3~5 分钟，每天 1~2 次。腹胀难受、消化不良等不适，都可以用上面的方法来缓解。

对于寒性体质的人来说，冬季最难熬。因为冬季天寒地冻，一不留神就被寒邪给"乘虚而入"，循着经脉侵犯脾胃，造成脾胃虚寒，引起腹泻、胃痛、呕吐、食物消化不完全等脾胃问题。对于这种情况，可以用艾灸太白穴的方法来预防和缓解：用艾条温灸两侧太白穴各 10~15 分钟，以穴位温热但无明显灼痛感为度，每天 1 次，有健脾化湿、理气和中、散寒暖身的功效。

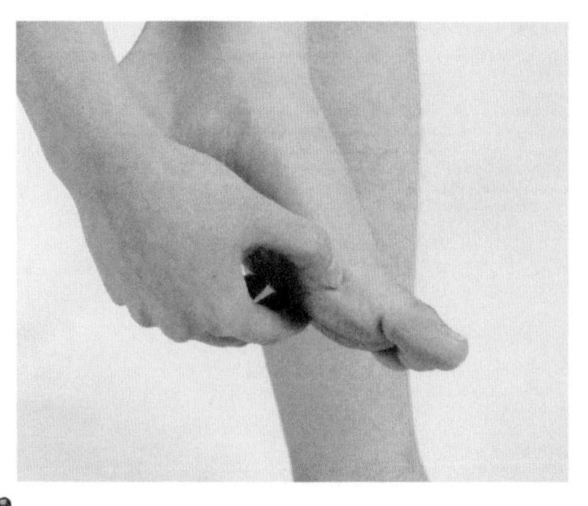

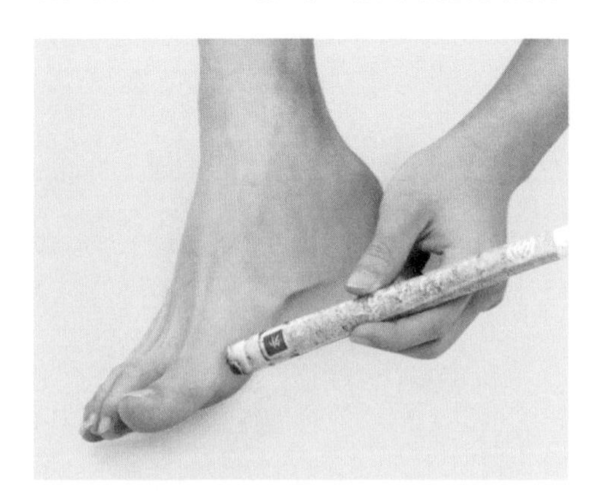

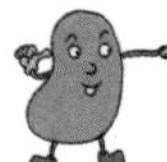

公孙穴

脾胃疾病第一穴

定位：在足内侧缘，第一跖骨基底部的前下方，赤白肉际处。

取穴方法：在足内侧缘，拇指趾骨后有一块很大的脚掌骨，沿着这个骨头按压，压到最酸痛的一点即是穴位。

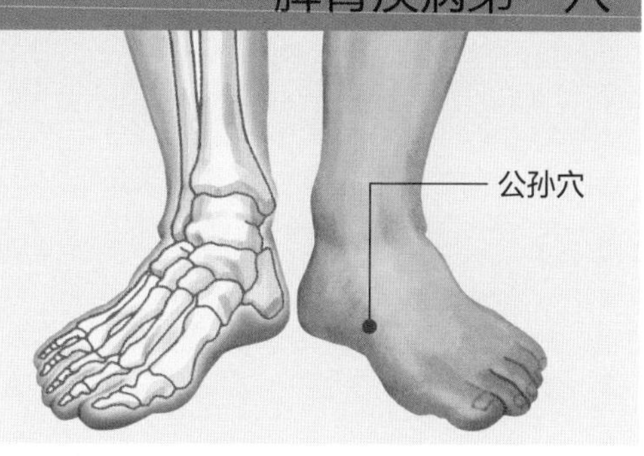

公孙穴负责联络胃经，是脾胃交集的枢纽，可以影响到这两条经脉的经气运行。脾属土，土生湿，刺激公孙穴能将更多的水湿输送到胃部，以润燥降火。

用公孙穴调理脾胃，最常用的居家调养方法有两种——按摩和艾灸。

◎ **按摩公孙穴：**用拇指揉按30~50下，每天一两次。也可用另一只脚的脚跟顶揉这个穴位。有调理脾胃，缓解胃胀、胃痛的作用。

◎ **艾灸公孙穴：**将艾条点燃，距离穴位2~3厘米处熏灸穴位5~10分钟。也可以用艾柱灸或温针灸3~5壮。有温脾阳、助消化的作用，对食欲不振、消化不良、胃痛、腹痛、呕吐、泄泻等有辅助治疗作用。

中医认为，妇科问题跟脾胃也有很大的关系。脾生血统血，主运化。如果脾胃虚弱，气血化生无源，就会影响到月经周期、月经量，导致月经周期延长、月经量减少、痛经等问题。经常按摩或艾灸公孙穴，可强健脾胃，使气血化生源源不断。女性身上的气血足了，月经也就自然恢复了。所以调理月经问题，也可以从公孙穴入手，可根据自身条件和情况，选择合适自己的方法。

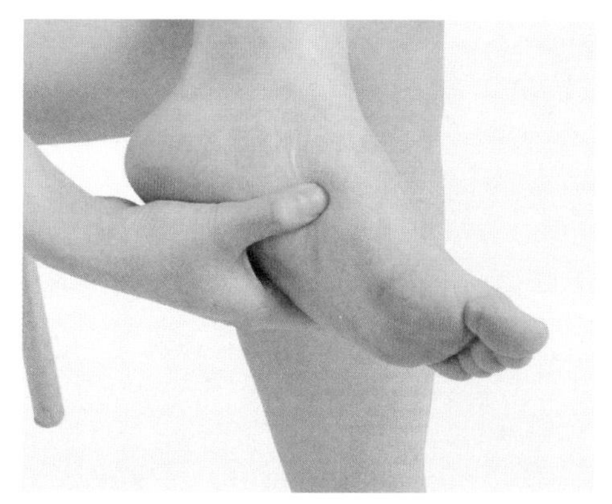

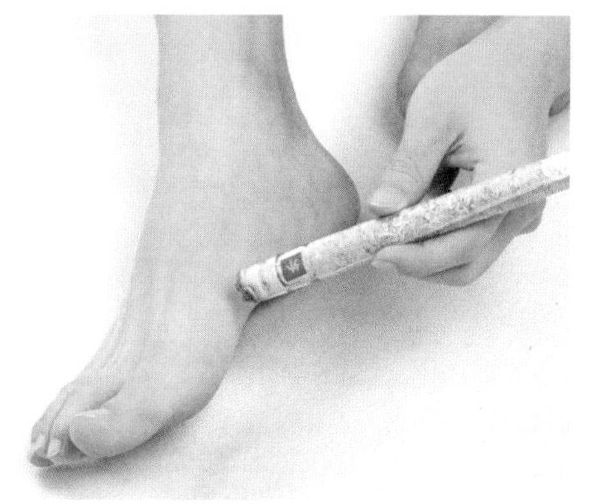

三阴交穴　脾胃虚弱就按它

定位：三阴交穴位于小腿内侧，在内踝直上 3 寸，胫骨后缘处即是。

取穴方法：在小腿内侧按压有一骨头为胫骨，在内踝尖上约 4 指宽的位置，胫骨后缘靠近骨边凹陷处就是该穴。按之有胀感，用力则发痛。

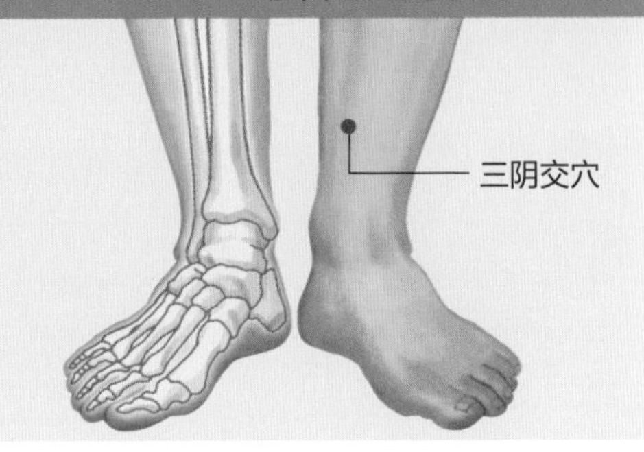

作为脾经要穴，三阴交能健脾、和胃、化湿，心腹胀满、不思饮食、四肢沉重、身体乏力、消化不良等脾胃虚弱问题，都可以找三阴交解决。

三阴交穴是足部肝、脾、肾三条阴经的交会穴，有很好的补气养血作用，而气血充足的女性，脸色会更加红润，睡眠也好，月经也会变得规律，因此三阴交也被称为“妇科能手”，经期不准、白带量多、经量过多或过少的问题，都可通过按揉三阴交穴来调理。

三阴交穴的按摩方法：用拇指指腹按揉三阴交穴，可感觉到胀痛，持续 1 分钟时间，然后松开，稍等片刻，再次重复按摩；如此做 10 次即可。

脾胃虚弱的人消化能力通常都不好，常常吃进去的东西，还没有被完全消化就排泄出来，所以大便里常夹杂着食物残渣。对于这种情况，可用艾条悬灸三阴交穴 10 分钟，以下肢局部有温热感为度，每天 1 次，有促进血液循环、温补脾阳、助长胃气、增强代谢的功效，有效改善消化问题。女性身体虚寒、手脚冰凉、痛经等，也可以用这个方法来缓解。

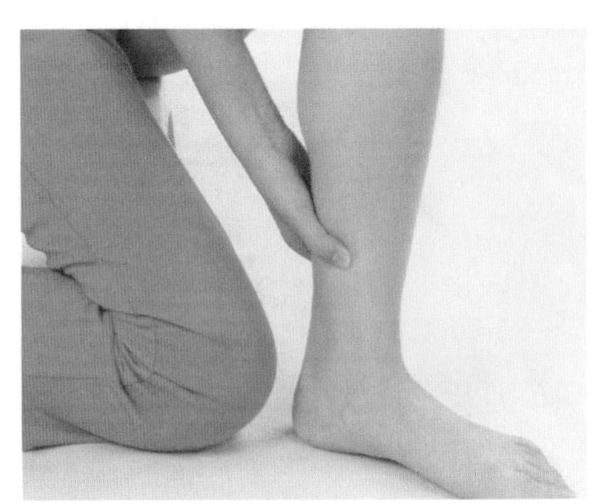

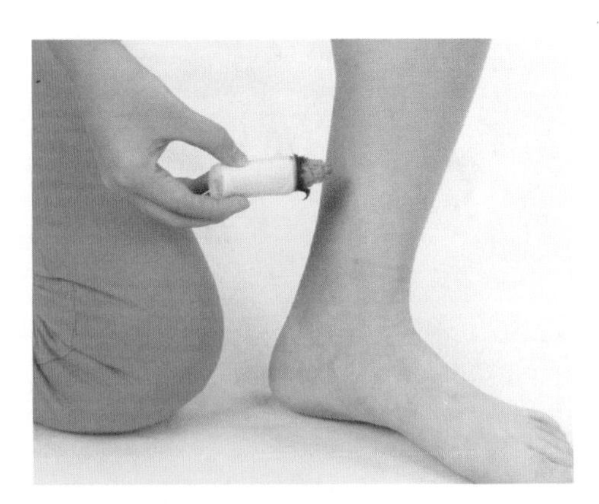

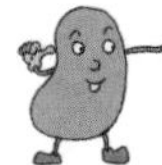

阴陵泉穴　对付脾虚水肿最管用

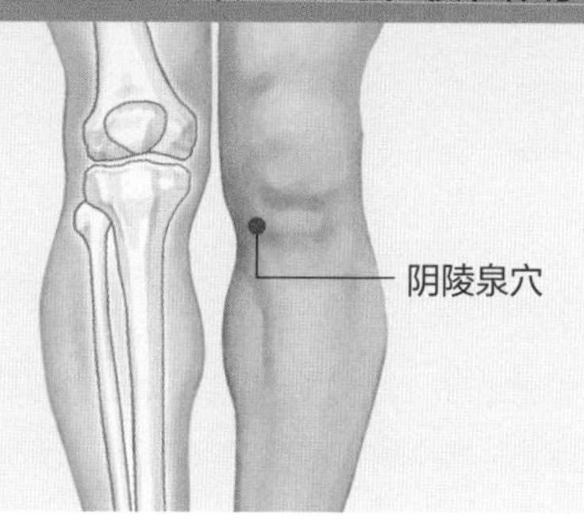

定位：位于小腿内侧，当胫骨内侧侧髁后下方凹陷处。

取穴方法：屈膝，膝下胫骨内侧凹陷中即是，与足三里穴相对。

阴陵泉穴为足太阴脾经的合穴，具有清利湿热、健脾理气的作用，《百症赋》中就有记载："阴陵、水分，去水肿之脐盈。"

脾有运化水液的作用，如果脾失健运，水液不能及时运化，就会积滞在体内。水液进入肠道，可导致大便不成形或腹泻。水液停滞皮肤肌肉，可导致水肿、湿疹。水液停滞于关节部位，可导致关节局部肿胀、关节炎。这时可用拇指用力向下按揉阴陵泉穴 20~30 下，以有酸胀感为宜。每日一两次，有助于健脾除湿，排除体内多余的水液，改善上面提到的不适症状。

刺激阴陵泉穴，常用的方法还有艾灸：在晚上临睡前，取艾条悬灸阴陵泉穴 15 分钟；在灸之前，先以手指按揉 2 分钟，再艾灸效果更好。艾叶的温热深入皮肤，配以火的炙烤，能祛除人体内多余的水液，还能促进血液循环，强健脾胃，增强其运化功能，因而艾灸阴陵泉穴还对消化不良、腹胀等问题有很好的缓解作用。

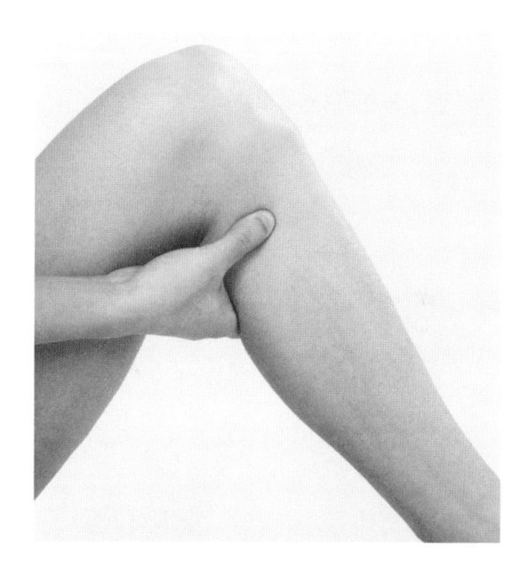

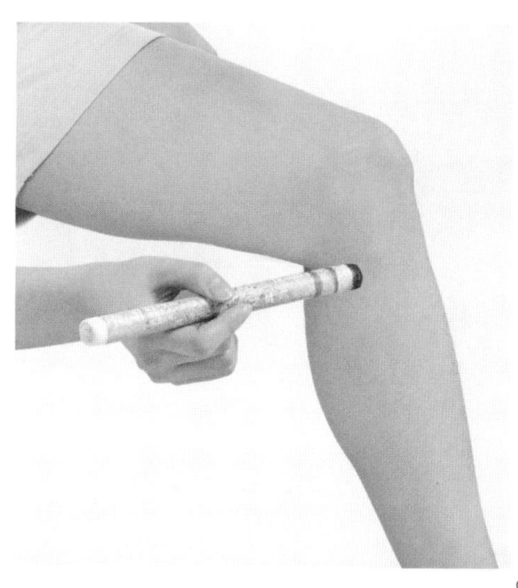

血海穴　改善脾虚月经不调

定位：大腿内侧，髌骨内侧缘上 2 寸，当股四头肌内侧的突起处即是。

取穴方法：以对侧手掌按于膝盖上，手指向上，拇指偏向大腿内侧，拇指端所止处即是血海穴。

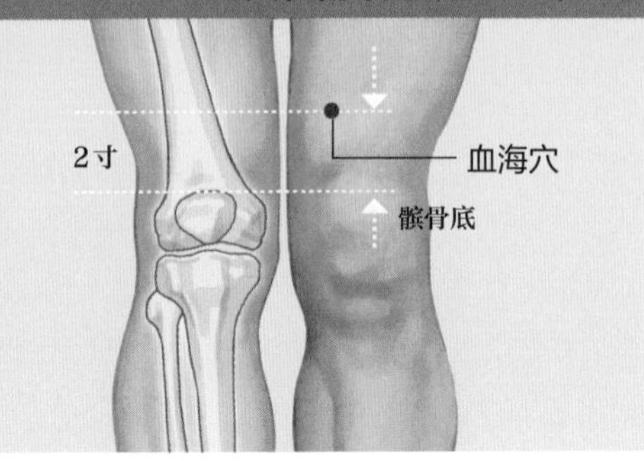

血海，即血液汇集的海洋。脾生血不够，身体里的血液运行不畅了，或者因血虚、血瘀引起的各种不适，都可以找血海穴来帮忙。

可用拇指指端用力按揉两侧血海穴各 3 分钟，力度稍大，有明显的酸胀感。也可以取艾条点燃，悬于血海穴上方约 2 厘米处施灸，每次灸 15 分钟，每天 1 次。

这两种方法都能起到活血化瘀、补血养血、引血归经的作用。像脾胃虚弱导致的气血不足、头晕眼花、乏力失眠、心烦、腹胀、逆气等，都可以用上面的方法来缓解。女性因气血亏虚而引起的月经不调、痛经、带下等问题，也可以借助血海穴来帮忙调理，以补血养血，让月经和白带恢复正常。

建议在每天上午 9~11 点刺激血海穴。这个时间段是脾经经期最旺盛的时候，人体阳气也处于上升的趋势，此时刺激血海穴，健脾养血的效果最好。

对于气血两虚的人来说，不仅要补血养血，还有益气补气。可在刺激血海穴的基础上，加上关元穴。关元穴位于肚脐下方三寸处，用它和血海穴搭配使用，可益气养血，还能加强血海穴的养血功效。

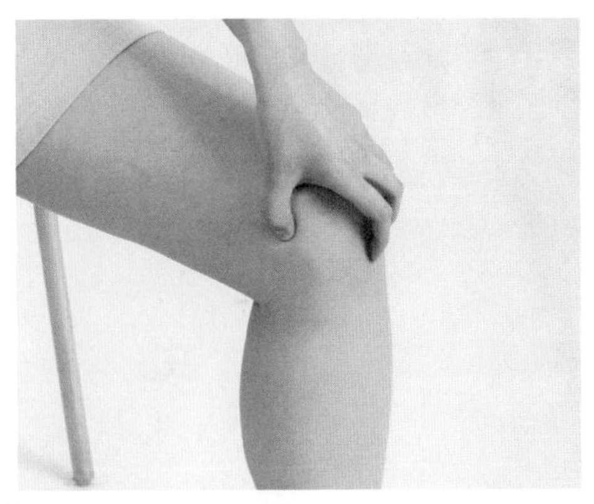

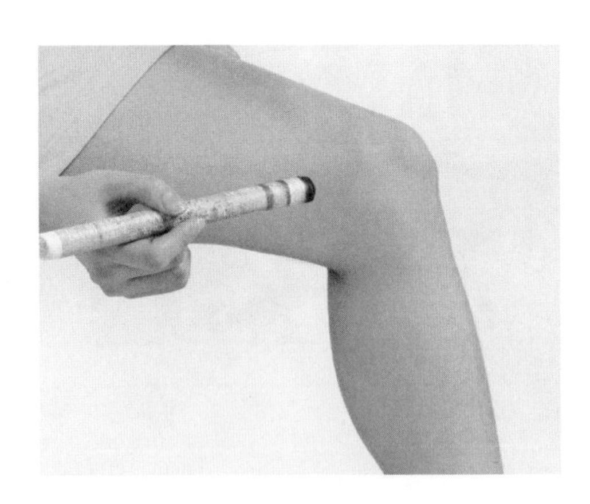

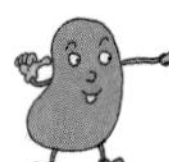

大横穴

轻松搞定便秘泄泻

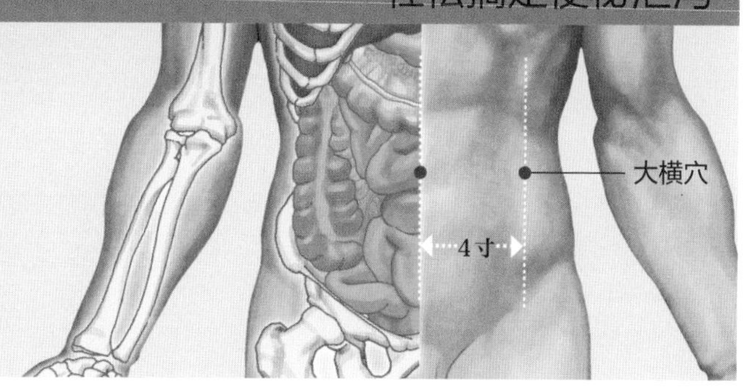

定位： 位于腹中部，肚脐旁开4寸。

取穴方法： 从肚脐向左右各量取六指宽处即是。

大横穴隶属足太阴脾经，其位于腹部的中部，经常刺激这个穴位，有清理肠道垃圾的作用。

刺激大横穴，最常用的方法就是按摩：平躺于床上，以拇指按住大横穴，稍加用力，以感到酸麻为度，持续5秒钟，抬起手指，此为一下。反复按压100下左右，每天2次。

现代人饮食多精少粗，不爱饮水，又缺乏运动，便秘成为一种普遍现象。这时也可以用上面的按压方法，刺激大横穴，以促进胃肠道蠕动，改善便秘。

中医认为："温能化湿。"脾虚湿困的人，因水液运化无力，积滞于体内，进入肠道后导致大便水分增多而使大便不成形，或引发腹泻。对于这种情况，可以用艾灸大横穴的方法来改善：用艾条悬灸15分钟，或艾柱隔姜灸3~5壮，每天1次。腹痛、腹泻者坚持艾灸3~5次，即有效果。

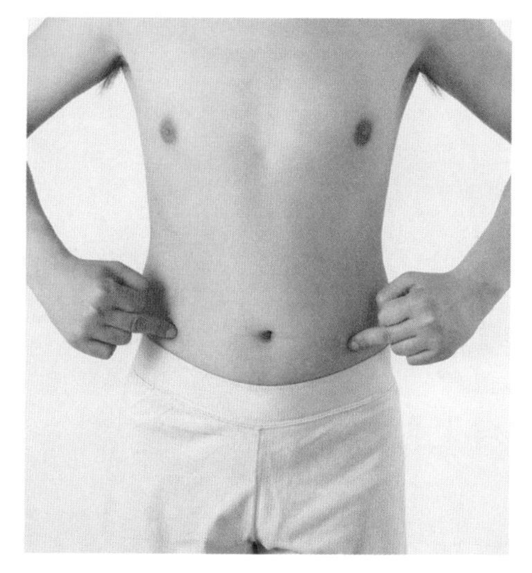

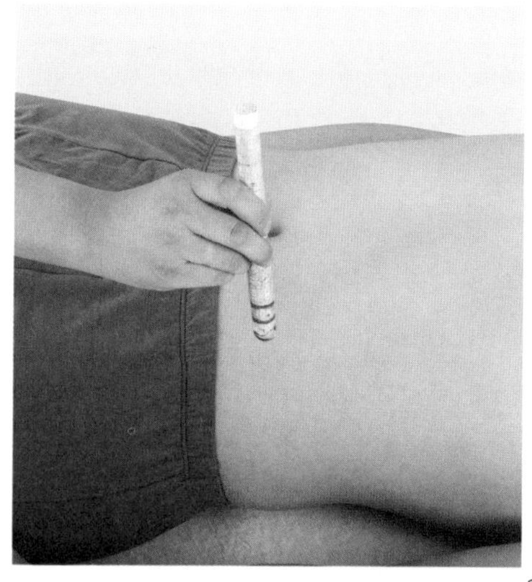

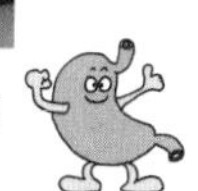

大包穴 振奋脾气、抗疲劳

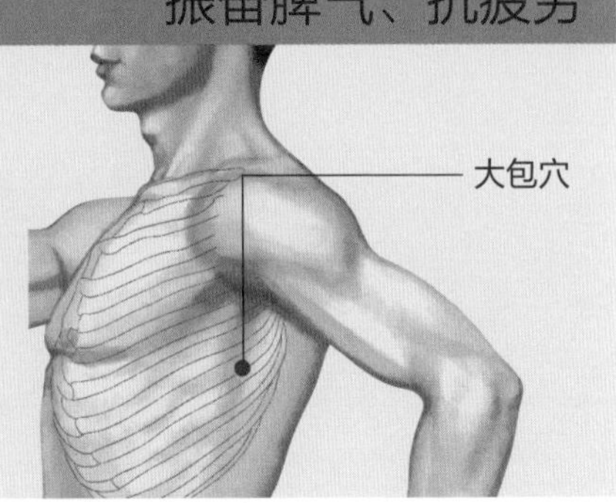

定位： 位于侧胸部，腋中线上，腋窝直下，当第 6 肋间隙处。

取穴方法： 手握双拳，从乳头处开始，水平向后滑划动，一直到两肋下陷处，即是大包穴。

《黄帝内经》中说：“脾之大络，名曰大包，出渊腋下三寸，布胸胁。”大包穴是脾经最终末尾的一个穴位，被称为“脾之大络”，其位于腋窝直下约两拳。脾胃是后天之本，气血生化之源，脾向周身散布气血时，需要通过一个管道，这个管道就是大包穴，因此脾的整个运化如果出了问题，可以找大包穴来解决。

脾胃虚弱的人，不仅消化能力差，运化吸收能力和运化水液的能力也都弱，容易出现腹胀、没有食欲、积食、倦怠疲劳、头晕、四肢无力、大便溏泄、怕冷、面色萎黄、腹泻、肥胖浮肿等问题，女性还可能出现月经不调。如果出现了以上这些症状，可以点按大包穴：手握拳，用双手食指第 2 指间关节点按大包穴，以发酸为度，然后以拳为轴，顶在穴位上转动肩部。如此坚持 20 秒钟，然后放松一下，再继续。

因为脾肺亏虚所致的腹部胀满、肋间神经痛、气喘乏力等，就可以用艾灸大包穴的方法来缓解：用艾条灸大包穴 10~15 分钟，以局部温热为度，每天 1 次，有调理脾肺气机的作用。

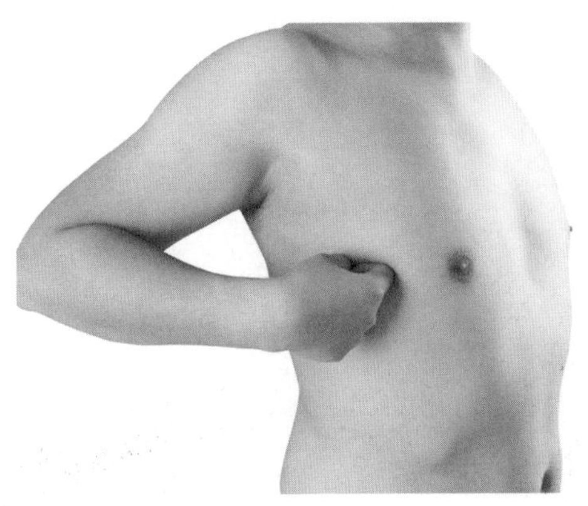

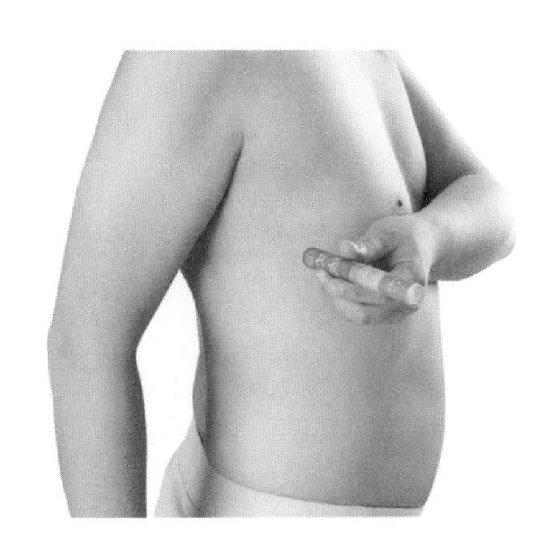

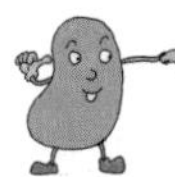

大都穴 脾胃虚弱者的补脾大穴

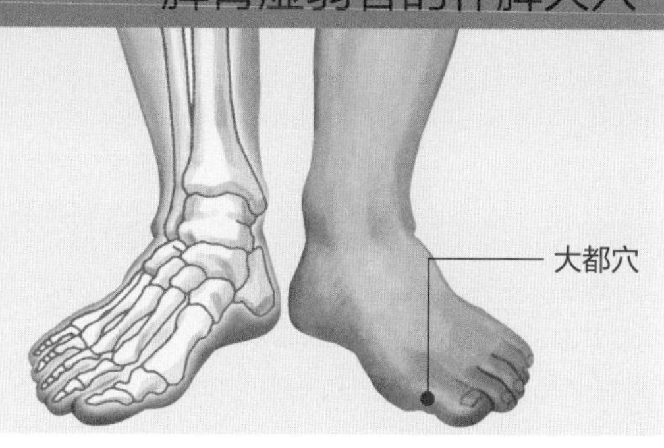

定位：在足内侧缘，当足大趾本节（第1跖趾关节）前下方赤白肉际凹陷处。

取穴方法：双脚垂直平放于地面。稍用力踩在地面上，大脚趾内侧的第1节关节前下方，赤白肉际处。

很多人因为饮食多精少粗，又经常久坐，缺乏运动，消化能力也变得越来越弱。再加上饮食不规律，不吃早餐，中午吃得不多，到了晚上又开始“呼朋唤友”，大吃大喝，这样脾胃怎么可能会强健？

提高脾胃的消化能力，一是养成良好饮食习惯，三餐定时定量，忌暴饮暴食；二是适当运动，让脾胃动起来；三就是多按摩大都穴。

大都穴是脾经的荥穴，脾经的生发之气在此聚集，因此大都穴可调理肠胃热证。脾胃虚弱容易导致食物积滞，积而化火，引起肠胃热症，导致腹胀、胃痛、呕吐、泄泻、便秘、热病等，都可以用大都穴来调理。可经常以拇指指尖掐按并按揉两侧大都穴各10分钟，力度以自己可以承受为宜，每天1~2次。也可以将艾条点燃后悬灸大都穴15分钟，每周灸3次。艾灸能对大都穴形成较强的刺激，可泄热止痛、益气健脾、调理人体气机，缓解抑郁情绪，因此艾灸大都穴的方法也适合那些工作压力特别大的人。

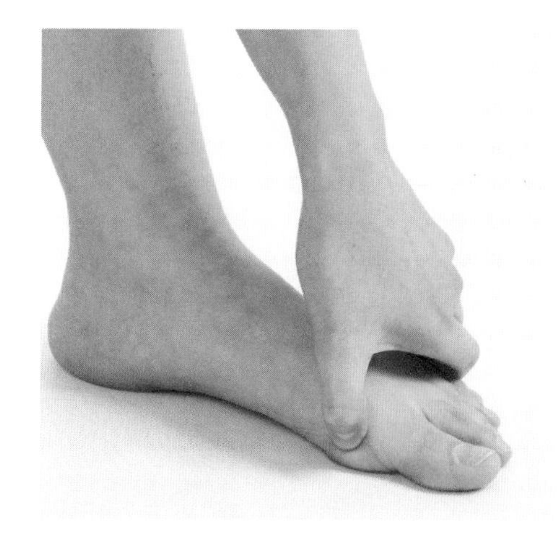

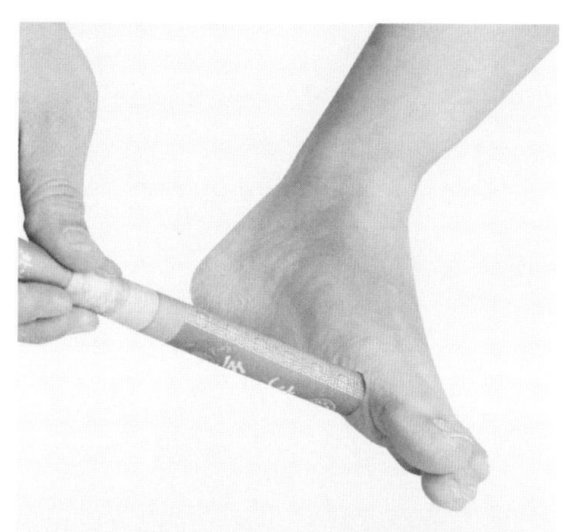

漏谷穴 专克消化不良

定位：在小腿内侧，内踝尖与阴陵泉的连线上，内踝尖上 6 寸。

取穴方法：先取三阴交穴（内踝尖上 3 寸），再向上量取 3 寸，小腿胫骨内侧的下陷处即是。

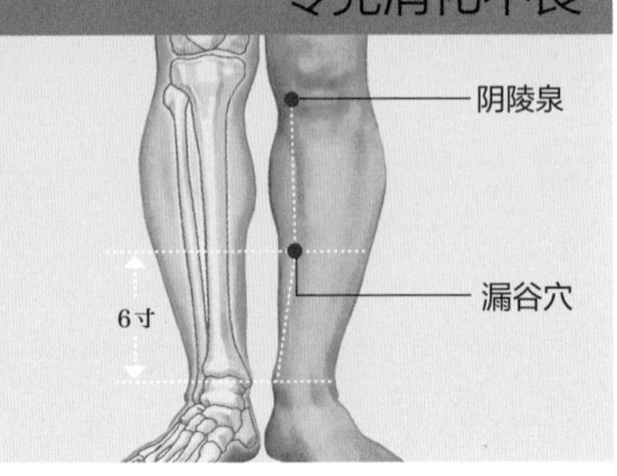

什么是“漏谷”？就是谷子漏出之意，即谷子还未被脾胃完全消化，就从身体里排了出去。平时消化不好，大便中夹杂着未被消化的食物残渣，就是“漏谷”。这种情况也就是中医里所说的“完谷不化”，属于消化不良的一种。而漏谷穴，顾名思义，就是解决“漏谷”问题的一个穴位。

经常刺激漏谷穴能健脾和胃、利水除湿，令脾胃运化有秩，从而消积化食，中医临床上也常用于调理急慢性肠炎、肠鸣、消化不良等症。按摩漏谷穴的方法：以大拇指按于漏谷穴，用力下按，然后来回揉动，以有酸胀感为度，约 15 秒后抬起手指，然后继续按揉。每次每侧 10 分钟。

经常便秘、腹胀、小便不利、胸闷烦乱的人，可以用艾灸来刺激漏谷穴：将艾条点燃，悬灸漏谷穴 15 分钟，每天 1 次。

时常按揉漏谷穴，还有通经脉、促进腿部血液循环的作用。很多朋友上了一天班，回到家总觉得腿肚子酸麻胀痛，怎么都觉得不舒服，这时多揉揉漏谷穴，尤其是在上午 9~11 点脾经气血最旺的时候按揉漏谷穴，可健脾养血，对腿部酸麻胀痛有很好的改善效果。

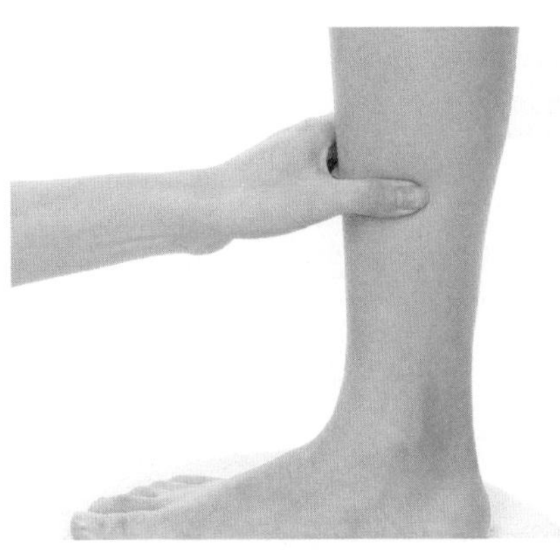

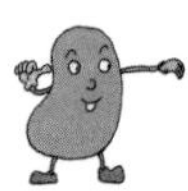

地机穴　让气血充盛、生机兴旺

定位：在小腿内侧，阴陵泉穴下3寸，胫骨内侧缘后际。

取穴方法：在小腿内侧，内踝尖与阴陵泉穴连线上，阴陵泉穴下4横指（3寸）处，按压有酸胀感即是。

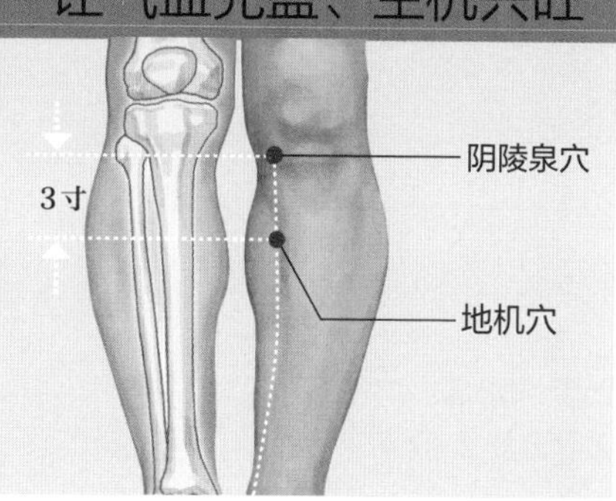

地机穴是足太阴脾经的郄穴，而脾为生血统血之脏，故而地机穴善于调血，可用于治疗月经不调、痛经等妇科病症。

脾气血不足，又会影响到它统血的功能，脾不统血，则血不归经而渗入络外而成月经淅淅沥沥、月经期过长，还有可能造成便血、尿血、紫癜等慢性出血性病症。

对于脾胃虚弱造成的月经不规律、月经期长、量少而且淅淅沥沥等问题，都可以通过按摩地机穴的方法来改善。地机穴的按摩方法很简单，用常规的手法即可：用大拇指用力点按、揉推穴位，感觉穴位酸胀麻为度。按1分钟，然后轻轻抬起，如此反复10下，每天1次。长期坚持，可安养脾胃、益气养血、调经止带。

另外，脾胃虚弱也会影响到脾运化水湿、胃肠消化吸收的能力，时间久了可使水湿内停而脾虚湿困，还可导致食欲不振、积食、腹胀、腹痛等不适。这时，可用艾条悬灸地机穴15分钟，以感到局部温热为宜，每周3次左右，长期坚持，有健脾渗湿、益气通经的作用。

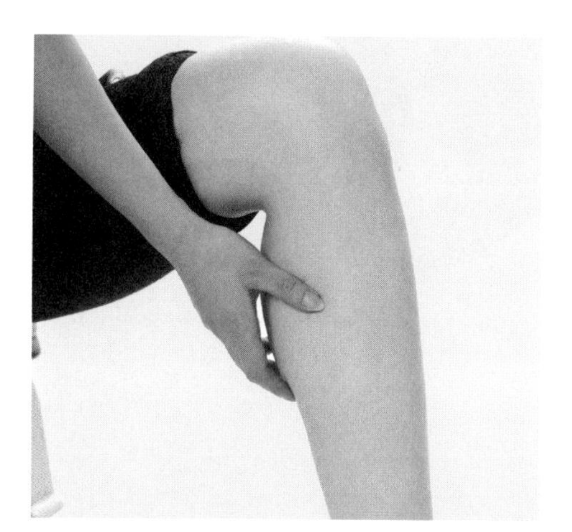

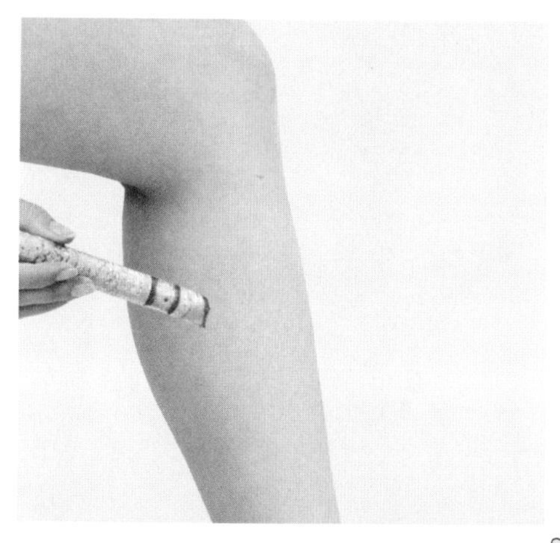

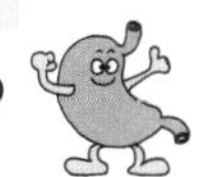

腹哀穴

专克消化不良

定位：位于上腹部，肚脐上 3 寸，前正中线旁开 4 寸。

取穴方法：在脐中上 3 寸，旁开 4 寸处取穴。

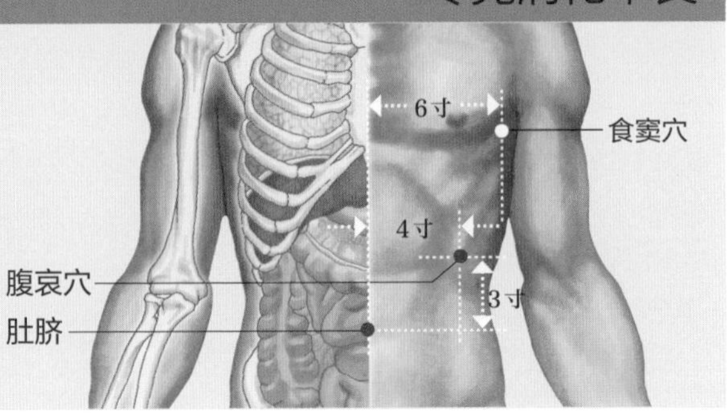

在脾经经脉循行中，腹哀穴名头并不响亮，但它的功用也很大，能健脾和胃、理气调肠。

《会元针灸学》中说：“腹哀者，穴居腹部，哀是乞求也，因足太阴磨胃助消化之功，腹求胃之精谷气养脾润五脏，以助四肢之行动。”脾土生发之气不足，胃气降浊降不下去，就会影响到消化，导致消化不良、肠鸣、痢疾、绕脐痛、胃溃疡、胃痉挛、胃酸过多或过少等脾胃不和之症。这时，可以通过刺激腹哀穴，以调和脾胃，改善胃肠道环境。

◎ **按揉腹哀穴：**以手指指腹或指节向下按压，并轻轻揉动穴位 100 下。注意按摩时不可用力太过，以略有酸胀感为宜，每天 1 次。有增强脾胃动力、缓解消化不良、调节胃酸分泌等功用。

◎ **艾灸腹哀穴：**用艾炷或者温针灸 3~5 壮，或艾条灸 10~15 分钟，时间不宜过长。可治疗肠出血、便秘以及消化不良引起的腹胀、腹痛等。

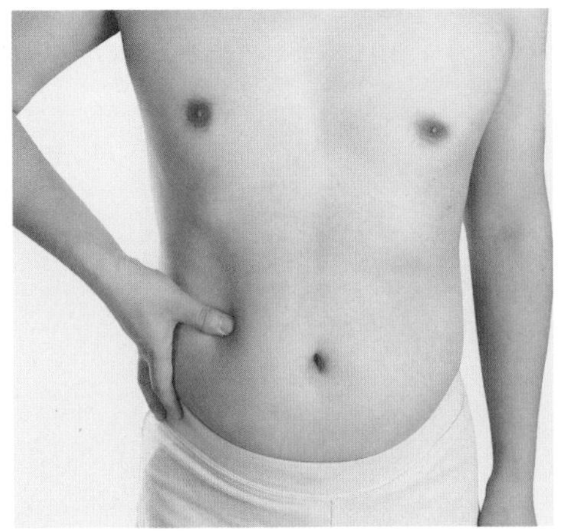

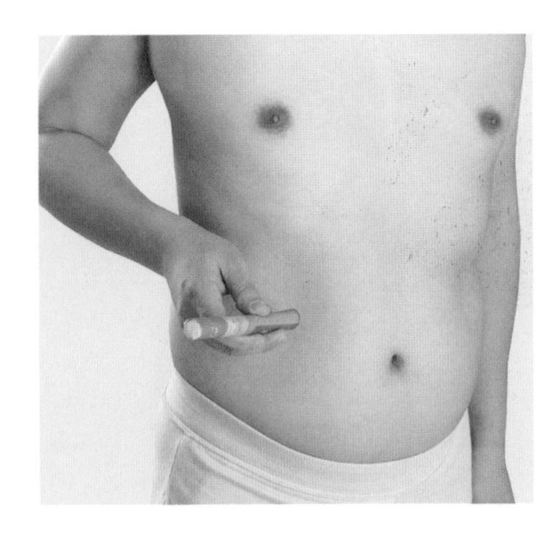

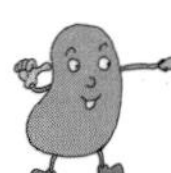

食窦穴　有效缓解胸闷、反胃

定位：在胸部，第 5 肋间隙，前正中线旁开 6 寸。

取穴方法：于胸部前正中线旁开 2 个 4 横指处，再向下 1 肋（第 5 肋间隙），按压有酸胀感处，即为本穴。

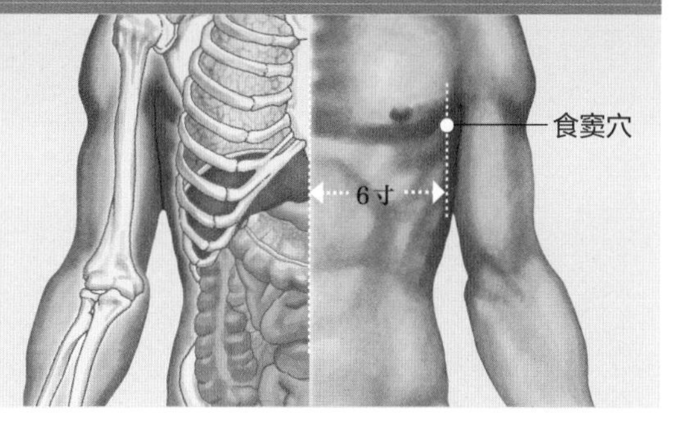

食窦穴又叫命关穴、食关穴，隶属于脾经。食，胃之所受五谷也，脾土也；窦，孔穴、地宫也。意思是脾经的地部经水由这个穴位漏落至三焦内部的脾脏。经常按摩这个穴位，有健脾和中、消食导滞的功效。

按摩食窦穴的法为：三指并拢放于穴位处，以中指指腹用力按揉穴位，两侧各按揉 10 分钟，每天 2 次。有胸胁胀痛、反胃、腹胀者可随时按揉缓解。可促进脾胃运化，缓解胸胁胀痛、反胃、腹泻等脾胃不和、食积不化之症。

脾主运化，脾虚则水液运化失常，水液滞留体内，可引起腹胀、水肿、尿潴留等脾虚湿重之症。食窦穴不仅是调和脾胃的好帮手，还具有宣肺平喘、利水消肿的功效。脾虚湿重的人，可用艾灸的方法来祛除湿气，艾灸的方法很简单，即取艾条温和灸食窦穴 10 分钟，每天 1 次。艾灸温热除湿，再加上食窦穴发挥的作用，祛湿功效倍增。身体里的湿气祛除了，湿重之症也就自然跟着消失了。

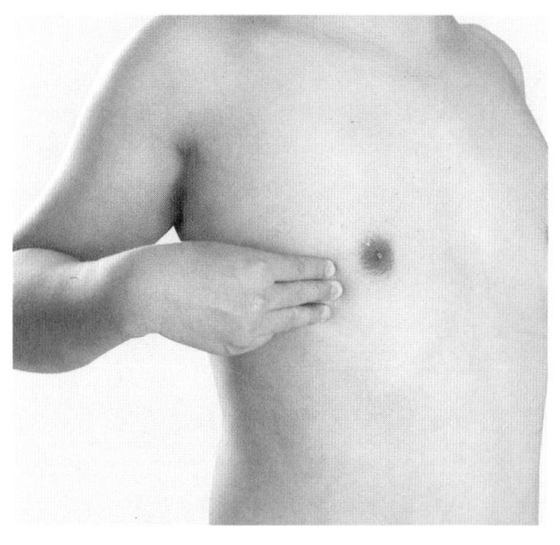

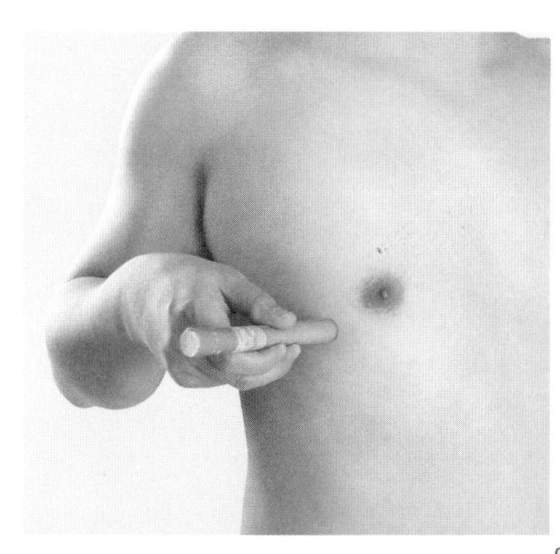

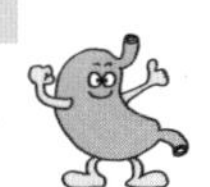

足阳明胃经养护脾胃穴位

足三里穴　各种脾胃问题先找它

定位：在小腿外侧，犊鼻穴（外膝眼）与解溪穴连线上，犊鼻穴（外膝眼）下 3 寸。

取穴方法：站立弯腰，用同侧手张开虎口圈住髌骨上外缘，余 4 指向下，中指尖所指处，按压有酸胀感即是。

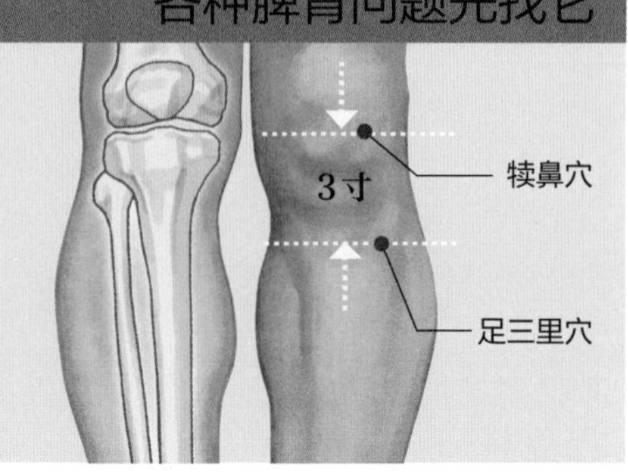

足三里穴是足阳明胃经的合穴，聚集胃腑精气，可祛除下肢郁滞结气，亦可缓解上、中、下三部的疾病。

平时调理脾胃，最常用的方法就是按摩：用拇指按于足三里穴位，用力点按，边按边揉，直到产生酸麻胀痛之感，持续 10 秒钟，慢慢放松如此重复，两侧各 3 分钟。也可以用拇指支付推按足三里穴，每侧 3 分钟。长期坚持，可以有效地改善消化不良、腹胀、腹泻等消化系统症状。

艾灸的方式也适用于足三里穴：用艾条灸足三里穴 15 分钟，温度要稍高一点儿，以能忍受为度。沿着足三里穴来回移动，增大温灸范围。艾灸足三里穴，具有扶正培元、增强体质的功效，对肠胃功能低下，各种肠胃问题有很好的改善作用。

如果家里有气罐，也可以选择大小合适的气罐吸拔在足三里穴上，留罐 10 分钟左右即可起罐，隔天一次，可用于治疗胃痛、便秘、腹胀、腹泻等肠胃疾病。

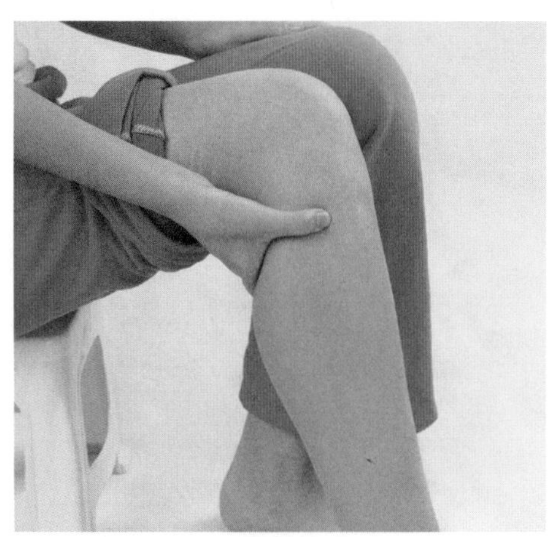

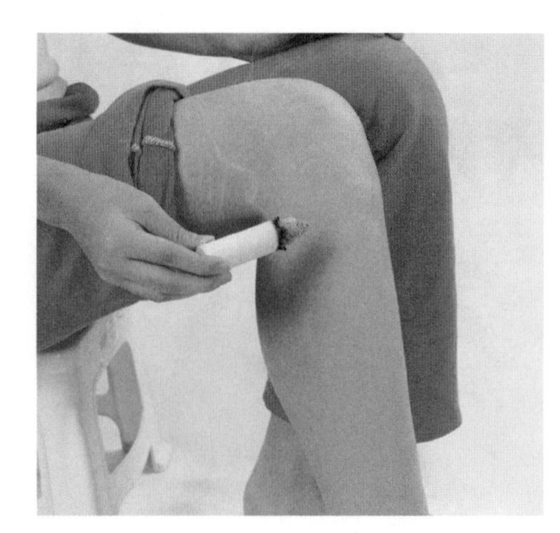

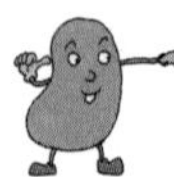

内庭穴

胃痛口臭全解决

定位：在足背，第 2、第 3 趾间，趾蹼缘后方赤白肉际处。

取穴方法：将脚跷起，在足背，第 2、3 趾间，趾蹼缘后方赤白肉际处，按压有酸胀感即是。

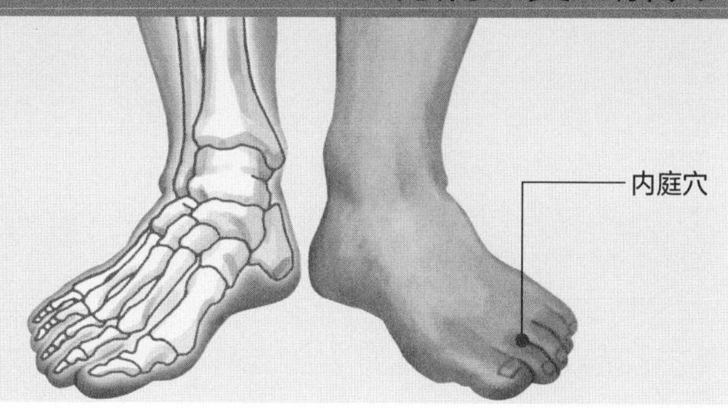

内庭穴为胃经之荥穴，掌管胃内火气，具有清胃泻火、理气止痛的作用，尤其擅长调理热症，对胃火引起的牙痛有特效。不仅如此，胃火所致的咽肿、鼻衄、胃酸过多、腹胀、痢疾、便秘等，都可以找内庭穴来帮忙，内庭穴也因此有“人体自生的牛黄解毒丸”之称。

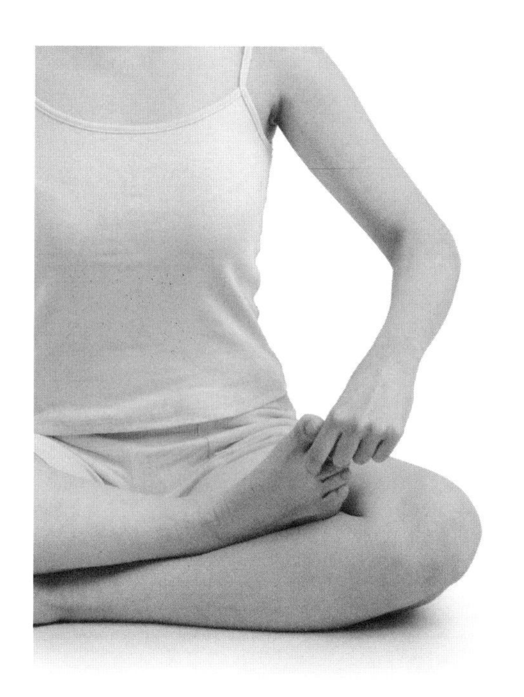

刺激内庭穴，居家调养最常用的就是按摩：用手指垂直用力，按压内庭穴，力度以感到酸胀为宜，左右各 50 下，每天 1 次，有很好的祛热、理气、止痛的功效。

现在很多年轻人嗜吃辛辣刺激性食物，很容易胃内积火而出现口臭、牙痛、咽痛之症，调理这些症状，除了要养成良好的饮食习惯、暂别辛辣刺激性食物、多喝水之外，宜每天坚持按压内庭穴。内庭穴就相当于一个“灭火”的开关，胃火大时按一按，安全、见效快！

中医提示

内庭穴多用于清泻胃火，而艾灸有温补的作用，所以一般不建议用艾灸的方式来刺激内庭穴。如果需要艾灸，应在医生的指导下进行。

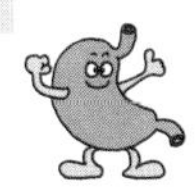

梁丘穴　治疗胃痛特效穴

定位：在股前区，髌底上 2 寸，股外侧肌与股直肌肌腱之间。

取穴方法：在大腿前面，髂前上棘与髌底外侧端连线上，髌底上约 2 横指处，按压有酸胀感。

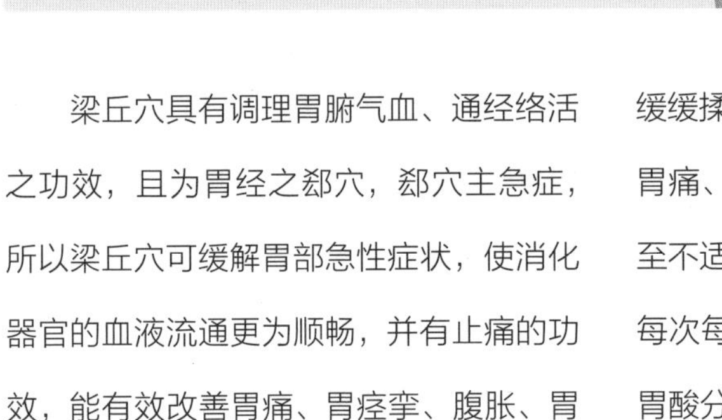

梁丘穴具有调理胃腑气血、通经络活之功效，且为胃经之郄穴，郄穴主急症，所以梁丘穴可缓解胃部急性症状，使消化器官的血液流通更为顺畅，并有止痛的功效，能有效改善胃痛、胃痉挛、腹胀、胃酸分泌过多等消化系统疾病。

夏季气温高，很多人贪凉，从室外回到屋里就打开冰箱，喝冷饮、吃冰激凌，一冷一热的刺激极易造成急性胃痛、胃痉挛等，这时可用力按揉梁丘穴，以缓解疼痛。方法为：以拇指用力按压梁丘穴，并缓缓揉动，两侧同时按揉，有强烈的酸胀感。胃痛、胃痉挛发作时，可持续按揉穴位直至不适缓解。平时调理，可每天按揉 2 次，每次每侧按揉 5 分钟，可调节胃酸，防止胃酸分泌过多。

有的人脾胃比较“较弱”，一受凉就容易腹泻。这时可找梁丘穴来帮忙。艾灸梁丘穴可温脾阳、散胃寒，缓解脾胃虚寒或腹部受凉引起的腹泻。艾灸方法为：用艾条灸梁丘穴，缓缓移动艾条，让梁丘穴局部泛红，10 分钟左右即可。

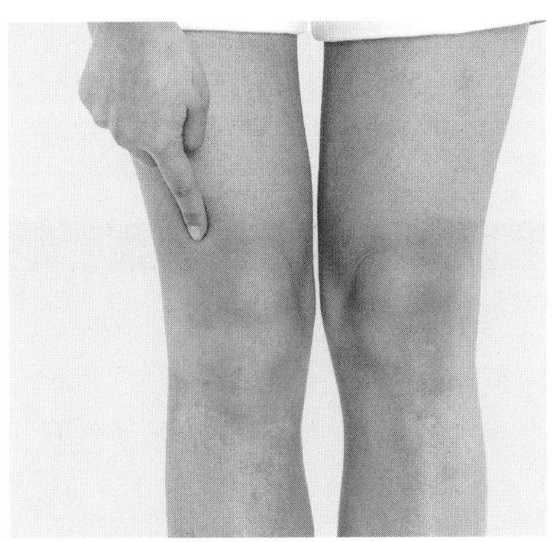

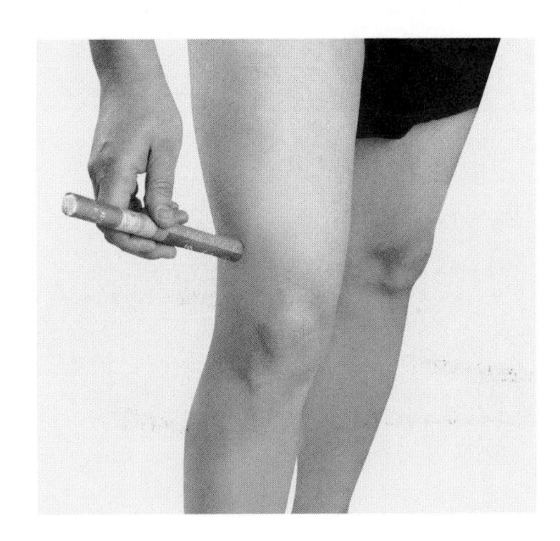

天枢穴　让便秘腹泻可防可治

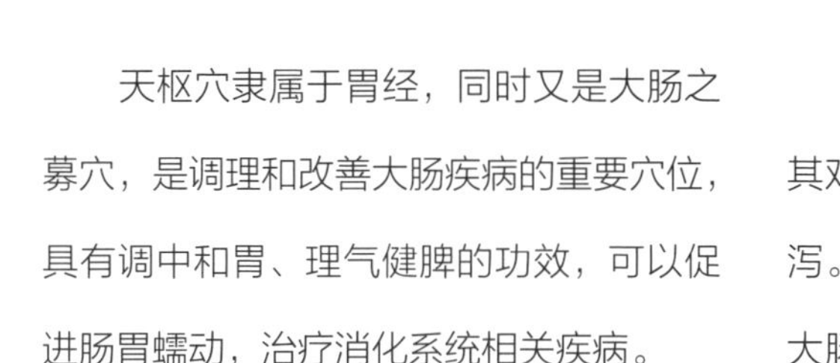

定位： 在腹部，横平脐中线旁开 2 寸。

取穴方法： 前正中线旁开 2 寸（3 横指），按之有酸胀感即是。

天枢穴隶属于胃经，同时又是大肠之募穴，是调理和改善大肠疾病的重要穴位，具有调中和胃、理气健脾的功效，可以促进肠胃蠕动，治疗消化系统相关疾病。

经常性便秘的人，可每天按揉天枢穴，方法为：将食指、中指、无名指并拢，放在天枢穴处，以中指脂腹轻按轻揉，结合呼吸进行，两侧各 5 分钟，每天 2 次。或者用手掌的掌心覆盖在天枢穴及周围，以顺时针方向摩擦穴位，两侧各 5 分钟，每天 1~2 次。

天枢穴不仅是身体自带的“通便穴”，其对肠道有双向调节的作用，还能缓解腹泻。脾虚无以运化水液，水液内滞，进入大肠后，使大便水分增多而造成腹泻；亦或者脾胃受凉而导致腹泻，都可以用艾灸天枢穴的方法来缓解。艾灸方法为：将艾条点燃，用艾条悬灸天枢穴 15 分钟，或用艾柱隔姜灸 3~5 壮，每天 1 次。

此外，天枢穴还有理气行气、活血化瘀的作用，女性血瘀痛经者，可以用温热的热水袋敷天枢穴，缓解痛经的作用。

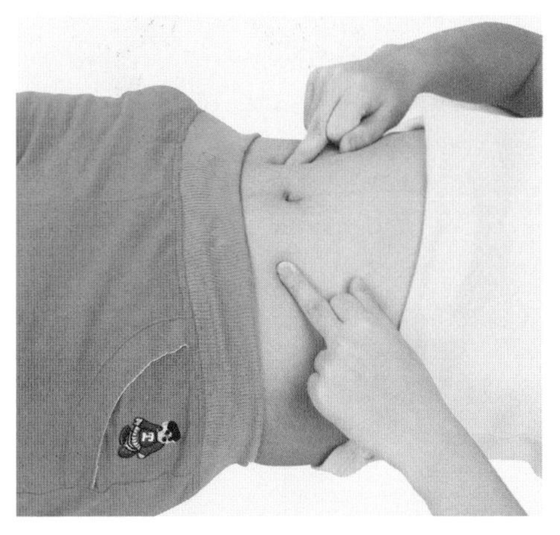

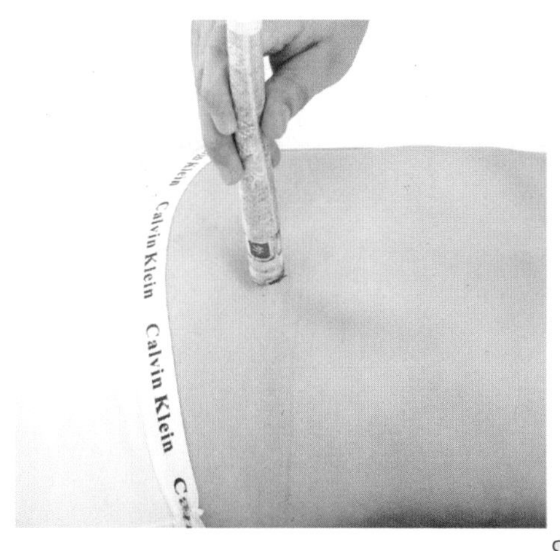

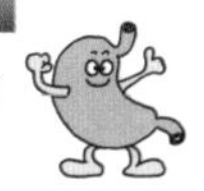

丰隆穴

减肥消脂的首选

定位：位于外踝尖上 8 寸，胫骨前端 2 指宽处。

取穴方法：坐位屈膝，先确定犊鼻穴（外膝眼）的位置，取犊鼻穴与外踝尖连线的中点，在腓骨略前方肌肉丰满处，按压略有沉重感即是。

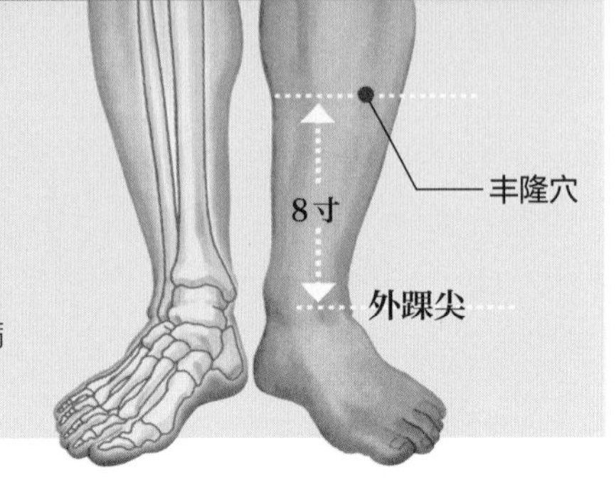

丰隆穴是胃经的络穴，胃经和脾经的水湿浊气汇合于此，化雨而降，因而按摩这个穴位可起到“一络通二经”的作用，即能疏通脾胃二经的气血，有促进水谷精微运化和理气宽胸的作用。

《玉龙歌》上说：“痰多宜向丰隆寻。”在古代，“丰隆”有“云”、“雷”之意，人头昏脑涨，犹如头顶上笼盖着一层阴云，而刺激丰隆穴，使水湿浊气化为倾盆大雨哗哗降落，于是阴云散去，疲劳消除，人也变得头脑清醒起来。因此，丰隆穴也常用于痰湿引起的头痛、眩晕、咳嗽，以及脾虚湿困、痰浊上扰等症。

◎ **揉搓丰隆穴：**用大拇指点在丰隆穴上，用力向下按，来回揉按 5 分钟；接着沿丰隆穴向下搓至脚踝部，搓到底之后松手，再从丰隆穴向下搓，如此单向朝下搓 10 次。可消食导滞、祛痰、消脂减肥。

◎ **点揉丰隆穴：**用食指关节或拇指点揉丰隆穴，以穴位感觉到酸痛为度，每天 1 次，每次点揉 30~50 下。可提升食欲，止嗝，缓解胃胀以及消化功能低下等症，对慢性胃肠病也有调理作用。

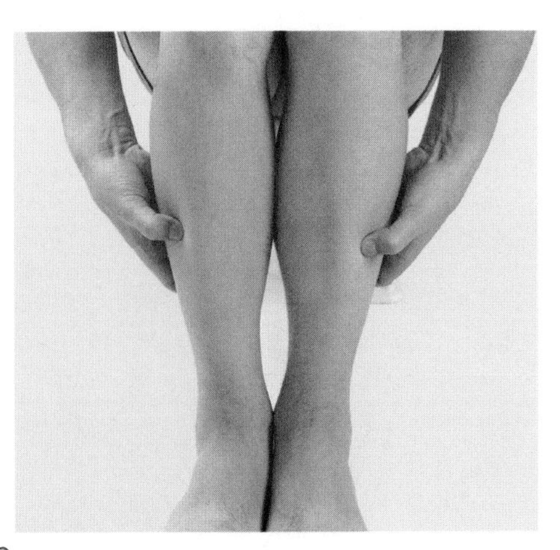

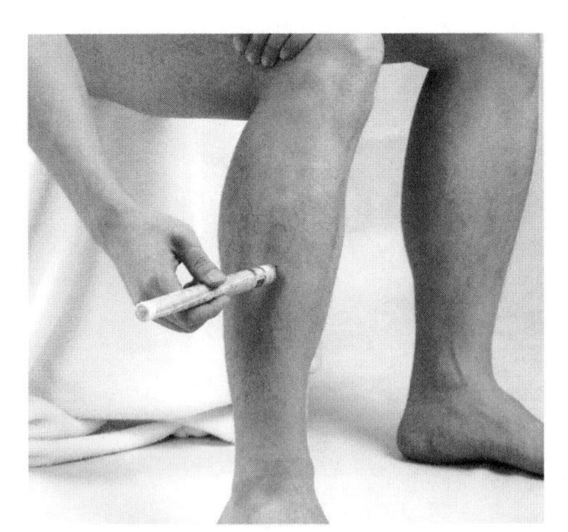

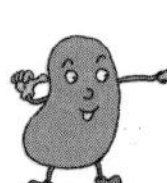

不容穴

缓解胃部各种不适

定位：在上腹部，脐中上6寸，前正中线旁开2寸。

取穴方法：从肚脐向上量2个4横指（6寸），再水平旁开3横指（2寸）处，按压有酸胀感即是。

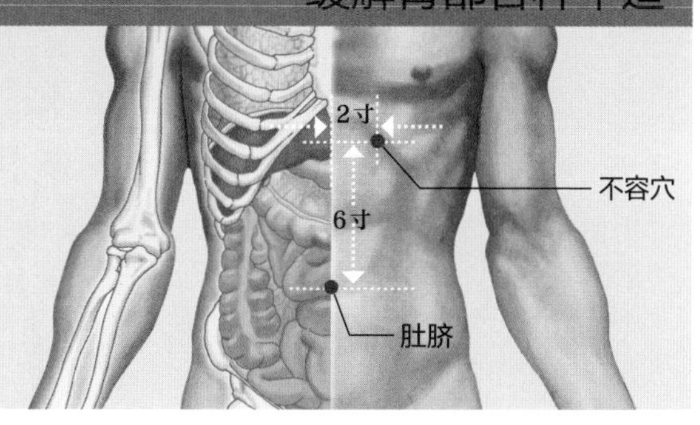

现在很多年轻人生活、饮食不规律，熬夜、暴饮暴食、冷热不均、不吃早餐、饥一顿饱一顿，使脾胃疲于应付而消化功能减弱，继而出现腹部胀满、不思饮食、胃部灼热、胃痉挛、恶心、反酸等症状，这时可刺激不容穴，能起到很好的改善效果。方法为：以手指指腹或指节向下按压，并作圈状按摩，力度不宜过重，每侧每次按摩3分钟，每天2次。

不容穴的“不”是开始的意思，“容”，意为容纳。“不容”，即指食物汇入的地方，也就是胃的重要入口。这个穴位“把持”着食物的重要入口，故而刺激它有调中和胃、理气止痛的作用。经常用上面方法按摩不容穴，有调中和胃的作用，不仅能改善胃部各种不适症状，还常用于治疗慢性胃炎、胃下垂以及食欲不振等症。

除了按摩方法刺激，也可以用艾灸的方法来刺激不容穴，方法为：取艾条悬灸不容穴15分钟，每天1次，有提升食欲、缓解胃胀痛，改善胃酸分泌过多、呕吐、呃逆等症的作用。

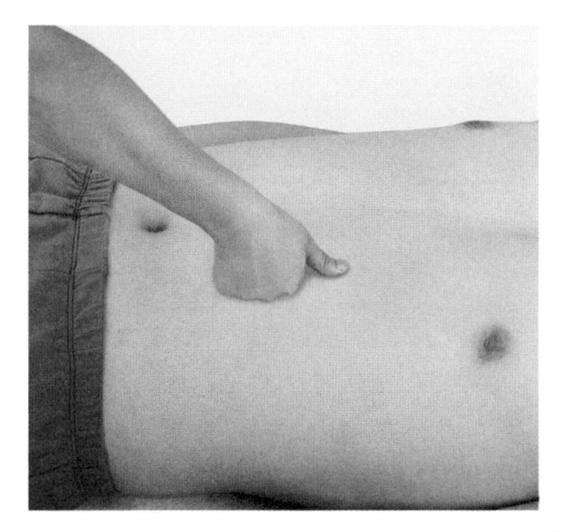

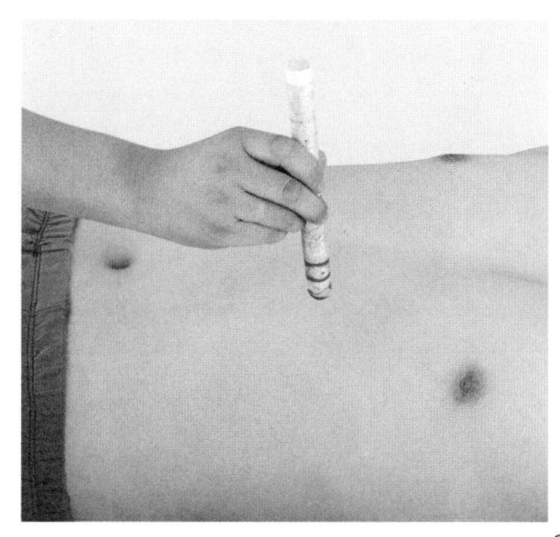

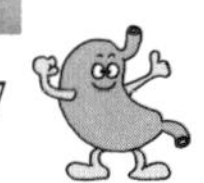

承满穴 调中化滞，缓解腹胀

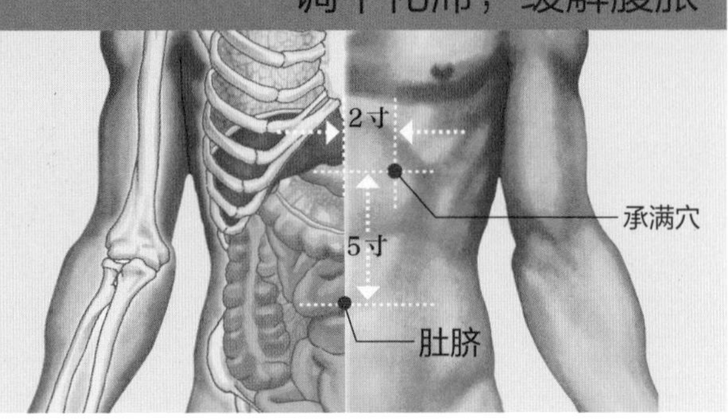

定位：在上腹部，脐中上5寸，前正中线旁开2寸。

取穴方法：从脐中向上量取5寸，前正中线旁开约3横指（2寸），按压有酸胀感即是。

承，即承受之意；满，指充盈、满盛。承满穴的意思是指胃经的地部经水，在本穴的位置呈满溢状态。因此，经常刺激承满穴，有理气和胃、调中化滞、降逆止呕的功效。

胃主受纳，是食物进入身体后的第一站。如果胃里觉得胀满不舒服、没有食欲，或者是胃部隐隐作痛，感觉难受，可以用按摩的方法刺激承满穴，以缓解胃满盈溢之感，方法为：以拇指指腹放于承满穴上，轻轻用力，缓按缓起，慢慢揉搓，让其发热；如此反复5分钟，每天1次。

脾胃虚寒的人，不小心腹部受凉，或者吃了生冷食物，很容易引起胃肠痉挛而导致胃痛、呕吐，这种情况可用艾灸承满穴的方法来调理，方法为：用艾条悬灸15分钟，或艾炷灸3~7壮。每天1次。艾灸承满穴不仅能温脾阳、散胃寒，缓解胃痛，还对脾胃虚弱所致的完谷不化、脘腹胀满之症有很好的调治作用。

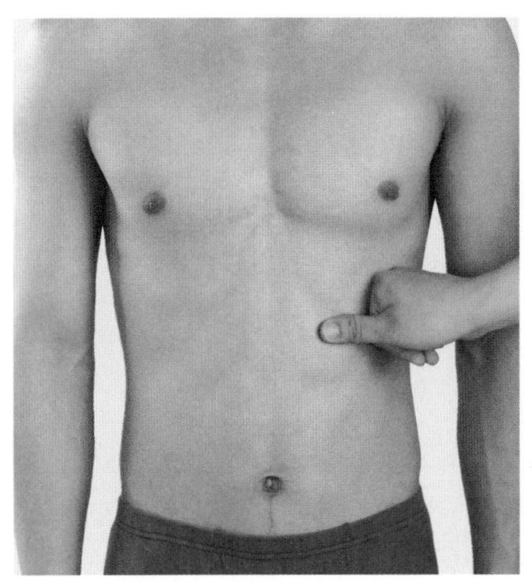

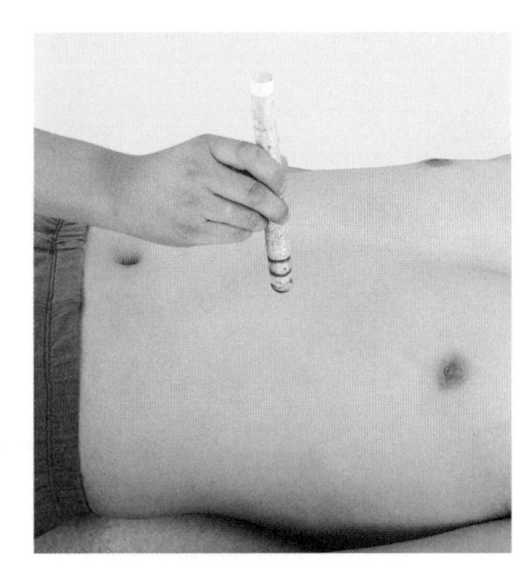

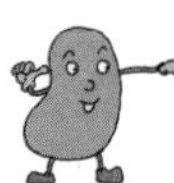

梁门穴　胃气出入的“门户”

定位： 在上腹部，脐中上 4 寸，前正中线旁开 2 寸。

取穴方法： 脐中上 4 寸，前正中线旁开约 3 横指（2 寸）处，按压有酸胀感即是。

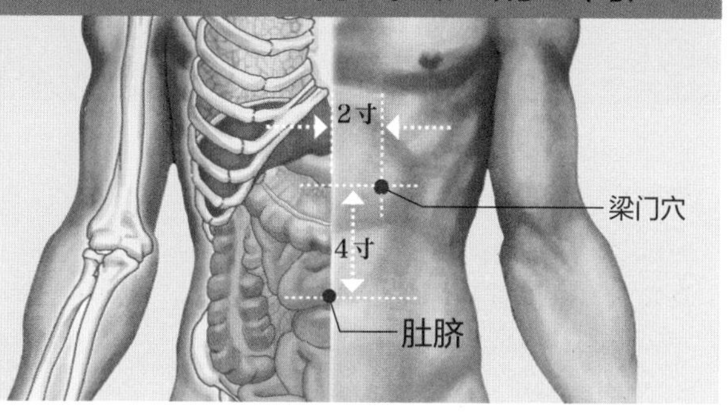

梁门穴是胃经的常用腧穴之一，中医认为其有“益阳气以灼阴邪，消寒滞而开痞郁”的功效。

梁门穴位于胃脘部位，隶属于胃经，又是胃气出入的门户，故而刺激梁门穴，有和胃理气、健脾调中的作用，可使脾胃升降有序，缓解上述诸症。

刺激梁门穴，居家常用按摩和艾灸的方法：

◎ **按摩梁门穴：** 以手指指腹或指节向下按压，并作圈状按摩，力度不宜过重。每次 5 分钟，每天 2 次。或中指指腹点揉梁门穴，顺时针和逆时针交替进行，每次每侧 3~5 分钟，每天早晚各 1 次，点揉时力度要均匀、柔和。可充盈胃气、降逆止痛，缓解各种胃部不适。

◎ **艾灸梁门穴：** 用艾条灸梁门穴 10 分钟，或用艾炷灸 3~5 壮。每天 1 次。可温胃健脾，缓解胃痛，对腹胀、呕吐有治疗效果。

梁门穴不仅可以作为日常调理脾胃使用，它还常用于缓解胃部疾病，如胃炎、胃下垂、胃溃疡、神经性胃炎引起的胃痉挛、急性胃炎、食欲不振等症状。具体使用哪种方法调理疾病，请遵医嘱。

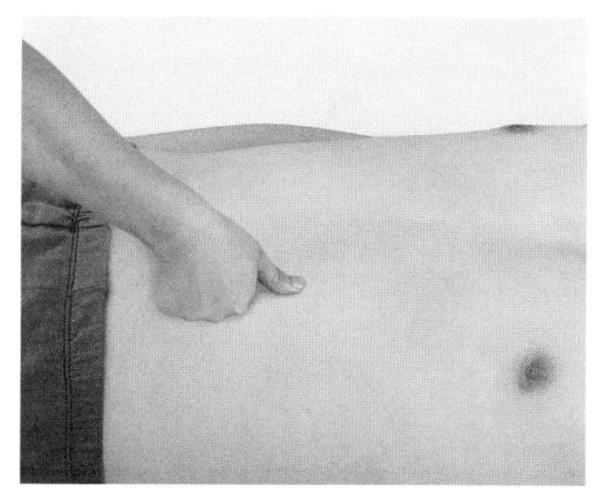

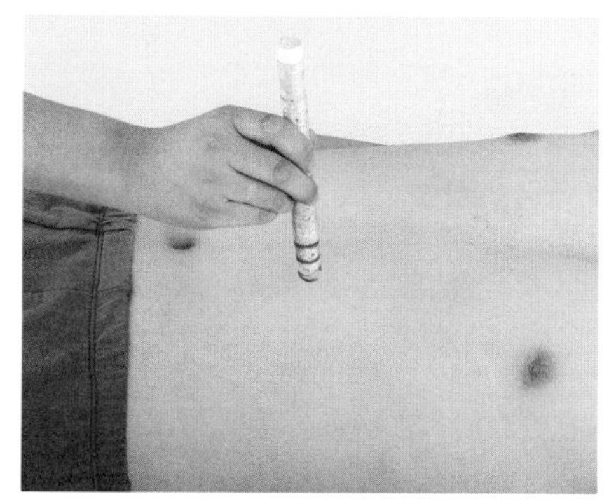

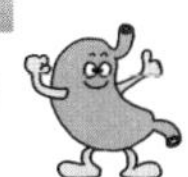

养脾胃四大特效穴

脾俞穴　补脾气、调肠胃就用它

定位： 在背部脊柱区，第 11 胸椎棘突下，后正中线旁开 1.5 寸。

取穴方法： 两肩胛骨下角水平线与脊柱相交所在的椎体为第 7 胸椎，向下数 4 个椎体即为第 11 胸椎，在其棘突下向两侧分别量取 1.5 寸，按压有酸胀感即是本穴。

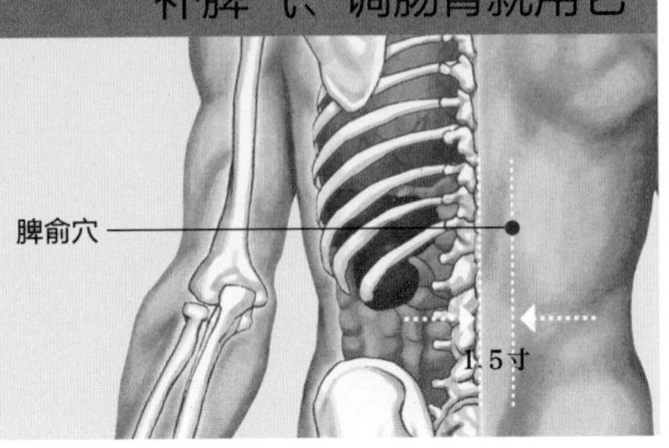

脾俞穴为脾脏气血输注于后背体表的部位，故有健脾利湿、和胃益气的功效。经常按摩脾俞穴，可有效调治腹胀、呕吐、泄泻等消化系统问题。

按摩脾俞穴的方法为：被按者俯卧，操作者用拇指指腹按在脾俞穴上，用力按下，然后揉动，以被按者感觉到酸胀疼痛为度，如此反复按摩 10 分钟，每天 1 次。

温能除湿、散寒，故而脾胃虚寒、脾虚湿困所致的消化不良、呕吐、腹泻等症状，以及胃寒胃痛，可用艾灸脾俞穴的方法来调理。方法为：俯卧，全身放松，点艾条悬于脾俞穴上方，离皮肤 3 厘米左右，两侧交替进行熏灸，每次灸 15 分钟左右，待局部出现红色即止。一周最多灸 3 次。艾灸脾俞穴，有健脾祛湿、温脾阳的作用。

脾俞穴主管胰腺，与胰岛素的分泌有关。如果时常感到口渴、全身无力、容易疲劳、食欲不振，可以用上面提到的方法按摩本穴缓解，同时还有增强胰腺功能的功效。

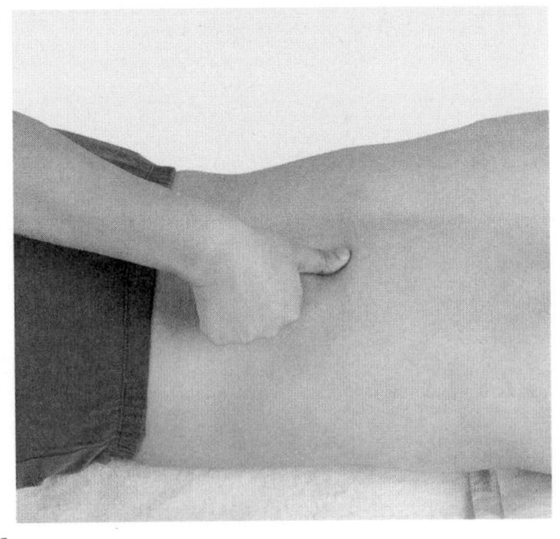

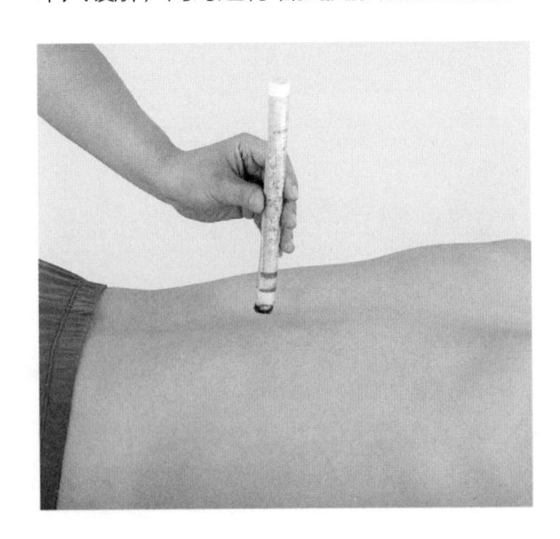

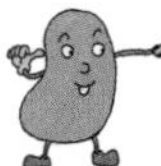

胃俞穴　胃寒的人不要“放过”它

定位：在背部脊柱区，第12胸椎棘突下，后正中线旁开1.5寸。

取穴方法：两髂前上棘最高点的水平连线与脊柱相交所在的椎体为第4腰椎，向上数4个椎体即第12胸椎，向左右各量取1.5寸，按压有酸胀感即是本穴。

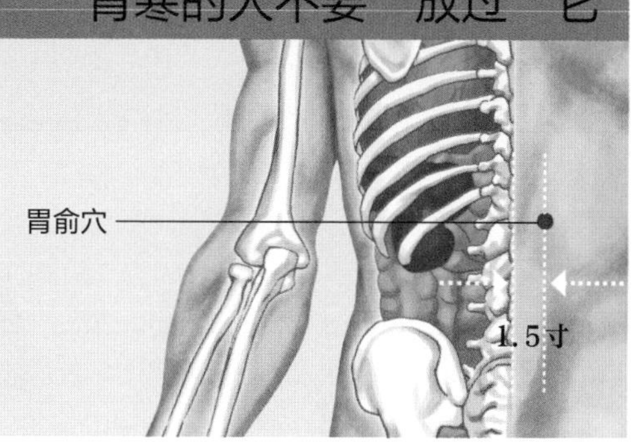

胃俞穴为胃腑气血输注于后背体表的部位，有健脾和胃、理气降逆、消食导滞的作用。它是胃气的保健穴，经常按摩可补益脾气，增强胃动力，提高食欲和消化能力，还能预防和调理各种胃肠问题。

按摩胃俞穴，方法为：被按者俯卧，也可坐立，操作者用拇指指腹按在胃俞穴上，用力按下，然后揉动，以被按者感觉到酸胀疼痛为度，如此反复按摩10分钟，每天1次。

“胃不和则卧不安”，晚上吃得太多，到了睡觉时总觉得胃脘胀闷、嗳气不止，翻来覆去怎么也睡不着。针对这种问题，按照上面的方法按摩胃俞穴，有很好的改善功效。如果不方便请别人帮忙按摩，可用按摩锤敲打胃俞穴5~10分钟，也有很好的改善作用。

对于脾胃虚寒、胃失和降的人来说，艾灸胃俞穴是不错的调养方法：用艾条悬灸胃俞穴，热度适中，两侧交替进行，每次每侧10分钟，每天1次。也可艾炷灸3~5壮，隔天1次。可温通经脉、行气活血、祛除脾胃水湿，改善脾胃功能失调所致的肠鸣、腹胀、呕吐等症。

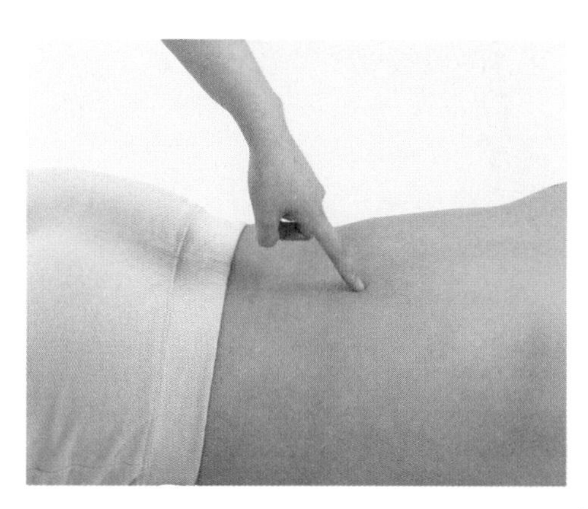

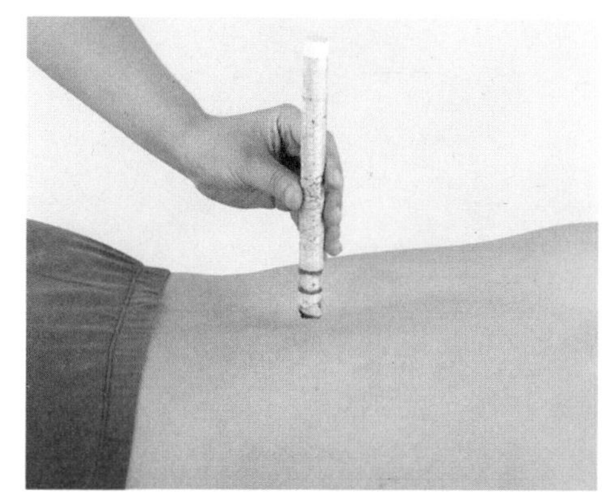

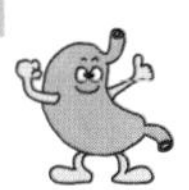

神阙穴　强壮脾胃和体质第一穴

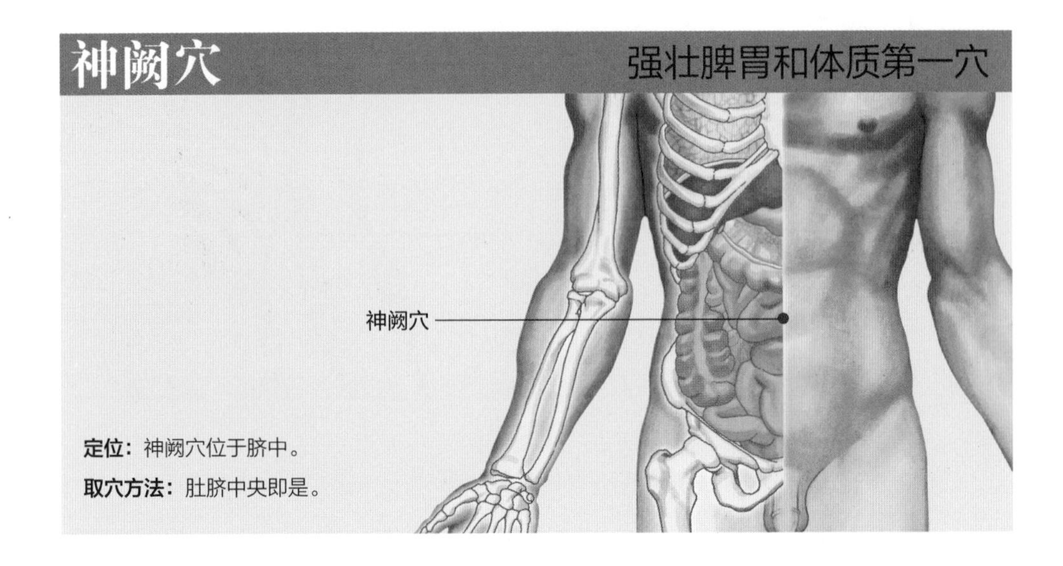

定位：神阙穴位于脐中。

取穴方法：肚脐中央即是。

神阙穴在人体腹部的正中央，脐窝正中，是人体诸多穴位中唯一能看得见摸得着的穴位，具有培元固本、回阳救逆的功效。因穴位于腹之中部，下焦之枢纽，又邻近胃与大小肠，所以该穴能健脾胃、理肠止泻。

消化功能差、食欲不振、经常便秘者，可每天临睡前，将双手对搓，待手掌发热时，双手叠交，左下右上，放在神阙穴上，顺时针摩 100 下，每天 1 次。可刺激脾胃、大小肠等脏腑，从而调节胃肠蠕动，促进消化，帮助消化道排泄。

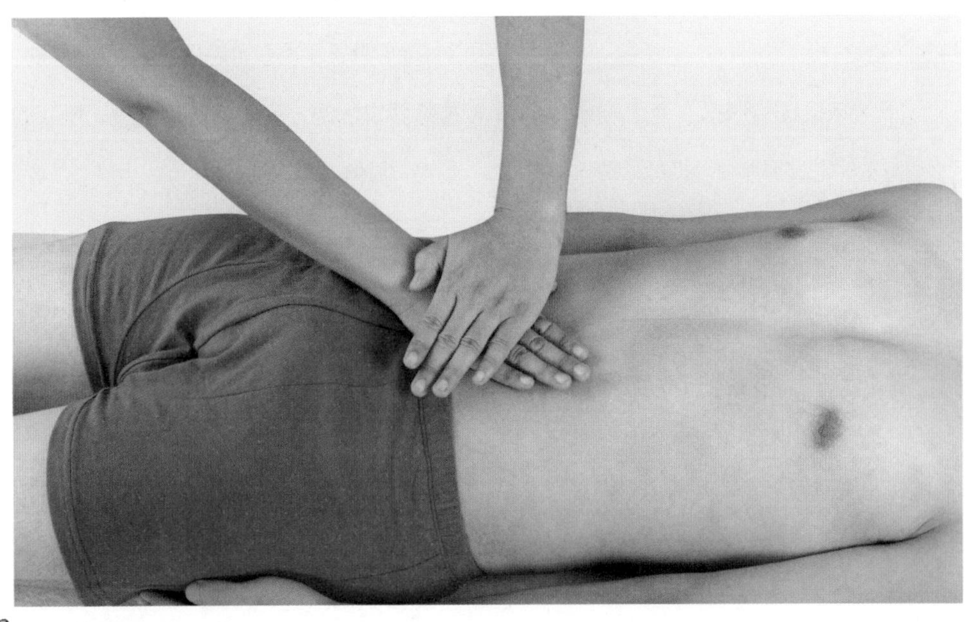

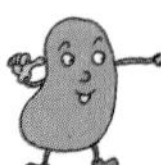

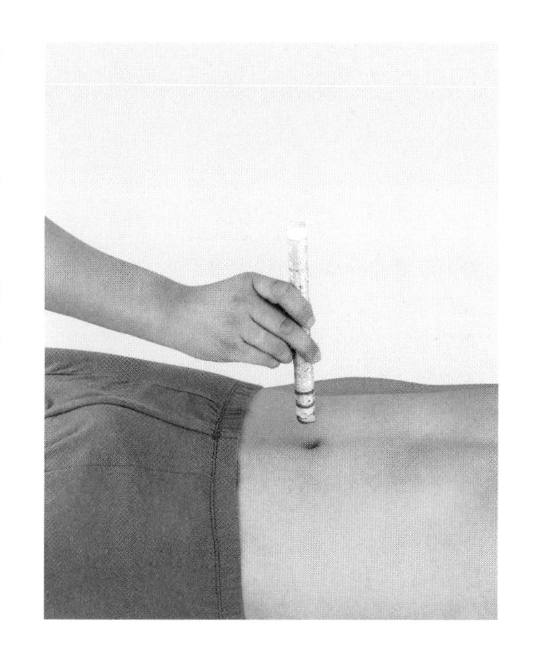

急性腹痛、腹泻、呕吐以及四肢厥冷之症，则可用艾灸的方法：切 1 片鲜姜，厚度为 0.2 厘米；用牙签将姜片中间刺几个眼，然后在神阙穴放少许盐，放上姜片，然后用艾条或艾柱灸；此时神阙穴应该感觉到微微的灼痛，以 10~15 分钟为宜。可调和胃肠，缓解腹部疼痛，还能温脾胃、祛寒邪、调理气机。

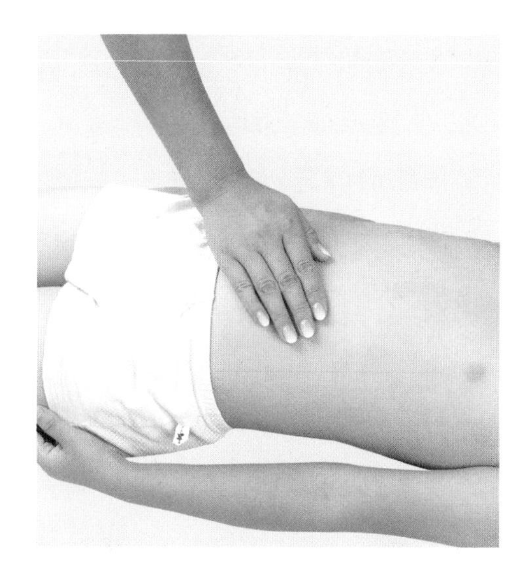

如果孩子腹痛，家长可以先搓热手掌，用手掌轻按孩子的神阙穴，并沿逆时针轻轻按摩肚脐周围。等孩子腹痛缓解一些后，再用艾条温和灸神阙穴及肚脐周围 10~20 分钟，以皮肤微有红晕为度。在艾灸的同时，家长可时不时用手掌抚按孩子的腹部，一能安抚孩子，二能感知艾灸的温度。按摩加艾灸的双重刺激，可调气血、通经络、温暖脾胃，使腹痛的症状得到缓解。

中医提示

神阙穴所在之处皮肤薄，表面角质层少，又内联脏腑。寒邪最易从此处侵入人体，因此一年四季都要注意神阙穴的保暖。天冷时可贴身穿一件背心，可保护腹部、背部不受寒邪入侵；天热时尽量不要穿露脐装，睡觉时宜用毛巾盖住肚子。

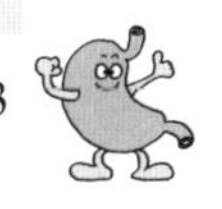

中脘穴　调中化滞，缓解腹胀

定位：在上腹部，前正中线上，脐中上 4 寸。

取穴方法：用手摸到胸骨下端其与肚脐连接中间点即为中脘穴。

中脘穴在胃脘中部，号称胃的“灵魂腧穴”，具有健脾和胃、疏肝理气、消食导滞、降逆利水、安神等功效，多用于缓解消化道疾病，尤其是胃及十二指肠疾病，可以用来改善胃痛、胃酸过多、恶心呕吐、消化不良、腹部胀痛等症状。

脾胃动力不足、经常感觉腹部胀满的人，可以手指指腹或指节向下按压，并作圈状按摩，感觉中脘穴处有酸胀感时，可以稍稍加力，按揉 5 分钟左右，每天 1 次。

脾胃虚弱、便秘、腹泻者可双手对搓，然后重叠压在中脘穴上，顺时针进行缓慢摩动 36 下，然后再逆时针摩动 36 下（注意：孕妇不宜摩动），能有效畅通肠胃。肥胖者用这个方法，还能起到减肥瘦身的作用。

中脘穴也是调理儿童脾胃问题的专家。如果孩子不爱吃饭，消化不好，可先给孩子按摩中脘穴，然后再用艾条温和灸穴位 3~5 分钟，可和胃健脾、消食导滞，促进胃肠蠕动，排出孩子胃中没有消化的积食。胃主受纳，积食排出来了，胃又有地方容纳新的食物了，就会给身体发信号，让孩子觉得饿，从而起到改善孩子吃饭问题的作用。

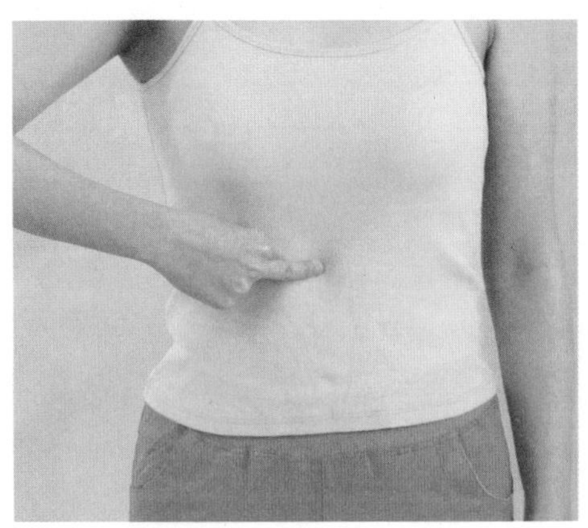

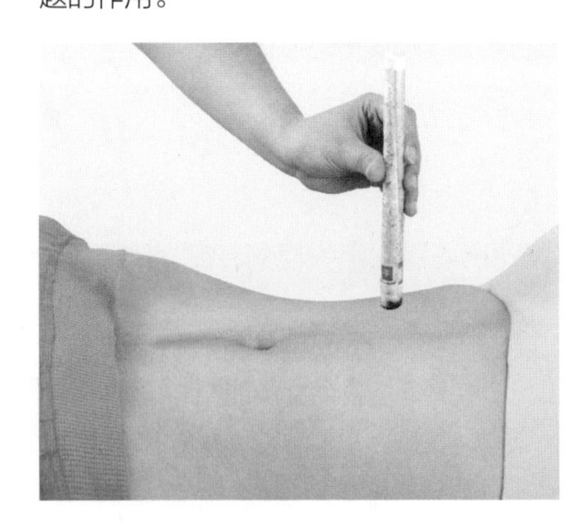

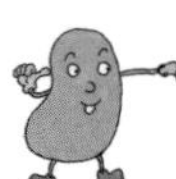

第八章

动动手脚，动出强健好脾胃

要想调养出好脾胃，

不仅要吃好喝好，

也要迈开腿，动起来。

散步、慢跑、游泳、太极拳等运动，

都能够促进气血运行，

改善血液循环，让脾胃保持活力。

而且这种方法不用住院，不用花钱，

老少皆宜，何乐而不为？

散步：每天走一走，助消化、健脾胃

《黄帝内经》中说：“夜卧早起，广步于庭。”“广步”即散步的意思。散步是一种最简便易行、老少皆宜的有氧运动，它不需要专门的训练和场地，但却有防病、强身、怡情等多种作用。药王孙思邈就曾说，每天“行三里二里，及三百二百步为佳……令人能饮食无百病”。

散步能健脾胃，助消化

人们常说：“饭后百步走，能活九十九。”脾主肌肉、四肢，散步时摆臂、迈腿等动作可健运四肢，从而对脾胃的运化有很好的促进作用。

现在很多人一上班就坐在电脑跟前，而且一坐一整天，几乎没有时间运动。身体动得少，脾胃也动得少，脾胃变懒了，消化能力也就随之变弱，使人出现消化不良、便秘等问题。而每天坚持散步，可以促进消化腺的分泌，加强胃肠蠕动，提高消化吸收能力，防止上述问题的发生。

散步就是随便走走，没有什么约束，随心所欲，有助于减缓压力、放松心情。良好的精神状态有助于脾胃气机升降有序，维持脾胃纳化平衡。患有慢性胃肠疾病的人群，有时会因为身体上的不适感到心烦，不妨散散步，遇到干净的鹅卵石路面，还可以穿着薄袜在上面走一走，这样能刺激脚底穴位，起到舒筋活血、增强体质的作用。

散步的正确方式

散步虽简便易行，但要想达到养脾胃的目的，也需要有“讲究”：

◎ **全身心投入：**散步前，要“拿得起放得下”，将无关的事情抛之脑后，放松身体，呼吸均匀，心无杂念地投入这项运动中。

◎ **缓缓步行：**调节心情，以慢为好，边走边欣赏自然景色，建议散步时行走的速度在每分钟70步左右为宜。

温馨提示

睡前散步有助于睡眠，但宜安排在睡前1小时，散步时间在20分钟左右。散步的时间离睡觉太近，可能会因运动而使精神振奋，影响入睡。另外，散步时间也应根据季节调整，如冬季气温低，宜在阳光明媚的午后到户外走一走。

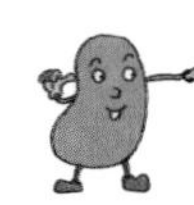

慢跑：最适合脾胃的“慢动作”

慢跑也称为缓步，是一种简单的运动方式，不需要高难的技巧，也没有严格的场地限制，但却能锻炼肌肉，燃烧脂肪，提高脏腑机能，增强体质，对健康益处多多。

慢跑健脾胃、助消化

慢跑时，规律和不间断的摆臂、跑动以及呼吸动作，都能对脾胃、心肺等脏器进行刺激，促进人体血液循环，加快新陈代谢。脾主统血，血液循环顺畅，可提升脾气，从而加强脾胃消化吸收功能。

正确慢跑，让脾胃“动”起来

慢跑虽然“准入门槛”低，但要想达到锻炼脾胃的目的，也要掌握正确的方式：

◎ **跑对时间：**建议清晨7点钟左右，太阳刚升起来，空气最清新的时候进行慢跑。太早，人刚睡醒，血液浓度高，容易诱发心脑血管疾病；晚上则空气质量不佳。

◎ **跑对动作：**进行慢跑时，身体应为直立伸展状态，而双臂适度弯曲，两手半握拳。跑步时腿部不必过于紧张，一腿向后蹬，另一条腿则屈膝前摆，步子相对较大，从而带动髋部向前；当腿向前时，手臂也要以正确的姿势进行协调，臂弯呈90度角，前后摆动。跑步时呼吸要均匀，两步或三步一呼一吸，以较为缓慢的速度跑动。

◎ **跑对强度：**建议可先快走、小步跑，让双腿、膝盖已经适应跑步动作，再逐渐提高速度。第一次慢跑时，时间不宜过长，30分钟就够了，以后可每周增加5~10分钟，至多控制在1小时内。

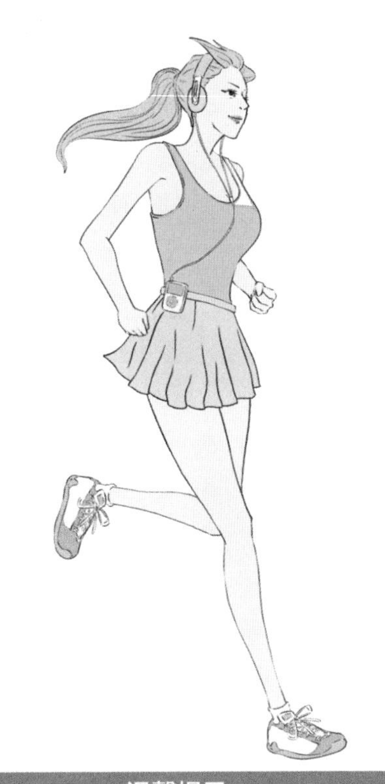

温馨提示

如果慢跑过程中出现心慌、头晕，一定要停止，然后调整运动量。

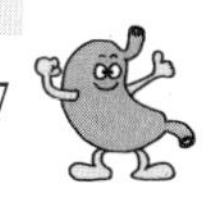

太极拳：调和阴阳、利脾胃

太极拳是一种姿态优美、动作柔和的运动，它结合了阴阳五行之变，在吸纳与导引之间完成人体内外兼修、阴阳调和。

常打太极拳，健脾胃、养五脏

人体血液畅通无阻，阴阳平衡，脏腑运行有序，从而脾升清胃降浊，代谢有序，则身体健康。

打太极拳时，动作轻慢松柔，可使人身心放松，再加上腰部旋转、四肢屈伸等缠绕动作，能对全身的穴位、经络产生不同的牵拉、拧挤和压摩，从而加大经络传导速度和强度，起到疏通经络、调理脏腑气机、平衡阴阳的作用。

另外，腰部动作扭转，加上“调息绵绵，气沉丹田”以及深呼吸，能吐故纳新，促进脾胃、肝肾等脏腑的血液循环，起到加强脏腑功能的作用。

简化太极拳，简单又有用

太极拳门派众多，招式各不相同，但最简单的招式往往是最有用的，这里介绍一套简化太极拳的打法。

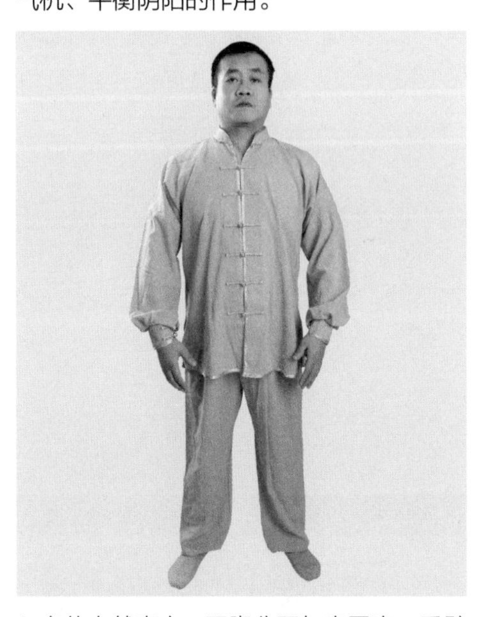
1. 身体自然直立，双脚分开与肩同宽，手臂下垂，双眼平视前方。

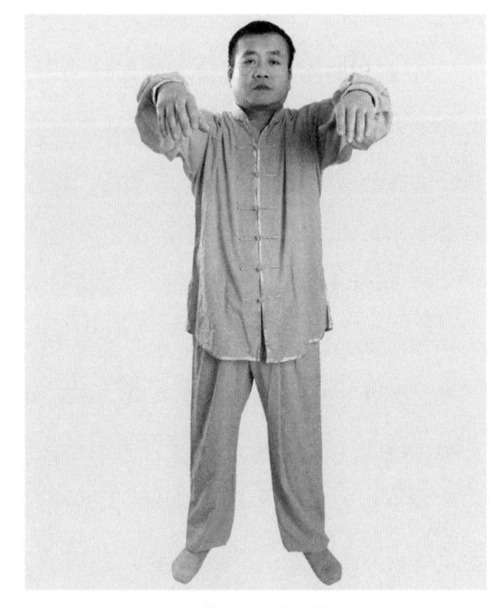
2. 慢慢水平抬起双臂，手心朝下。

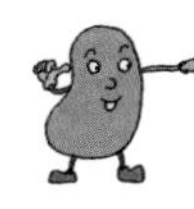

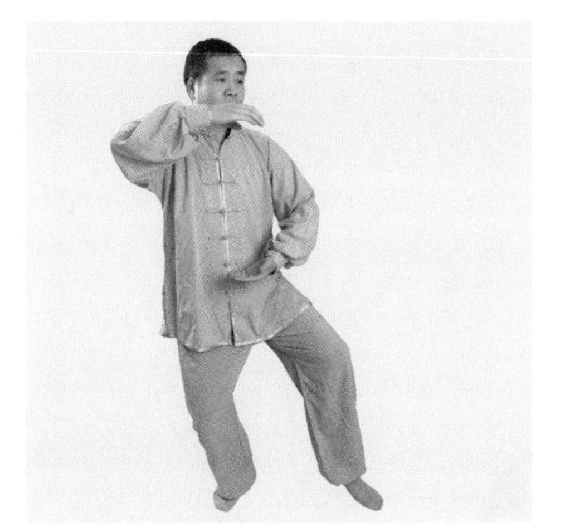

3. 稍稍转动身体朝一侧，脚步不动，同侧手臂微弯，呈怀抱式向里。

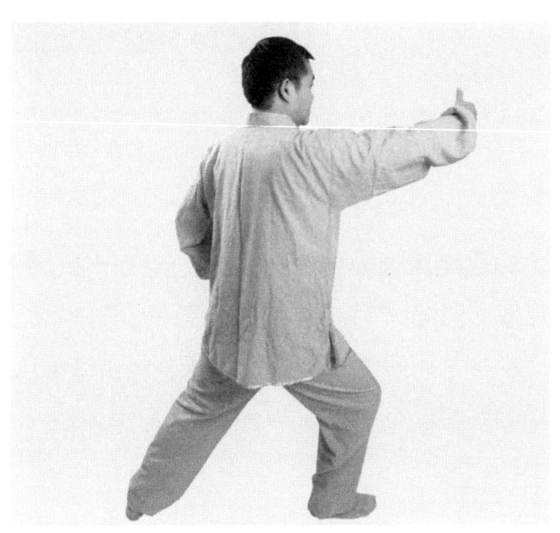

4. 手心朝上，缓慢打开，同侧脚尖点地，顺势转动身体。可以同法左右各转一次，为一组。

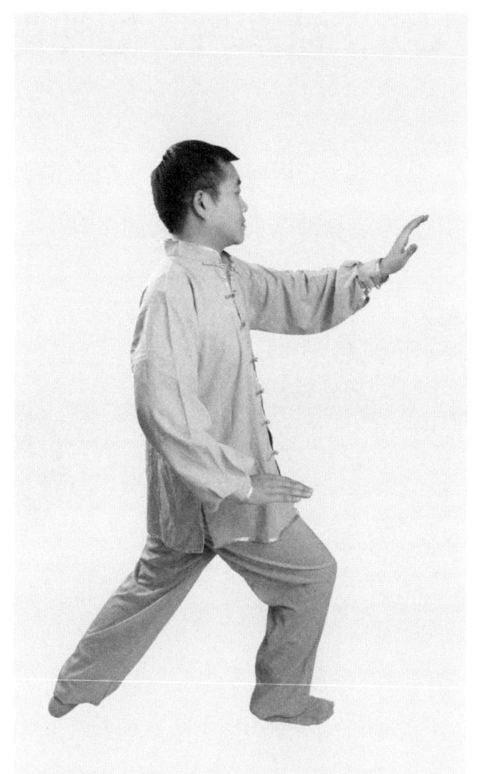

5. 身体稍转，半弓身形，呈后坐式朝一侧转动；此时左手心向下平弯在胸前，右手向左划动，手心向上与左手相抱。右脚则前跟一小步，将身体重心放于右腿上，身体转向右方。如此左右各做一次，为一组。

温馨提示

打太极拳有“四要”：

◎ 一要慢：打太极拳要以慢动作为主，以节省体力，帮助调和呼吸和意识引导。

◎ 二要松：打太极拳时，肩、胯、手腕、臂、腰、背、胸、腹等都要放松。身体的放松才能使心情放松，同时保证在呼吸运动时，胸腹部肌肉和膈肌运动不会受牵制。

◎ 三要静：打太极拳讲究“用意”，即心要静，心无旁念，注意力要集中。

◎ 四要协调：打太极拳，由眼神到上肢、躯干、下肢，动作要“完整一气”，前后连贯，绵绵不断。同时，呼吸、意识也要尽量与每个动作相互呼应。

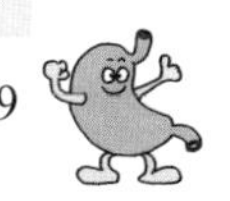

气功：益宗气，健脾胃

气功是一种讲究练气、养气和用气的保健方法，其利用呼吸方式以调整身体及意识，进而起到强身健体、调节身心的作用。

气功的作用
有效改善气血两虚、阴阳失衡、脏腑功能紊乱
调气运血，促进血液循环，加强新陈代谢功能，使脾胃健运
调理胸闷气短、呼吸系统问题、肠胃疾病、贫血体弱等
让心境趋于安静，从而心态变得平和

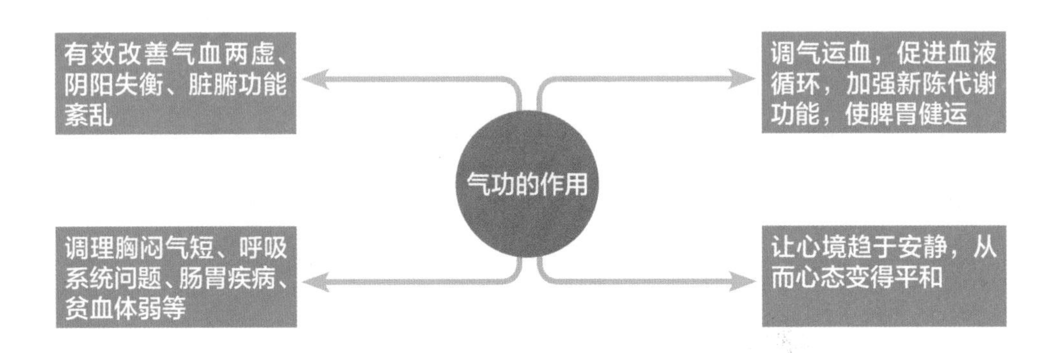

气功听起来感觉很玄妙，其实操作起来很简单：

1. 端坐于椅子或者平坦之处，盘坐，两肩平行，身体松弛，头部保持直立，两眼内视。
2. 舌抵于口腔上腭，呼吸时要保持深吸气，长吐气，细匀安静，不急不躁。保持大脑安静，尽量做到跟着呼吸调整意识。
3. 打坐结束时先要慢慢放松，放空一切，然后双手对搓，待手心发热时，轻轻摩面颊两侧，让精神从呼吸意识中醒转过来，即可结束气功的练习。

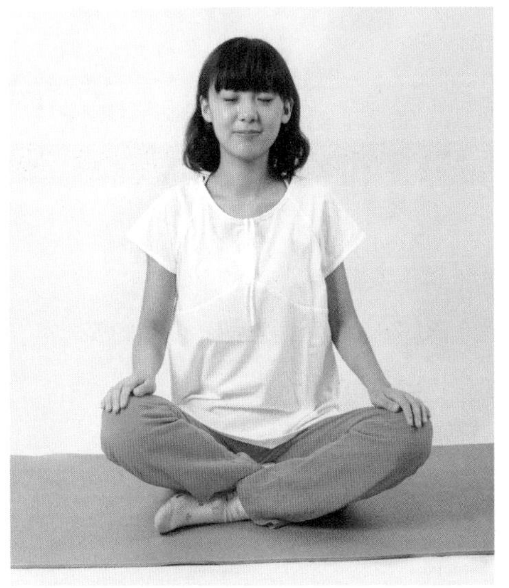

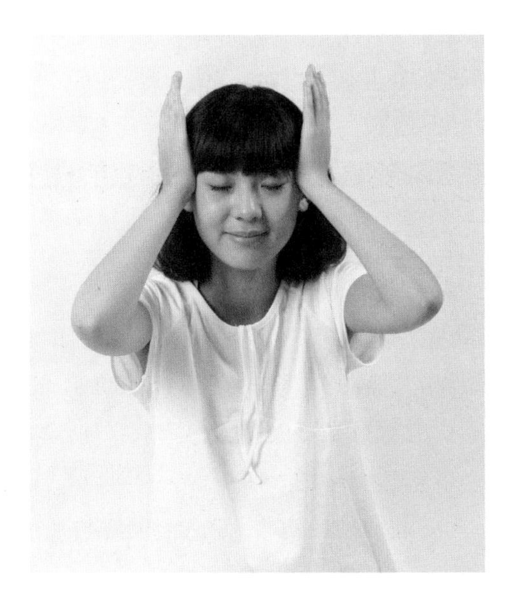

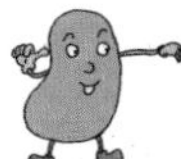

单举手臂：举举手，理脾胃

华佗说过："动摇则谷气得销，血脉流通，病不得生。"单举手臂，左右上肢一松一紧地上下对拉，可以牵动腹腔，对脾胃起到按摩作用，从而能促进胃肠蠕动，增强消化功能。同时，还能刺激两肋的经脉，起到调理肝胆脾肾的作用。单举手臂的方法：

第一步

直身站立，双腿并排，将右手放在小腹前，手心向上保持水平状态，指尖朝向左方。

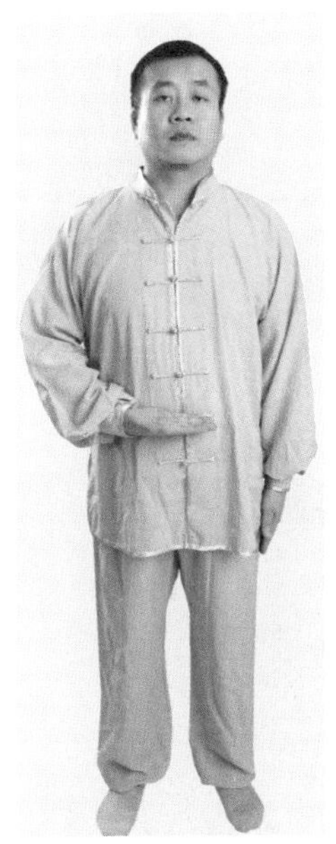

第二步

将右手轻轻向上提，直到胸前位置，然后掌心翻朝下，然后慢慢竖起手掌；与此同时，左手放在左腿的外侧，手掌平放，指尖朝前。

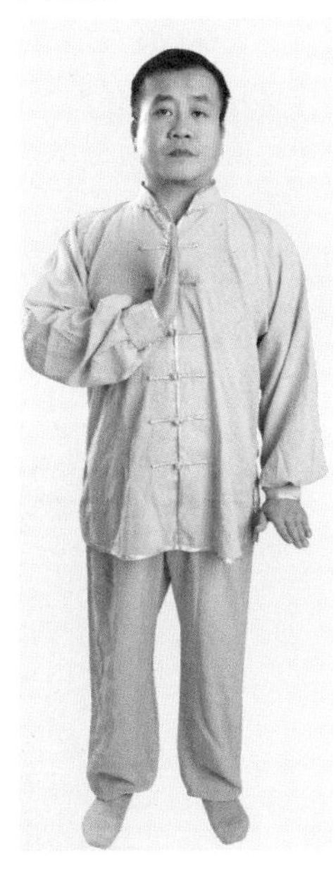

第三步

右手掌顺着胸部慢慢落下，放在身体右侧；接着将左手掌朝里转动，并弯起到腹部，如同第一步的右手心向上动作。

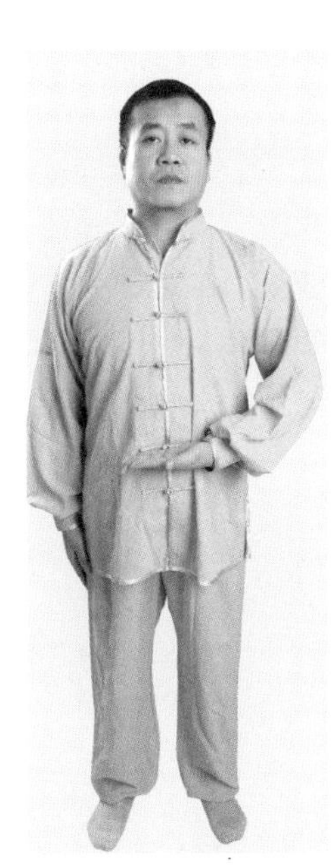

第四步

左右手各做一遍之后，自然垂放于身体两侧。以上为一套单举手臂法。

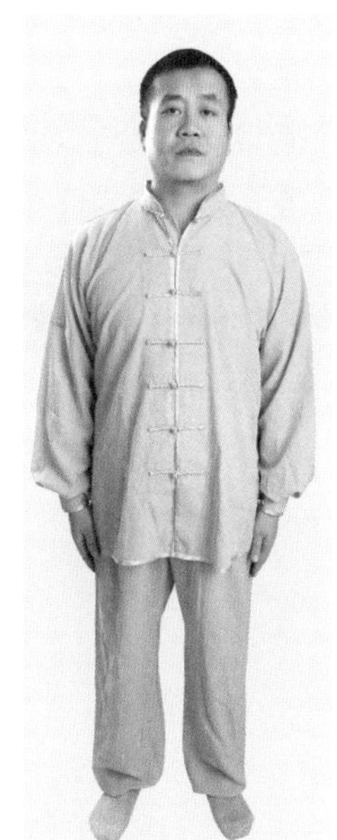

温馨提示

练习的时候不要迎风而站，以免风邪入体；风为百邪之首，风邪至则百病生，如此反倒有害无益。

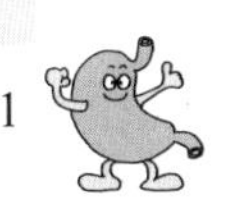

摩腹：调理脾胃，解决肠胃问题

中医认为，腹部是“五脏六腑之宫城，阴阳气血之发源”，其生理功能是受纳、消化、吸收和排泄，而主管脾胃的足太阴脾经也经过腹部，所以经常按摩腹部能调节脾胃，增强消化系统功能，起到消除积滞、改善便秘、消除腹部赘肉等作用。

摩腹方法简单易行，随时随地都可进行：

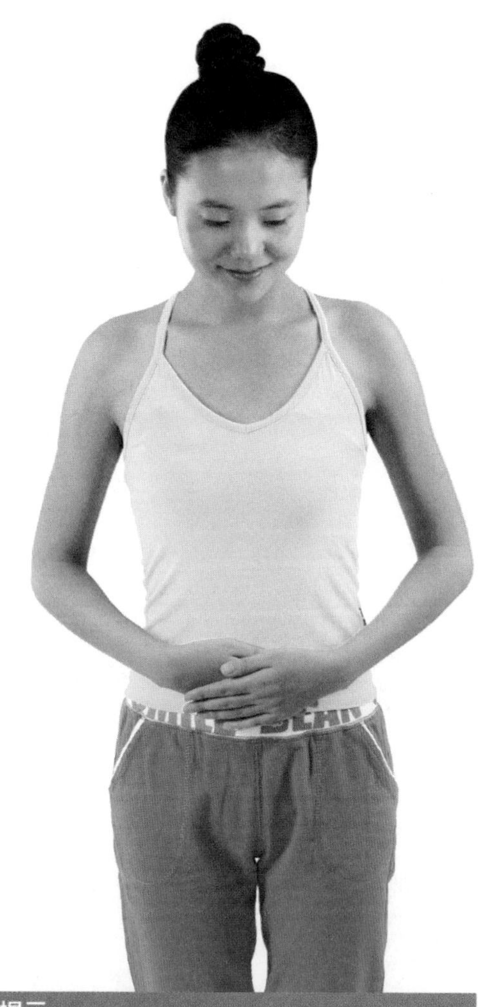

1. 将双手搓热，然后交叠置于腹部，以肚脐为中心，用掌心按顺时针方向按摩 36 圈，再逆时针方向按摩 36 圈。
2. 可在按摩过程中或按摩后对腹部重点穴位进行刺激，以增强按摩功效，即四指并拢，以中指指腹着力于中脘穴、天枢穴、大横穴等穴位处，各按揉 30 秒，至局部发热、有酸胀感。

也可以一面散步一面摩腹：散步时两手旋转按摩腹部，每分钟 30~60 步，每走一步按摩一圈，正转和反转交替进行，每次 5 分钟。这种摩腹法对于增强胃肠道功能、缓解便秘更为有效。

温馨提示

摩腹宜在吃完饭半小时后再进行，不宜空腹进行，也不宜饭后立即摩腹。如果发生急性腹痛，应及时就医，查明原因，不宜贸然使用摩腹的方法来缓解，以免造成不良后果或延误病情。

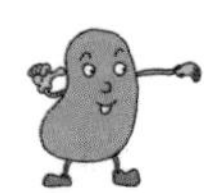

揉手心、搓足心：脾胃好、睡眠好

手掌和足底分布着人体多个反射区，也是多条经络的循经部位，因而刺激手心和足底，可以对相应脏腑起到调理作用，而且操作简单又安全，很适合居家自我调养使用。

按揉手心，脾胃好消化就好

手心即手掌的中心部分，这个部位包含了劳宫穴，以及脾、胃、大肠等反射区。

◎ **按揉劳宫穴：**手微握拳，中指指尖所指的部位就是劳宫穴，可以用另一只手的拇指指腹按揉穴位，也可以用一个圆头的小木棒来刺激。也可以双手握拳，用中指指尖掐按穴位。有祛湿健脾的功效，对心痛、心悸、口疮、口臭、善怒、两便带血、胸胁胀满等都有调理作用。

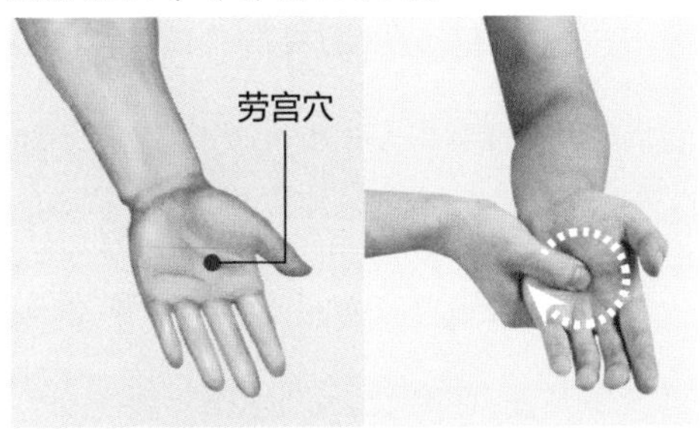

◎ **按揉脾胃大肠反射区：**用另一只手的拇指指腹按揉反射区，双手都要按揉，每次每侧 3 分钟，每天 3 次。

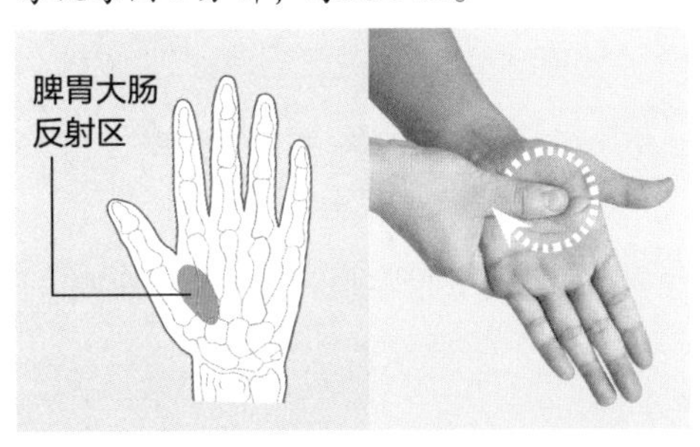

搓足心，吃得好睡得好

足底是肾经的起点，肾水发源处，也分布着各脏腑所对应的反射区，经常搓足心能活血通络，还可防治消化不良、食欲缺乏、腹胀、便秘等病症。晚上睡前搓一搓，还能起到安神助眠的作用。

◎ **干搓：**左手握住左足背前部，用右手拇指指腹或小鱼际沿着足心上下搓 100 下，使足心发热；然后换右足重复。每晚搓 1 次。

◎ **湿搓：**将脚在温水中泡至发红后再搓，方法同上。

◎ **酒搓：**在手上蘸白酒，用上述方法搓足心，酒干了再蘸再搓。

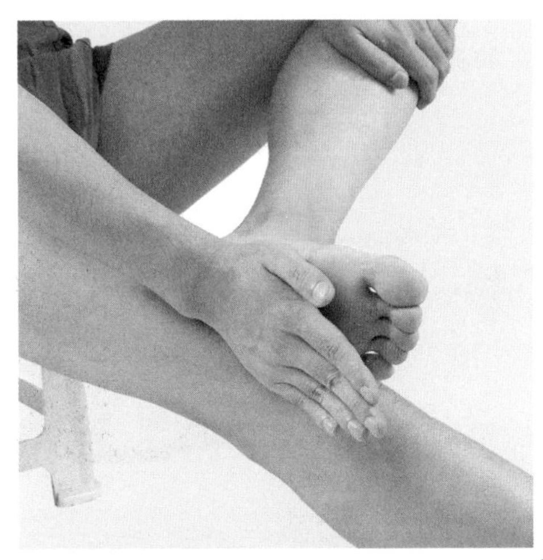

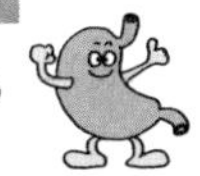

叩齿咽津：健脾养胃又固齿

叩齿咽津，也就是叩击上下牙齿，然后吞咽唾液。叩齿咽津是健脾养胃常用的保健方法，《修龄要旨》中就有记载："齿之有疾，乃脾胃之火熏蒸。每晨睡醒时，叩齿三十六遍，以舌搅牙龈之上，不论遍数，津液满口方可咽下。每作三次乃止。"

叩齿咽津，健齿、健脾胃

脾"在液为涎"，"涎"是唾液中较清稀的部分，"肾为唾""唾"为唾液中较稠的部分，二者合为"唾液"，唾液具有帮助食物消化的功能。经常叩齿能健齿，齿健则食物容易被嚼细；叩齿还可催生唾液，咽之有助于胃腐熟食物和脾的运化、升清，减轻脾胃的负担，达到健脾胃的目的。

叩齿咽津的方法

1. 闭目进行，将嘴轻轻合拢，驱除脑中杂念；然后令上排牙齿与下排牙齿进行均匀，有节奏的撞击，可以听到"咄咄"之声。如此叩击 100 下左右。

2. 叩齿结束，以舌尖贴着上牙床的一侧，轻

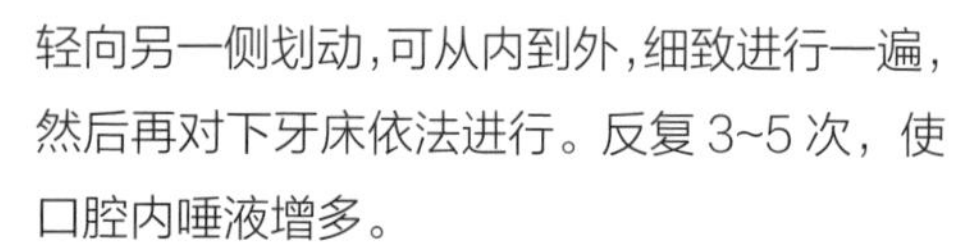

轻向另一侧划动，可从内到外，细致进行一遍，然后再对下牙床依法进行。反复 3~5 次，使口腔内唾液增多。

3. 将舌尖抵于上腭，让唾液进行聚集，然后轻轻鼓腮，做漱口状；待唾液满口后，再分 3 次慢慢吞下。

三度九咽的方法

除了叩齿咽津，也可以用三度九咽吞咽津液的方法来养脾胃。方法为：坐在凳子上，放松身体，先凝神屏息片刻，轻轻吐气，然后再闭气咬牙，做漱口动作 30 次，漱口时口内会生唾液，等唾液满口时，分 3 次把唾液咽下。如此 3 次。经常进行，有滋润脾胃、清胃火、助消化的作用。

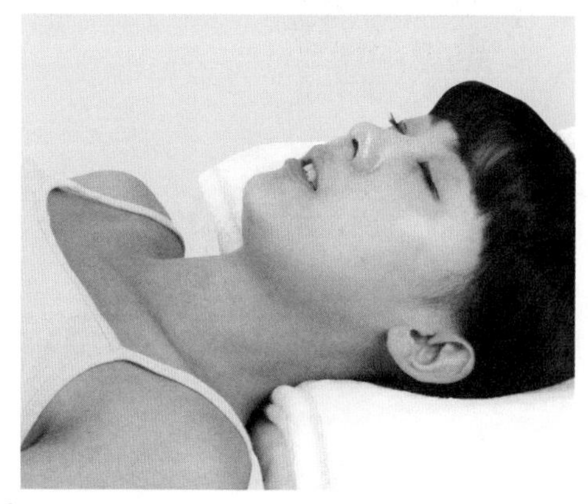

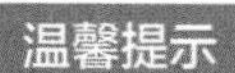

频繁咽口水，可能是健康出了问题：

◎ 口腔炎症：龋齿、牙周病、口腔溃疡等口腔炎症，可刺激口水大量分泌。

◎ 神经调节障碍：唾液分泌与神经反射性有关，如果神经调节发生障碍，就可能产生不停咽口水的问题。

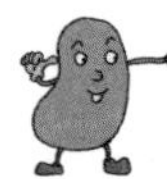

多动脚趾头：腿脚好，脾胃也好

足太阴脾经和足阳明胃经交接于足趾处，所以没事时用脚趾头抓地，能刺激脾胃二经，达到调养脾胃的目的。

脚趾抓地，改善脾胃不适

中医认为，治病求因，溯本求源，才是最好的方法。而脾胃不适，则要从脾经的源头抓起。脾经起于大脚趾的隐白穴，而胃经则止于第2、第3趾间的跖骨处，所以让脚趾动起来，对脾胃问题有很好的调理作用。

动脚趾最好的方法是脚趾抓地，因为当脚趾充分接触地面，或者鞋底时，便会对脾经、胃经进行拉伸，这是按摩方法的一种演变，能刺激脾、胃二经，起到清胃火、除口臭、治便秘、止腹泻的作用。

脚趾抓地的运动方法

平时在家时，可将地面清理干净，光脚进行脚趾抓地：

1. 双脚直立于地面，或坐或站，垂直就好，要让双脚用得上力为度。
2. 双脚脚趾努力下抓抠地，抓紧之后停留10秒钟，然后松开，再次进行抓地，如此反复30~50下。
3. 坐着工作的时候，双脚也可在鞋子中进行抓伸，抓住鞋底就好，一次做5分钟，闲时即可做。

脚趾抓地时要注意抓的方向：脾胃虚寒，则要逆着来抓脚趾，即从下往上翻；如果是脾胃有火，则要从上往下抓。这就是中医所说的逆为补，顺为清。

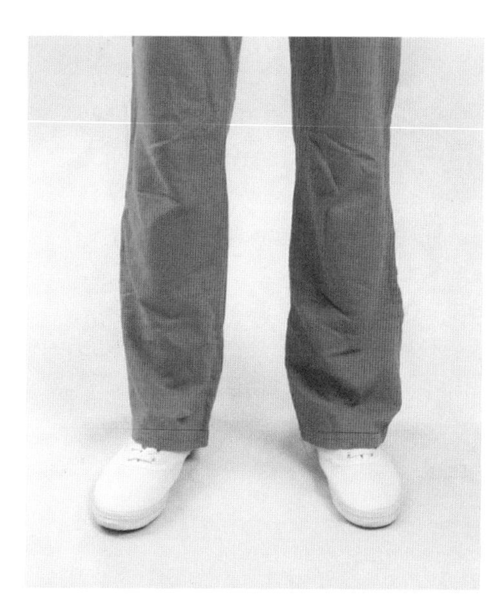

温馨提示

初抓地的时候，可能会不习惯，中老年人可扶着墙或者栏杆进行，以免摔跤；也可坐在椅子上，脱掉鞋子，在地上撒一些玻璃球，用脚趾抓拾，也有很好的健脾胃功效。

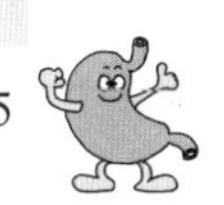

强壮脾胃操：通经活络、强健脾胃

《黄帝内经》中说："久坐伤肉。"这是因为经常坐着不运动，会引起气血不通、经络不运，从而使肌肉得不到足够的气血滋养而受损。所以我们要动起来，时常刺激经络，让气血流动起来，这样才能脏腑泰和。这里介绍两种强壮脾胃操，伸伸手脚就能调养脾胃。

挺胸收腹操

运动方法：

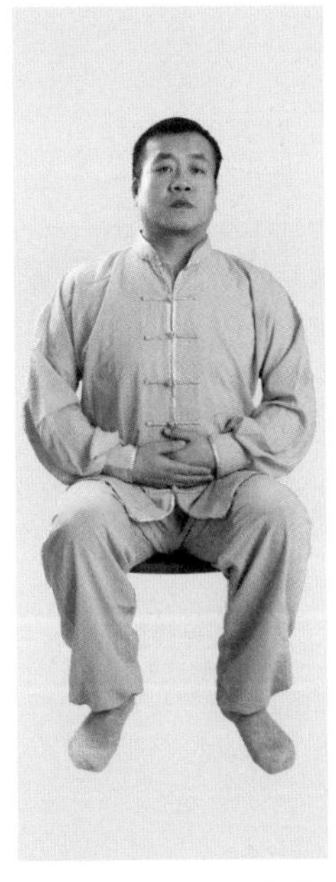

1. 坐在椅子上，双腿垂直踩于地面，两手交叠于一起，然后捂在小腹上。

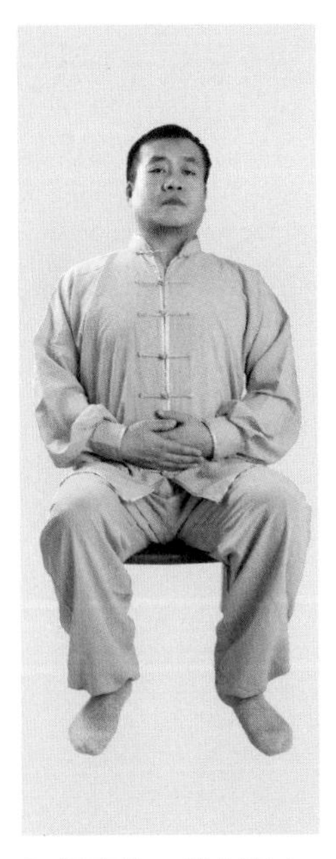

2. 挺直胸，背部直立，深吸气，在吸气的时候可向前挺直身体，让上半身微微向后仰倒；如此保持吸气的整个过程。

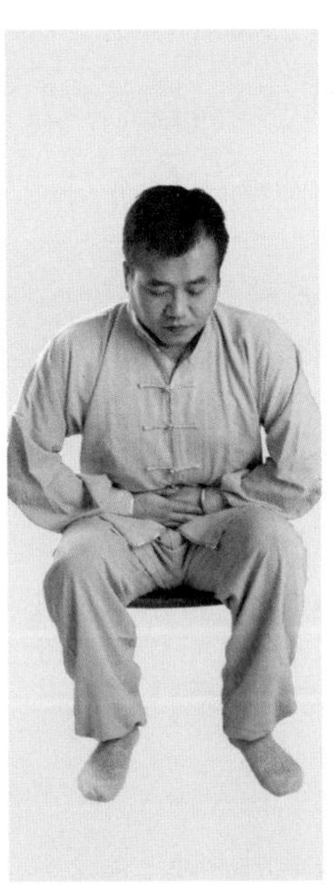

3. 慢慢吐气，边吐边渐渐缩回挺起的胸部，直到上半身缩成弯曲状，两只手要用力向腹部里面按压。

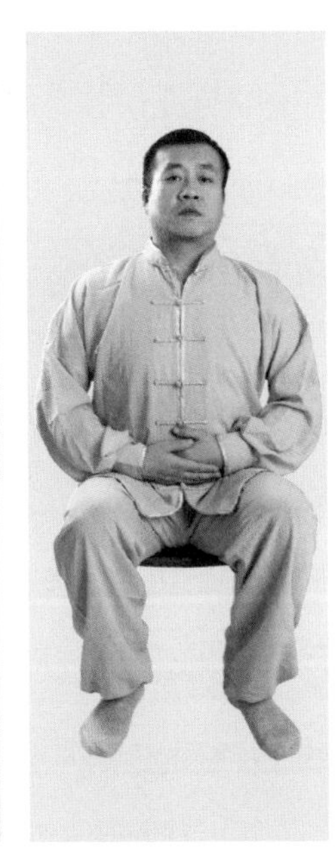

4. 恢复原位。重复吸气、吐气 30 次为度，也可以再多几次，可依自己的耐受度为准。

运动功效：可以加强腹肌的收缩，同时按摩小腹和肠胃，促进胃肠的蠕动。

适用人群：终日常坐，脾胃虚弱、消化不良者。

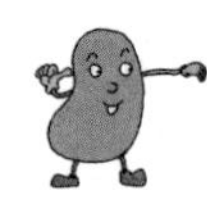

腹部拉伸操

运动方法：

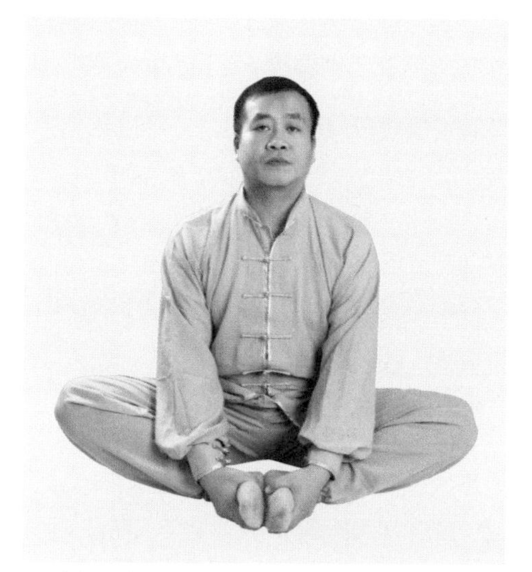

1. 选择平坦处坐下，可以是床上也可以是地面，以自己方便为宜；然后双手抓住脚，用力将其向腹部方向扳。

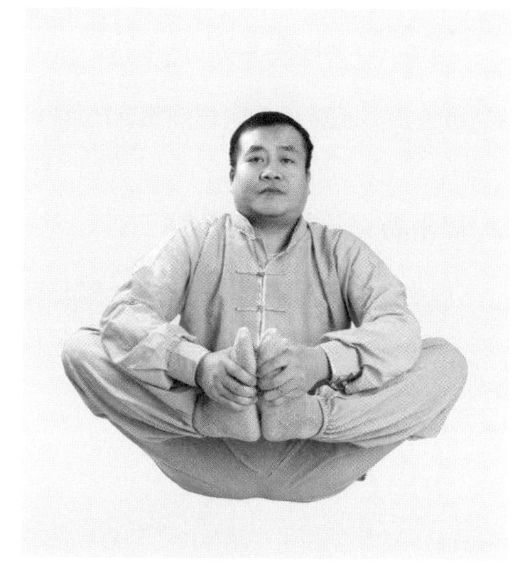

2. 扳着双脚不要放开，顺这个向后拉的力，后倚身体，一直到躺倒。

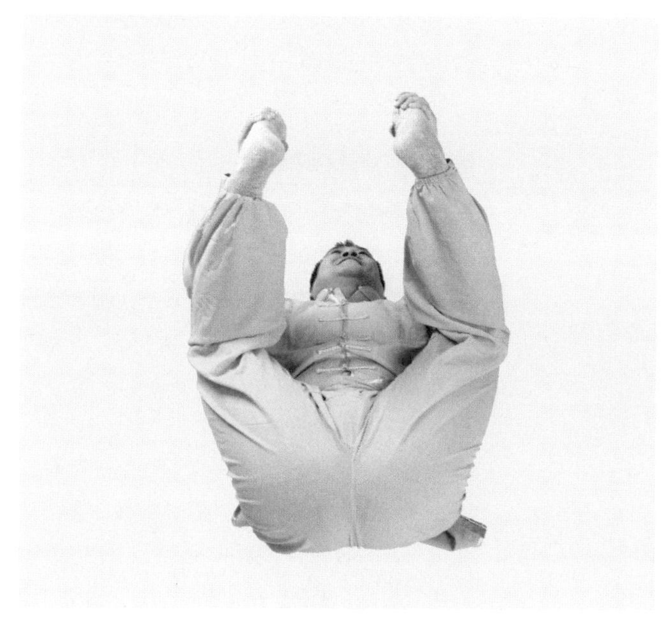

3. 坚持用力抓住双脚不放，让小腹充分用力，然后慢慢将双脚贴向头后，动作宜缓，避免扭伤身体，可通过多次练习慢慢进行。

4. 反复进行 3~5 次，如果感到有难度，不要太勉强。

运动功效：能让肠胃蠕动加快，同时刺激背部经络，使气血畅通。

适用人群：适合小腹胀气、食欲不振者。

3 种内功：由内而外练出好脾胃

没事时在家里坐一坐、站一站、动一动，也能养气血、健脾胃。这里介绍 3 种简单易行的内功，经常练习可增强脾胃功能，对慢性脾胃疾病有调理作用。

● 静坐功：让脾胃放轻松

静坐功动作简单，随时可练，对于有亢进型肠胃病的人来说有非常好的调养作用，肠胃虚弱者常练也能起到强健的作用。静坐功的运动方法分两步：

第一步：选合适的坐姿

静坐姿势分立坐和盘坐两种。

◎ 立坐：立坐就是坐在凳椅上，双脚平放在地上，自然分开。要坐在凳椅的前半部分，凳椅的高矮适宜，两脚承受均匀的体重并落实，腿膝均不吃力。

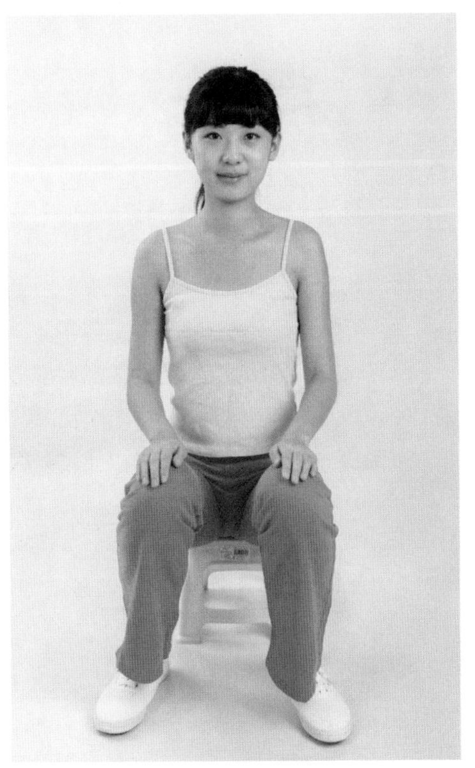

◎ 盘坐：盘坐时，将双脚交叉互盘，左脚放在右大腿根部面上，右脚放在左大腿根部面上，左右脚心均朝天。一般中老年人筋骨不活，可采用单盘，即只将一只脚盘起，双腿可在练功中隔一段时间互换。也可散盘，即双腿随意盘坐。

◎ 注意：无论盘坐立坐，脊椎一定要保持正直。其方法是收腹、含胸、拔背、脖颈稍微后靠，下颌稍微内含。

第二步：排除杂念练功

静坐时自然放松，头颈正直，含胸收腹，直腰拔背，面朝正前方，两眼微合，两唇轻闭。舌抵上腭，口中生津后慢慢咽下，用意念将其咽至丹田。排除杂念，引导入静，身体彻底放松。可分前面、后面、两侧三个方向，自上而下，用意念逐步放松。

练功过程中注意呼吸的有意识调整。鼻吸口呼，鼻深吸入新鲜空气，口长呼吸，缓缓吐出浊气。呼吸均匀、柔和、轻细，逐步加长。呼吸时可配合数数，从 1 数到 10，反复地数，有助于排除杂念，引导入静。

以上过程练习 30~60 分钟，然后徐徐松动手足，活动肢体，睁眼站起，结束练功。

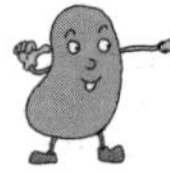

站桩功：增强体质，防治脾胃疾病

站桩功，顾名思义就是以站式为主，躯干、四肢保持特定的姿势，使全身或某些部位的松紧度呈持续的静力性的运动状态，从而保健强身、防治疾病的功法。

与静坐功一样，站桩功也属于静功，易学易练，没有不良反应，也不受场地限制。每天练习一两次，对中老年肠胃病患者很有好处。经常练习还能恢复和增强体力，辅助治疗高血压、溃疡病、神经衰弱等。

站桩可分为无极站桩、穴位按摩和辅助功三个步骤：

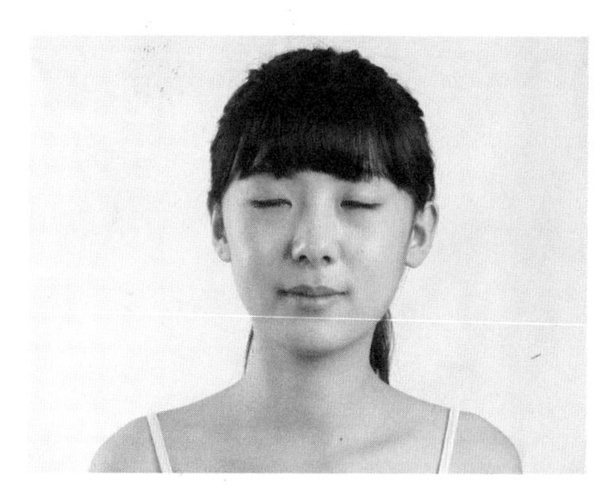

第一步：无极站桩

两脚分开，与肩同宽，舌抵上腭，口唇轻闭，两目微闭。全身放松，意念入静。然后鼻吸鼻呼，腹部随着吸而外凸，呼而内收，一呼一吸为1息，首次做时可做10息，以后每天增加10息，至50息为止。

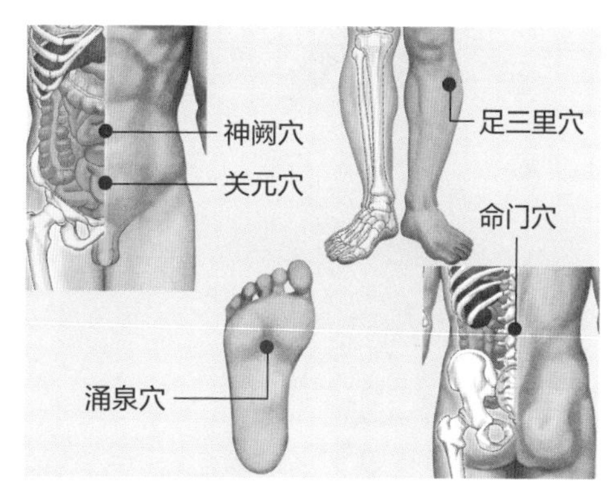

第二步：穴位按摩

无极站桩结束后，将两手手掌搓至发热，用手心劳宫穴对准穴位按摩。常取命门穴、神阙穴、关元穴、足三里穴、涌泉穴，每穴按摩36下。

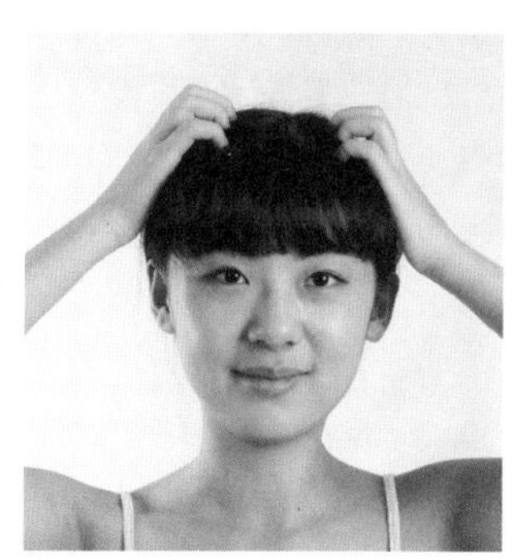
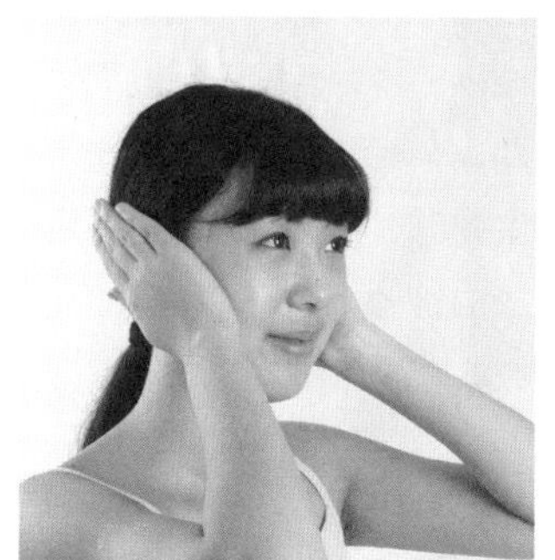
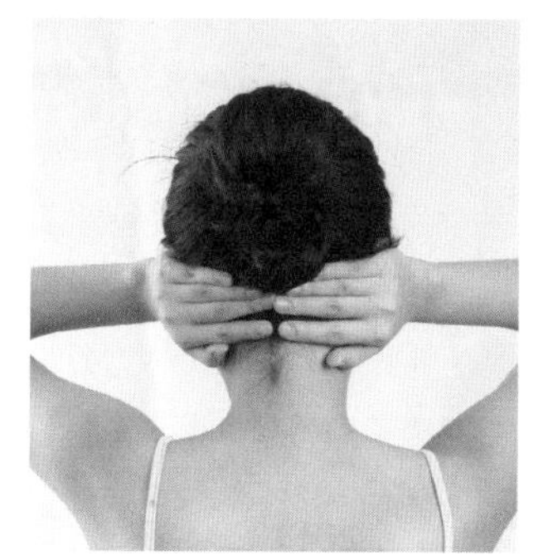

第三步：辅助功

屈指梳发36下，左右搅动舌头18次，咽津3次；然后两手搓面，由下往上，连服36次；闭目，眼珠左右转动18次；最后两手掩耳，手指放在后脑部，用食指弹后脑部36下。

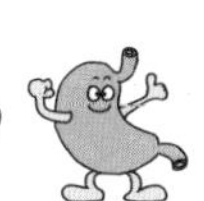

通秘功：调理胃肠，防治便秘

通秘功由疏通任督二脉、顺理带脉、健脾和胃等方法组合而成，有较好的调理肠胃功能、防治肠胃病的作用，尤其是能缓解和预防便秘。

疏通任督法

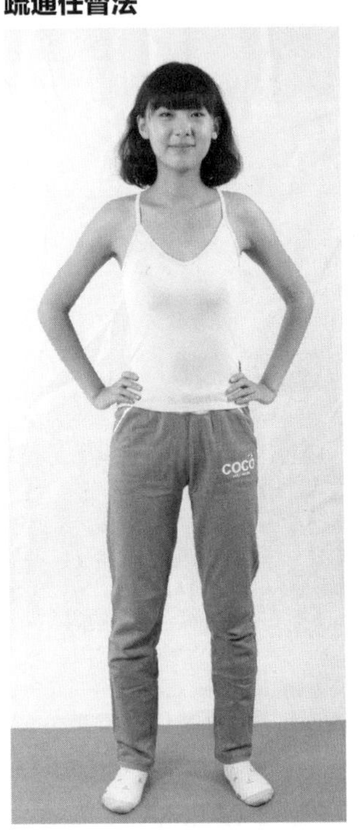

1. 自然站立，两脚分开，调顺呼吸，全身放松，意守会阴。两手在身后交叉互捉两肘，采用匀、细、深、长的呼一停一吸的呼吸方式。吸气时两肘上抬，轻轻提缩肛门；呼气时，肘臂放松，轻轻松弛肛门。重复20~30次。
2. 两手叉于腰部，拇指朝后，四指在前。吸气时，头和身向后仰伸，轻轻提缩肛门；呼气时，身体回正，轻轻松弛肛门。重复10次。

顺理带脉法

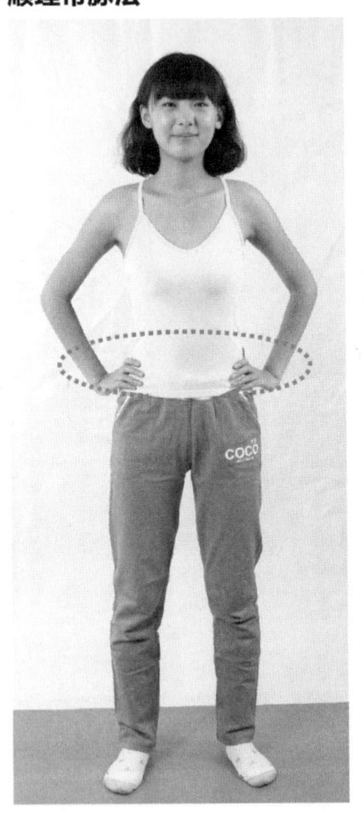

自然站立，两脚分开，与肩同宽，两手叉腰，拇指朝后，四指在前，上身保持正直，微微下蹲，两膝不超过脚尖。两肩与两膝不动，以腰腹为轴转动，向左、前、右、后，顺时针方向转 3 圈，然后向右、前、左、后，逆时针方向转 3 圈。重复 3 次，以后可逐渐增加次数。

健脾和胃法

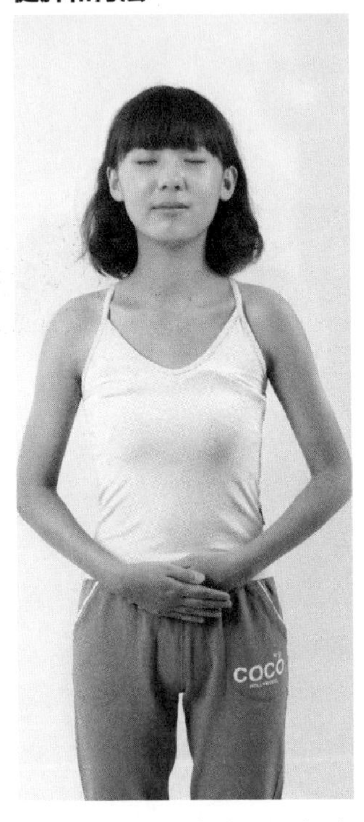

自然站立，两脚分开，与肩同宽，双目微闭，两掌相叠置于小腹前，掌心向里，全身放松，凝神定志，意守丹田，入静 3~5 分钟。缓缓睁眼，结束。每天早晚各做1次。

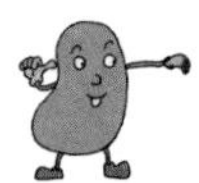

常练熊戏：给脾胃吃“大补药”

熊戏是五禽戏中的一种。五禽戏其实就是通过模仿虎、鹿、猿、熊、鹤 5 种动物的形态和神态，来达到舒展筋骨、畅通经脉的一种健身方法。在中医里，五禽与五脏、五行都是有相对应关系的。熊对应的是五脏中的脾，因此练习熊戏对脾胃有好处。有胃酸、胃痛、消化道溃疡的人，坚持练习熊戏，会有很好的改善作用。

熊戏在流传中流派渐多，这里向大家推荐一种比较简单的熊戏练习法——熊运和熊晃，此法简单易学，功效明显。

熊运：脾胃气血更通畅

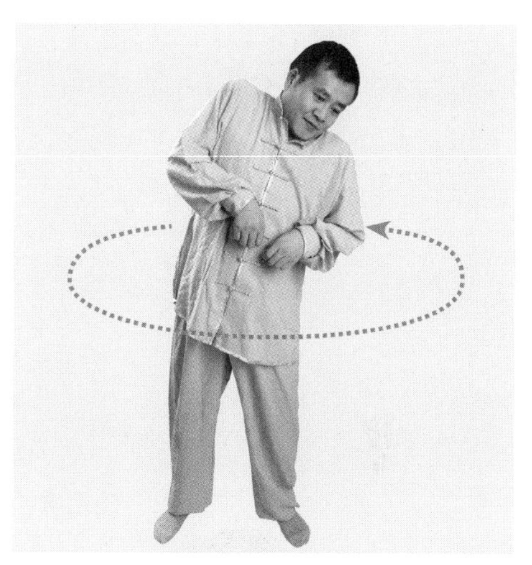

运动方法

先将两只手呈熊掌状放在腹部下面，上体向前倾，随身体顺时针做画弧动作，向右，向上，向左，向下，然后再逆时针进行画弧，向左，向上，向右，向下。

运动要点

1. 开始练习时要体会腰腹部的压紧和放松。
2. 两腿要始终保持不动，固定腰胯；开始练习时，手要下垂放松，只体会腰腹部的立圆摇转，等到熟练以后，再带动两手在腹部前绕立圆，动作要协调自然。
3. 熊运的核心在于丹田，以肚脐为中心点，以内动向外延伸，带动身体作立圆摇转，两手轻抚于腹前，随之慢慢进行运转。

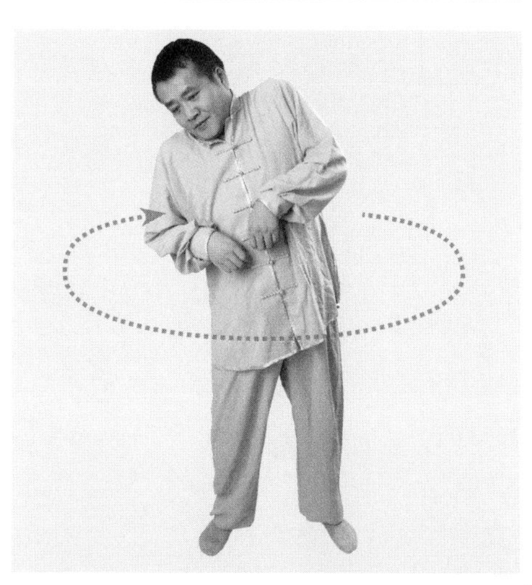

运动功效

熊运时身体以腰为轴运转，使得中焦气血通畅，对脾胃起到挤压按摩的作用。

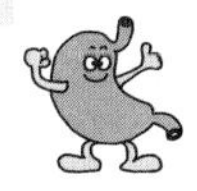

熊晃：疏肝理气、健脾和胃

运动方法

提髋，屈腿，接着落步，后坐，前靠 换做右势，再提髋，屈腿，落步，后坐，前靠，上下肢动作要配合协调。

运动要点

刚开始练习时，提髋的动作可以单独原地练习，两肩不动，收紧腰侧以髋带腿，左右交替，反复进行练习。

运动功效

熊晃时，身体左右晃动，疏肝理气，亦有健脾和胃之功。

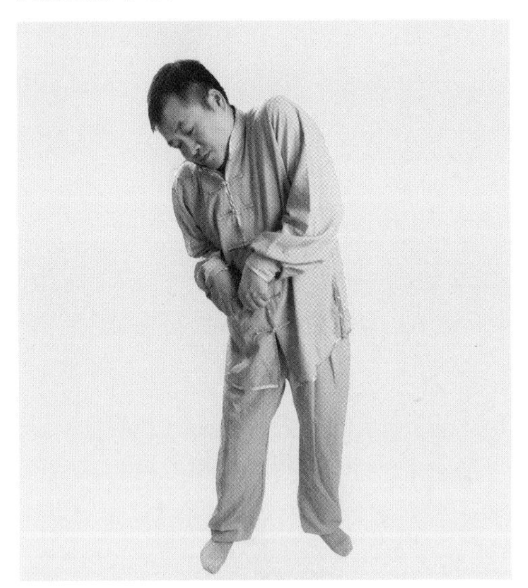

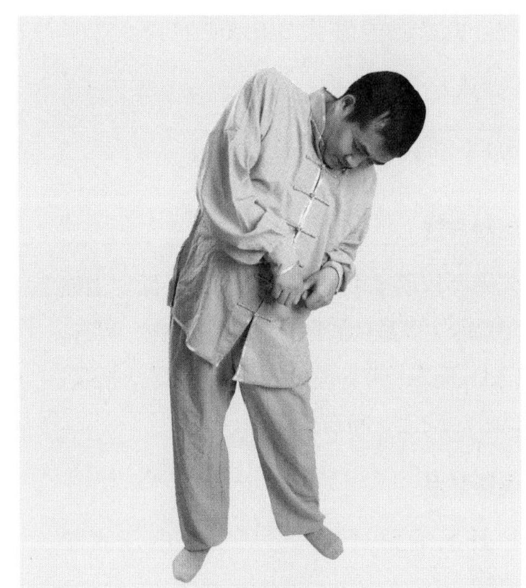

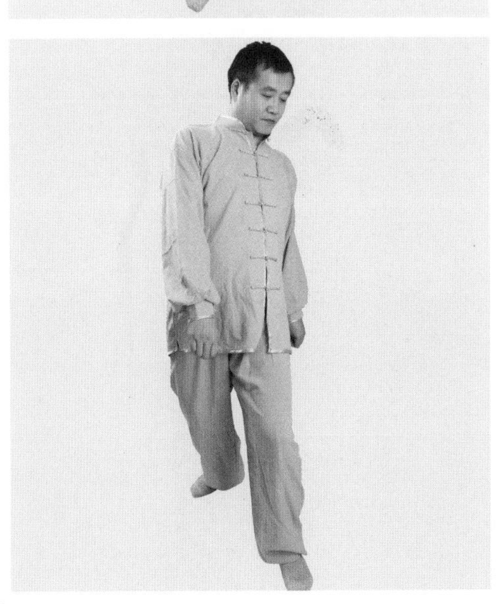

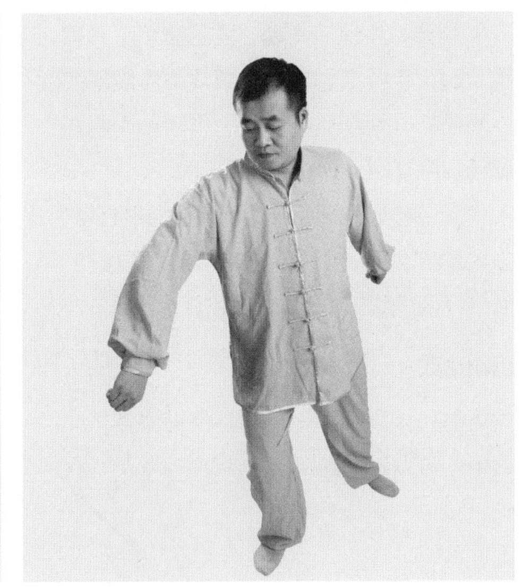

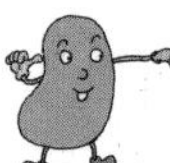